KB138951

과학이슈 하이라이트

건강과 과학

과학이슈 하이라이트 Vol.03

건강과 과학

개정판 2쇄 발행 2023년 5월 30일

글쓴이	과학동아 편집부
펴낸이	이경민

편집	이순아
디자인	문지현

펴낸곳	㈜동아엠앤비
출판등록	2014년 3월 28일(제25100-2014-000025호)
주소	(03972) 서울특별시 마포구 월드컵북로22길 21 2층
홈페이지	www.dongamnb.com
전화	(편집) 02-392-6901 (마케팅) 02-392-6900
팩스	02-392-6902
이메일	damnb0401@naver.com
SNS	f ⓞ ᵇˡᵒᵍ ᵀ

ISBN 979-11-6363-556-7 (43510)

※ 책 가격은 뒤표지에 있습니다.
※ 잘못된 책은 구입한 곳에서 바꿔 드립니다.
※ 이 책에 실린 사진은 위키피디아, 셔터스톡및 각 저작권자에게서 제공받았습니다.
　 사진 출처를 찾지 못한 일부 사진은 저작권자가 확인되는 대로 게재 허락을 받겠습니다.
※ 이 책은 《과학동아 스페셜 건강과 과학기술》의 개정판입니다.

건강과 과학

HEALTH & SCIENCE

과학동아 편집부 지음

동아엠앤비

펴내는 글

 과학이슈 하이라이트는 최신 과학이슈를 엄선하여 기초적인 과학 지식에서 최근 연구 동향에 이르기까지 풍부한 정보와 더불어 이해를 돕는 고품질 사진과 일러스트를 담고 있다. 깊이 있는 분석과 상세한 설명, 풍부한 시각 자료를 통해 과학에 관심이 많은 독자와 학습에 도움이 되는 자료를 찾는 학생 모두에게 유용한 교양 도서이다.

 이번 주제는 '건강과 과학'이다. 인류를 대기근에서 구출한 다양한 육종 기술부터 잠재적인 불안의 대상인 유전자 재조합 작물(GMO), 과학기술과 경영을 합해 농업 경쟁력을 향상시키기 위한 한국 농업의 세계화 전략은 무엇인지, GMO는 과연 인류 먹거리 문제를 해결할 유일한 대안인지 혹은 다른 대안은 없는지 등을 소개한다.

 러시아의 우크라이나 침공과 기후 위기 등으로 식량 보호주의가 확산되면서 글로벌 공급망에 차질이 생겼다. 또한 인플레이션이 가속화되는 가운데 곡물 가격 급등으로 세계는 식량 위기에 관한 우려와 자구책 마련에 대한 필요성이 점점 더 높아지고 있다.

 우리나라는 식량의 수입의존도가 높은 나라이다. 대내외적인 식량 위기를 극복하기 위해서는 식량 자급률을 높여야 한다. 식량의 불필요한 낭비를 줄이고, 수입에 의존하던 원료를 국산화하여 수입의존도를 낮춰야 한다. 원료의 국산화란 '육종' 기술을 의미한다. 인류를 대기근에서 구출한 것

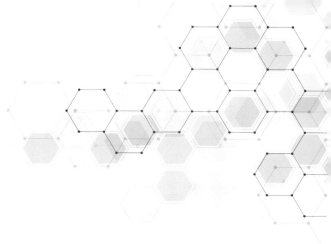

은 다름 아닌 육종 기술이었다. 육종이란 현재 재배되는 품종보다 더 우수한 품종을 새롭게 만들어 내는 농학 기술을 말한다. 품종을 개량하는 기술 자체를 좁은 의미의 육종이라고 한다면 종자를 생산, 가공해 농민들에게 공급하는 과정 전체는 넓은 의미의 육종이라고 할 수 있다. 유전 공학과 분자 표지 기술의 결합으로 더욱 다양해지고 있는 육종 기술이 미래 우리의 식탁을 훨씬 더 풍성하게 바꿔 나갈 것이라 기대해 본다.

풍요로워진 식탁과 달리 현대인의 건강에는 적색 경고등이 켜졌다. 이 책에서는 현대인의 건강을 위협하는 노동 현장과 첨단 산업 공장의 발암 물질 및 휴대전화의 전자파 발암 가능성 등을 살펴보았다. 또한 신종 슈퍼 박테리아의 출현으로 항생제 최후의 보루였던 카바페넴에 저항하는 균들이 생기며 비상에 걸린 항생제의 미래, 지구촌을 휩쓰는 신종 바이러스, 정신 건강에 소홀한 한국인이 앓기 쉬운 마음병, 밤낮없이 코로나 최전선을 지키는 의료진과 팬데믹을 막는 백신 개발 그리고 미래 건강을 책임지는 의학 기술의 발달 등 우리가 쉽게 접하고 있지만 정확히 알지 못했던 사실에 관해 자세하게 서술했다.

이 책을 통해 여러분이 사회와 과학 현상에 관해 올바로 알고 지혜롭게 대처하는데 도움이 되었으면 좋겠다.

편집부

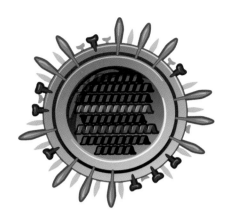

목 차

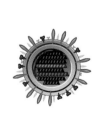

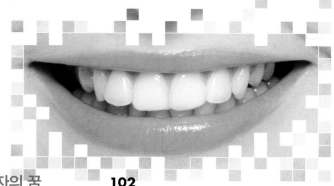

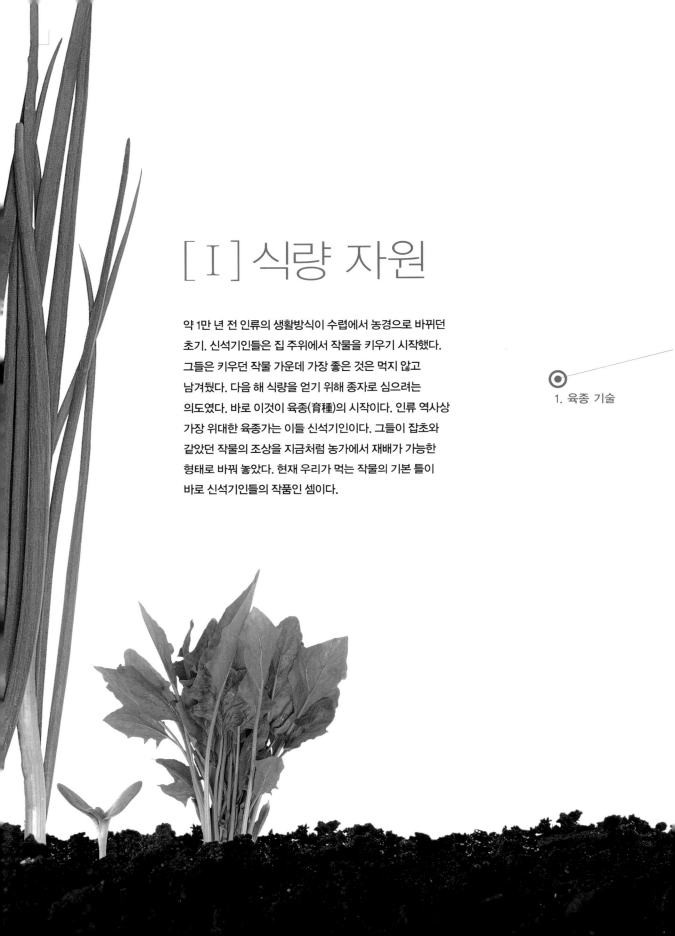

[Ⅰ] 식량 자원

약 1만 년 전 인류의 생활방식이 수렵에서 농경으로 바뀌던
초기. 신석기인들은 집 주위에서 작물을 키우기 시작했다.
그들은 키우던 작물 가운데 가장 좋은 것은 먹지 않고
남겨뒀다. 다음 해 식량을 얻기 위해 종자로 심으려는
의도였다. 바로 이것이 육종(育種)의 시작이다. 인류 역사상
가장 위대한 육종가는 이들 신석기인이다. 그들이 잡초와
같았던 작물의 조상을 지금처럼 농가에서 재배가 가능한
형태로 바꿔 놓았다. 현재 우리가 먹는 작물의 기본 틀이
바로 신석기인들의 작품인 셈이다.

1. 육종 기술

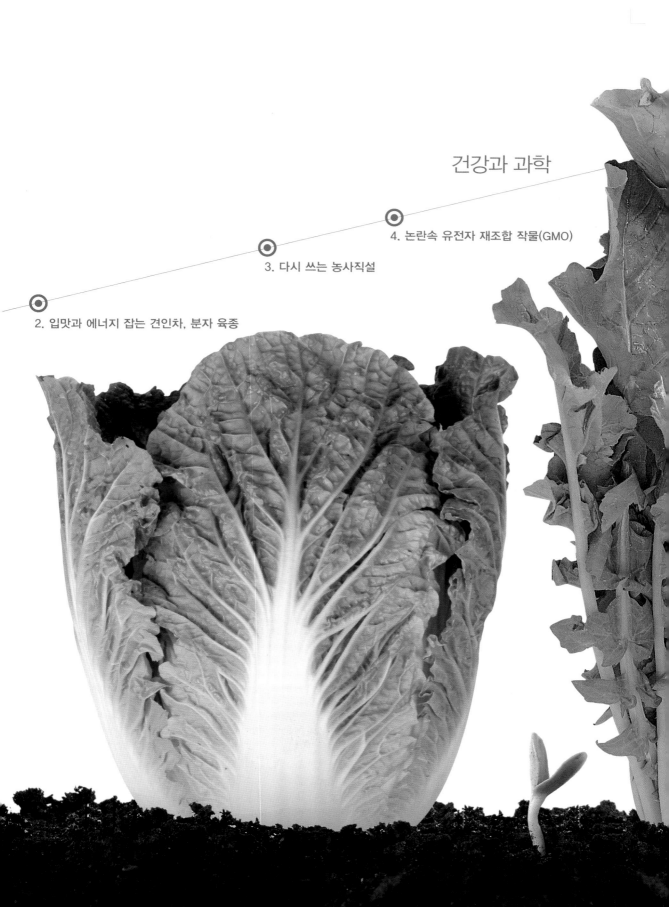

건강과 과학

인류 농업사 이끈 일석팔조 기술

인류를 대기근에서 구출한 육종 기술

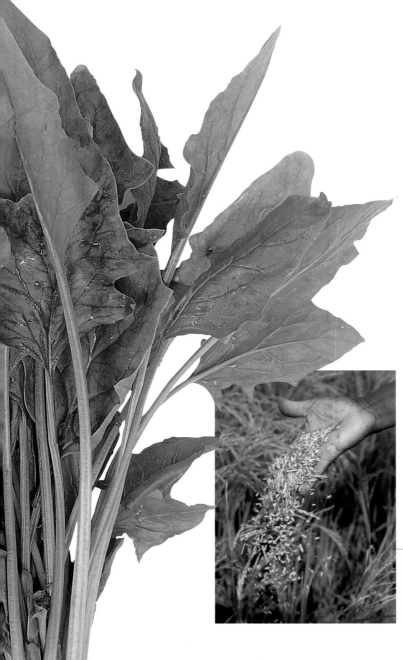

신석기시대 이후 인류는 수천 가지의 육종 방법을 개발해 왔다. 순전히 농사 경험만으로 말이다. 물론 농업 생산성도 인구 증가에 비해 식량이 턱없이 부족할 거라는 영국 경제학자 토머스 맬서스(1766~1834)의 예측을 비웃을 정도로 엄청나게 향상됐다. 인류를 대기근에서 구출한 건 다름 아닌 육종 기술이다.

작물 육종은 한 나라 농업의 국제 경쟁력을 결정한다. 또 농가의 수익성을 결정하는 가장 중요한 변수다. 현재 미국, 일본 등 세계적인 농업 강국들은 하나같이 뛰어난 육종 기술을 확보하고 있다. 한국도 우수한 품종을 육성하고 보급하는 육종기술에 더 힘을 쏟아야 하는 이유가 바로 이 때문이다. 육종이란 현재 재배되는 품종보다 더 우수한 품종을 새롭게 만들어내는 농학 기술이

'서아프리카쌀개발협회'가 육종 기술로 개발한 신품종 쌀 '네리카(NERICA, New Rice for Africa)'. 아프리카의 자연조건에 알맞게 개량된 이 품종은 기존 쌀보다 생산량이 2배나 된다.

다. 그러나 새로운 품종을 만들기만 하면 소용이 없다. 새 품종을 농민들에게 보급하기 위해서는 종자를 생산해야 한다. 뿐만 아니라 종자의 부가 가치를 높이기 위해 각종 가공 처리 과정도 거쳐야 한다. 품종을 개량하는 기술 자체를 좁은 의미의 육종이라고 한다면, 종자를 생산·가공해 농민들에게 공급하는 과정 전체는 넓은 의미의 육종이라고 할 수 있다. 이와 같은 육종 기술 덕분에 생산성이 높은 다수확 품종과 기계화 재배에 적합한 품종, 1년 내내 생산이 가능한 품종, 더 넓은 지역에서 재배되는 품종, 병충해에 강한 품종, 맛과 모양이 좋은 품종, 영양 성분이 추가된 품종, 운반이나 저장에 적합한 품종 등 다양한 신품종이 탄생하게 되었다.

한일강제합병 당시 한국의 벼 생산량은 300평(약 990m²)당 120kg에 불과했다. 그러나 지금은 같은 면적에서 무려 4배가 넘는 약 500kg이 생산된다. 토지 생산성이 이렇게 획기적으로 증가한 것은 새로운 품종 육성과 재배 방법 개선 덕분이다. 지난 200여 년간 인류는 육종으로 개발한 품종을 재배해 거의 모든 작물의 토지생산성을 최소한 5, 6배 증가시켰다. 바로 이러한 점에서 우리는 육종이 인류의 복지 향상에 얼마나 크게 기여했는지를 확인할 수 있다.

작물 육종의 성과를 가장 단적으로 보여주는 예가 병충해에 강한 품종이다. 2005년부터 국내 채소 종자 회사들은 다년간의 노력 끝에 역병에 강한 새로운 고추 품종을 개발했다. 이를 실제로 역병에 약한 품종과 함께 재배한 결과 새 품종 고추는 멀쩡하고, 약한 품종은 거의 전멸하다시피 했다. 육종가들은 이 결과를 '일석팔조(一石八鳥)'라고 한다. 내병성 품종을 만들어 무려 8가지 이득을 얻었기 때문이다. 즉 생산량이 늘었고, 농약과 인건비가 줄었으며, 환경친화적이고 안전한 방법으로 작물을 재배하게 되었다. 또 작물의 부가 가치가 높아졌고, 농가 소득이 늘었으며, 종자가 국제 경쟁력을 갖추게 되었다.

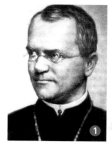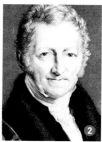

❶ 육종의 기본이 되는 유전 법칙을 알아낸 그레고르 멘델(1822~1884).
❷ 인류가 대기근을 겪을 것이라고 주장한 토머스 맬서스(1766~1834).

대한민국 육종학의 아버지 우장춘(1898~1959)

우장춘 하면 가장 먼저 생각나는 것은 씨 없는 수박이다. 하지만 씨 없는 수박을 실제로 개발한 사람은 우 박사가 아니라 일본 육종학자 키하라 히토시 박사다. 우 박사는 1953년 키하라 박사의 방식을 그대로 사용해 국내에서 씨 없는 수박을 만들어 보였다. 일본 연구를 재연함으로서 육종이 얼마나 큰 가능성이 있는 기술인지, 육종 연구가 얼마나 필요한 지를 국민들에게 알리기 위해서였다. 당시 씨 없는 수박은 일반 수박의 씨나 어린 싹에 콜히친이라는 화학 약품을 처리한 뒤 다시 일반 수박과 교배해 만들었다. 콜히친은 22개인 수박의 염색체를 44개로 늘리는 역할을 한다. 44개 염색체를 가진 수박과 22개 염색체를 가진 수박이 교배되어 나온 '씨 없는 수박'은 염색체가 33개다.

맛있지만 병에 잘 걸리는 울산 무와 맛은 떨어지지만 병충해에 강한 일본 무를 교배해 튼튼하고 맛 좋은 무로 개량한 성과도 빼놓을 수 없는 우 박사의 업적이다. 그 당시에 감자가 바이러스 때문에 수확량이 20%까지 줄었는데 우 박사가 강원도에서 직접 감자를 재배하며 바이러스에 잘 견디는 신품종을 개발했다. 제주도에 감귤을 재배하면 잘 자랄 거라고 처음 내다본 사람도 바로 우 박사였다. 우 박사 덕분에 제주 서귀포는 현재 국내 최대의 감귤 생산지가 됐다. 우 박사는 1959년 8월 10일 지병으로 사망했다. 부산시 동래구에 있는 우장춘 기념관에서는 매년 이날 그의 업적을 기념하는 추모행사를 연다. 하지만 이를 알고 찾아오는 이는 그다지 많지 않다. 육종기술의 가능성과 필요성을 몸소 보여준 우 박사에 대한 관심이 너무 부족한 건 아닐까.

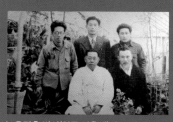

우장춘 박사(앞줄 가운데)가 그의 연구실에 찾아온 독립투사들과 함께 찍은 사진.

● 인류 농업사 이끈 일석팔조 기술

육종 기술의 키워드는 '교잡'

교잡 육종은 여러 단계로 진행된다. 먼저 육종의 소재가 되는 유전자원을 '수집'한다. 이때 원칙은 다다익선(多多益善, 많으면 많을수록 좋다)이다. 여기서 두 품종을 골라 교배하는데 이는 부계의 꽃가루를 모계의 암술머리에 묻혀 주는 작업이다. 만약 교배 모본(母本)으로 선정한 양친이 100개의 유전자가 서로 다르다면 둘 사이에 태어나는 후손은 무려 2100가지나 된다. 단 한 번의 교배로 이렇게 다양한 후손이 생길 수 있다는 게 교잡 육종의 장점이다. 다음 단계는 '선발'이다. 다양한 후손 가운데 가장 좋은 개체를 골라야 한다. 이것이 전체 육종 과정 중에서 가장 오래 걸리며 육종가의 역량이 가장 많이 발휘되는 단계다. 우장춘 박사는 우수한 개체를 선발할 때 "잎의 앞면을 관찰하면서 뒷면까지도 꿰뚫어볼 수 있는 안목을 가져야 한다"고 말했다. 선발이 끝나면 지역 적응성 시험과 품종 등록, 종자 증식, 실제 재배 단계가 차례로 이어진다.

일부에서는 교잡 육종은 과거의 방법이라 미래엔 별 쓸모가 없을 것이라고 말하는데, 이는 육종의 핵심을 제대로 이해하지 못한 잘못된 생각이다. 새로운 품종을 만들었다고 해서 바로 재배할 수 있는 건 아니다. 지역마다 기후나 토양 같은 자연조건이 천차만별이기 때문이다. 이 문제를 해결하는 기술이 바로 교잡 육종이다. 즉 그 지역에서 자라는 원래 품종과 새로운 품종을 교배하는 방식이다. 해당 지역의 자연조건에 적응하기 위한 특성을 지닌 개체와 새로운 품종의 특성이 섞여 있는 개체를 선별해 재배하면 된다. 현재 약 1억 2500만ha(헥타르, 1ha=1만 m^2)에서 재배되고 있는 GM(Genetic Modification, 유전자 재조합) 작물도 이 같은 과정을 거쳤다.

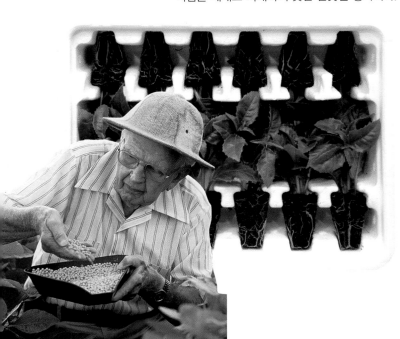

새로운 품종이 태어나는 과정은 어머니의 산고(産苦)와 같다. 어머니가 한 생명을 낳기까지 10개월의 잉태 기간이 필요하다. 새로운 한 품종이

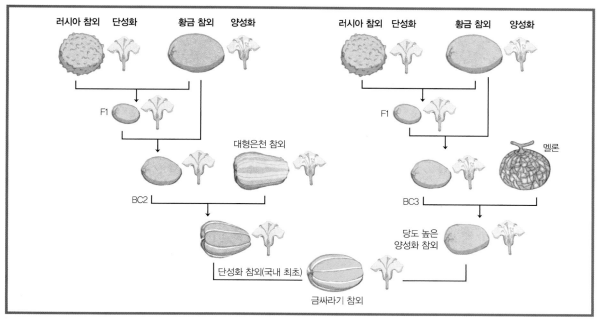

여기서 러시아 참외(단성화) 황금 참외(양성화) 러시아 참외 단성화 황금 참외 양성화

F1

대형은천 참외

멜론

BC2

BC3

당도 높은
양성화 참외

단성화 참외(국내 최초)

금싸라기 참외

금싸라기 참외 육종 과정

러시아 야생종 참외(단성화)와 한국 재래 품종
황금 참외(양성화)를 여러 단계로 교배해 나온
단성화 자손(BC2)과 양성화 자손(BC3)을
흰 줄무늬가 있는 은천 참외, 당도가 높은 멜론과
각각 교배했다. 여기서 나온 단성화, 양성화 자손을
교배한 결과 색이 노랗고 흰 줄무늬가 있으며 당도가
높은 금싸라기 참외가 탄생했다. 1986년 금싸라기
참외를 개발한 흥농종묘 박재영 박사(현 몬산토코리아
연구개발본부장)는 "수술이 없는 러시아 단성화 참외를
사용해 교배의 정확도를 높였다"며 "요즘 먹는 참외는
대부분 금싸라기의 사촌뻘일 것"이라고 말했다.

세상에 나오는 데는 보통 10년 이상의 준비 기간이
필요하다. 당도가 뛰어나다는 후지 사과 탄생에는
무려 29년이 걸렸고, 금싸라기 참외 육성에는 17년
이라는 세월과 막대한 경비가 들었다. 오랜 산고
의 과정이 필요한 육종학 연구는 빠른 성과를 강조
하는 현대 과학계의 분위기에 밀려 위기를 맞고 있
다. 땡볕 아래서 씨를 심고 작물을 가꾸며 손으로
일일이 꽃가루를 옮겨야 하는 많은 노력이 필요하
다 보니 젊은 과학자들이 점점 육종학자의 길을 기
피하게 되었기 때문이다. 연구논문 한 편 쓰는 데
도 첨단 분자생물학이나 유전공학 같은 분야에 비
해 훨씬 시간이 오래 걸린다. 논문 수는 현대 과학
계에서 과학자의 업적을 평가하는 가장 중요한 요

소 중 하나이기 때문에 기피 현상은 더욱 심해지고 있다. 불과 얼마 전까지만
해도 국내 대부분의 언론은 새로운 품종에 부과되는 로열티를 상당히 부정적
인 시각으로 다루었다. 로열티가 불쌍한 농민들을 착취하는 부당한 처사라고
까지 극언할 정도였다. 새로운 품종이 하늘에서 거저 뚝 떨어진다고 생각했기
때문이다. 그러나 로열티는 육종가의 기술과 노력에 대한 합당한 대가이다. 창
작물에 대한 저작권처럼 로열티도 마땅히 지불해야 할 금액이라는 인식이 사
회적으로 확산되어야 할 필요가 있다. 육종 기술 자체도 위기를 벗어나기 위
해 변신을 꾀하고 있다. 손으로 꽃가루를 옮기거나 화학 물질을 처리하는 전통
적 방식에서 벗어나 첨단 생명 공학 기법을 도입하려는 것이다. 바로 '분자 표
지' 개발이 좋은 예다. 과거 육종학자들은 교배로 얻은 자손이 어떤 형질을 갖
고 있는지를 일일이 땅에 심어 성체가 될 때까지 키우고 나서야 확인할 수 있
었다. 따라서 그만큼 오래 기다려
야 했다. 하지만 분자 표지가 되
어 있으면 작물이 다 자라지 않아
도 특정 형질이 있는지를 어릴 때
바로 확인할 수 있다. 시간을 훨씬 절약할
수 있다는 이야기이다. 육종은 우리의 식량
안보와 풍족한 삶을 보장해 주는 가장 기
본적인 농학 기술이다. 따라서 국내에서
도 육종에 대한 올바른 인식이 자리를 잡
을 때라야 국내의 농업 발전을 기대할 수
있을 것이다.

국내에서 수출한 고추 분자 표지

2009년 4월 7일 네덜란드에 본사를 둔 다국적 종자 회사 '누넴'이 한국 중소기업 '고추와 육종'이 개발한 기술을 5만 유로(약 9000만 원)라는 큰 돈을 주고 사들였다. 한국 기업이 육종 기술을 농업 강국인 네덜란드에 수출한 첫 사례이다.

외국 육종 전문가들도 인정한 이 기술은 바로 고추의 '분자 표지'다. 치명적인 역병에 잘 견디는 새로운 고추 품종을 빠르고 정확하게 개발할 수 있는 첨단 기법이다. 육종학자들은 이 같은 기술을 '분자 육종'이라고 부른다. '분자 표지'나 '분자 육종'에서 '분자'는 유전자(DNA)를 뜻한다. 분자 육종은 전통 육종 기술의 단점을 보완하면서 최근 육종학의 새로운 흐름으로 자리 잡고 있다. 역병은 탄저병과 흰가루병, 세

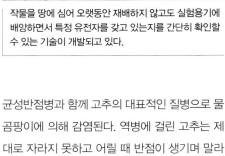

작물을 땅에 심어 오랫동안 재배하지 않고도 실험용기에 배양하면서 특정 유전자를 갖고 있는지를 간단히 확인할 수 있는 기술이 개발되고 있다.

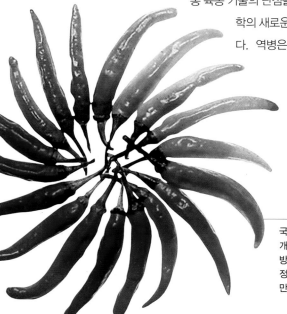

국내 기업이 '분자표지'를 개발해 전통 육종인 교배 방식보다 훨씬 빠르고 정확하게 역병 저항성 품종을 만들었다.

균성반점병과 함께 고추의 대표적인 질병으로 물곰팡이에 의해 감염된다. 역병에 걸린 고추는 제대로 자라지 못하고 어릴 때 반점이 생기며 말라죽고 만다. 농가에서는 보통 역병을 막기 위해 작물을 띄엄띄엄 심거나 살균제를 뿌린다. 그러나 한계가 있다. 넓은 땅에서 적은 양을 생산하니 비효율적이고, 살균제는 자라는 데 도움을 주는 곤충까지 죽이기 때문이다.

특이하게도 멕시코산 고추는 선천적으로 역병에 강하다고 알려져 있다. 고추와 육종 연구원들은 바로 이 점에 주목해 역병에 잘 걸리지 않게

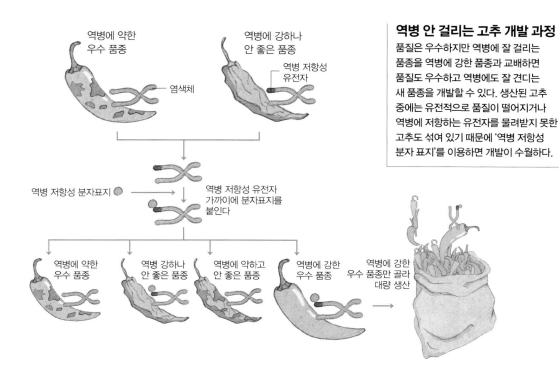

역병에 약한
우수 품종

역병에 강하나
안 좋은 품종

역병 저항성
유전자

염색체

역병 저항성 분자표지 ●

역병 저항성 유전자
가까이에 분자표지를
붙인다

역병에 약한
우수 품종

역병 강하나
안 좋은 품종

역병에 약하고
안 좋은 품종

역병에 강한
우수 품종

역병에 강한
우수 품종만 골라
대량 생산

역병 안 걸리는 고추 개발 과정
품질은 우수하지만 역병에 잘 걸리는
품종을 역병에 강한 품종과 교배하면
품질도 우수하고 역병에도 잘 견디는
새 품종을 개발할 수 있다. 생산된 고추
중에는 유전적으로 품질이 떨어지거나
역병에 저항하는 유전자를 물려받지 못한
고추도 섞여 있기 때문에 '역병 저항성
분자 표지'를 이용하면 개발이 수월하다.

하는 유전자(역병 저항성 유전자)의 대략적인 위치를 알아냈다. 바로 이 유전자를 교배나 유전 공학 기법으로 일반 고추에 삽입하면 역병에 잘 견디는 새로운 품종을 만들어낼 수 있는 것이다. 그런데 여기서 문제가 생긴다. 새로운 품종이 실제로 역병에 잘 견디는지, 다시 말해 정말 역병 저항성 유전자가 들어 있는지를 확인하려면 고추가 어느 정도 자랄 때까지 약 한 달 반이나 기다려야 하기 때문이다. 하지만 역병 저항성 유전자를 구성하는 염기 서열을 알면 문제는 해결된다. 새로운 품종의 유전자를 분석해 같은 염기 서열이 있는지 비교해보면 되기 때문이다. 하지만 불행하게도 고추의 염기 서열은 아직 모두 해독되지 않았다. 따라서 역병 저항성 유전자 역시 염기 서열을 알 수가 없다.

고추와 육종 연구원들은 '간접적인' 방법을 택했다. 여러 종류의 염기 서열을 가진 유전자 조각을 무작위로 만든 다음, 역병 저항성 유전자를 비롯한 그 주변 염기 서열과 비교했다. 그 결과 역병 저항성 유전자 바로 옆에 있는 유전자와 동일한 염기 서열을 찾아냈다. 이들 유전자는 거리가 매우 가깝기 때문에 항상 붙어 다닌다. 역병 저항성 유전자가 새로운 품종에 삽입되면 바로 옆에 있는 이 유전자도 함께 들어간다는 뜻이다. 바로 이 유전자가 '분자 표지'다. 분자 표지가 있으면 고추를 실제로 재배하지 않고 어릴 때 한 번의 유전자 검사만으로 새로운 형질(역병 저항성)을 얻었는지를 판단할 수 있다.

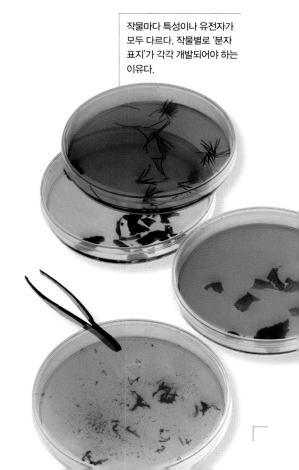

작물마다 특성이나 유전자가
모두 다르다. 작물별로 '분자
표지'가 각각 개발되어야 하는
이유다.

1. 역병 이기는 고추, 스트레스 강한 고구마

유전 공학과 분자 표지 기술의 결합

분자 표지나 유전 공학이 나오기 전에 육종학자들은 고추에 물곰팡이를 접종해 역병에 걸리지 않고 살아남는 종만 가려내 다른 품종과 교배하는 방식으로 역병 저항성 신품종을 개발하기도 했다. 하지만 이 같은 전통적인 육종 방식은 한계가 있다.

품질은 우수하지만 병에 잘 걸리는 A와 품질은 떨어지지만 병에 대한 저항성 유전자를 가진 B, 두 품종이 있다고 생각해 보자. 육종학자들의 목적은 A의 품질을 최대한 닮고 B에게는 병저항성 유전자만 물려받은 자손을 얻는 것이다.

하지만 자손(F1)은 A와 B에게 유전 물질을 50%씩 받는다. 이들 자손에 병원균을 주입해 병에 저항하는 F1만 선발해야 한다. 그런 다음 다시 A와 교배

한다(역교배). 역교배로 태어난 자손(BC1)은 확률적으로 전체 유전자의 75%는 A에게, 25%는 B에게 받은 셈이다.

다시 병원균을 주입해 살아남는 BC1만 골라 A와 교배한다. 이 같은 역교배 과정을 적어도 5, 6번은 반복해야 A를 99% 이상 닮고 B의 병 저항성 유전자를 가진 개체를 얻을 수 있다. 전통 육종이 많게는 수십 년이 걸리는 이유가 바로 이 때문이다. 새로운 세대가 나올 때마다 병원균을 접종하는 일도 여간 번거롭지 않다. 지금은 일일이 교배하지 않고 유전자를 삽입하는 방식으로 새로운 품종을 개발하기도 한다. 유전 공학과 분자 표지 기술이 결합된 분자 육종 덕분에 가능해진 일이다. 분자 육종은 지구촌 식량 부족 문제의 해결책으로 떠오르고 있다. 질병에 잘 견디는 품종을 개발해 작물 생산성을 높일 수 있을 뿐 아니라 사막이나 간척지 같은 척박한 환경에서도 재배되는 신품종 작물을 개발할 수 있기 때문이다.

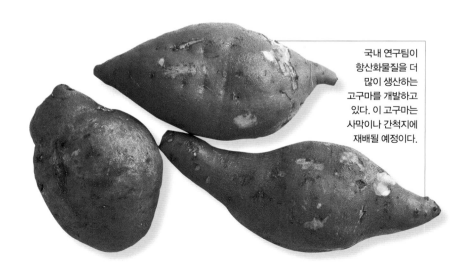

국내 연구팀이 항산화물질을 더 많이 생산하는 고구마를 개발하고 있다. 이 고구마는 사막이나 간척지에 재배될 예정이다.

스트레스 저항성 고구마 분자육종 과정

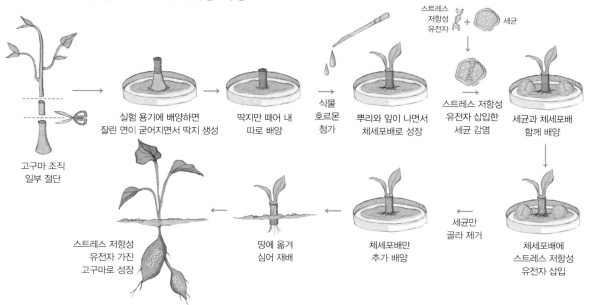

고구마 조직 일부 절단

실험 용기에 배양하면 잘린 면이 굳어지면서 딱지 생성

딱지만 떼어 내 따로 배양

식물 호르몬 첨가

뿌리와 잎이 나면서 체세포배로 성장

스트레스 저항성 유전자 삽입한 세균 감염

세균과 체세포배 함께 배양

체세포배에 스트레스 저항성 유전자 삽입

세균만 골라 제거

체세포배만 추가 배양

땅에 옮겨 심어 재배

스트레스 저항성 유전자 가진 고구마로 성장

한국생명공학연구원 환경바이오센터의 연구원들은 기온이 낮은 지역이나 건조한 사막, 염분이 높은 간척지에서도 재배 가능한 고구마를 개발하고 있다. 물론 보통 고구마는 이런 척박한 환경에서 스트레스 때문에 잘 자라지 못한다. 식물은 자라는 동안 끊임없이 산소를 소모한다. 산소는 식물의 몸속에서 생존을 위한 여러 가지 대사 과정을 거치면서 활성산소로 바뀌기도 한다. 활성 산소는 조직을 손상시키고 정상적인 대사 과정을 방해해 노화와 다양한 병을 일으킨다. 스트레스를 많이 받으면 활성 산소가 많이 생긴다고 알려져 있다. 사람이나 동물, 식물 모두 마찬가지다. 그나마 동물은 스트레스를 좀 덜 받는 환경을 찾아 이동할 수 있지만 식물은 땅에 뿌리를 박고 있으니 그러지도 못한다. 식물이 활성 산소를 없애는 다양한 항산화물질을 스스로 만들 수 있게 진화한 이유다. 분자 육종을 연구하는 과학자들은 에너지 고갈 위기도 극복할 수 있다고 주장한다. 밀이나 옥수수, 감자 같은 작물이 녹말을 더 많이 함유하도록 분자 육종 기술로 개량하면 된

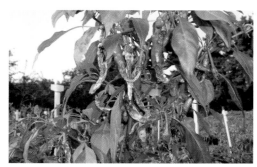

'고추와 육종'에서는 품질이 우수한 우리 고추와 탄저병에 잘 걸리지 않는 남아메리카산 고추를 교배해 탄저병에 저항하는 품종을 만들기 위해 '탄저병 저항성 분자 표지'를 개발하고 있다.

다는 뜻이다. 녹말이 차세대 에너지원인 바이오에탄올의 원료이기 때문이다. 최근 식품을 구매하는 소비자의 눈높이가 점점 높아지면서 분자육종의 필요성도 덩달아 높아지고 있다. 과거 육종은 사실 먹고 사는 기본적인 문제를 해결하는 게 급선무였다. 하지만 이제는 까다롭고 변덕스러운 소비자의 기호와 입맛을 신속하고 정확하게 맞추는 것이 농업의 핵심적인 경쟁력이 됐다. 예를 들어 비만에 대한 사회적 관심이 높아짐에 따라 탄수화물 함량은 낮추고 아미노산 함량을 늘린 다이어트용 신품종쌀을 개발할 수 있다. 하지만 농가 현장에선 분자 육종이 아직 먼 이야기다. 전통 육종학자는 실제 작물을 재배하며 현장에서 많은 시간을 보내지만 분자육종학자는 상대적으로 농민들과의 의사소통이 적을 수밖에 없다. 분자 육종의 장점과 필요성을 농민들에게도 충분히 알리고 분자 표지를 농가에서도 쉽게 활용할 수 있는 방안이 마련되어야 할 것이다.

● 2. 육종 기술이 바꾼 풍성한 우리 식탁

곡식·채소·과일의 이유 있는 변신

| 곡식 | **쌀** 아미노산 함량 높인 고품질

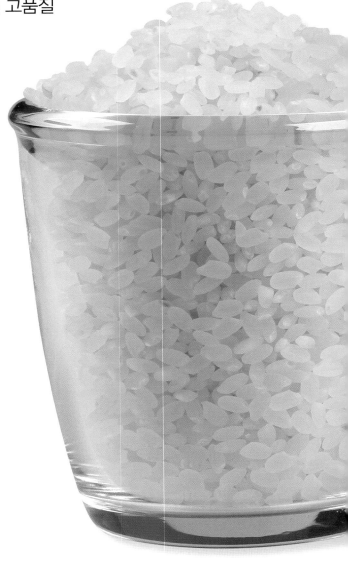

'밥 힘으로 사는' 한국인의 식생활에서 가장 중요한 부분을 차지하는 작물은 단연 벼이다. 전에는 알맹이 속이 튼실한 쌀을 재배해 밥을 배불리 먹는 것에 만족했지만 이제는 생활 수준이 향상되고 식생활도 개선되면서 고품질 쌀을 찾는 소비자가 늘었다.

한국원자력연구원 정읍방사선과학연구소에서는 일반 쌀보다 아미노산 함량이 높은 '골드아미 1호'를 개발했다. 쌀에는 탄수화물은 많이 들어 있지만 몸속에서 만들 수 없어 꼭 섭취해야 하는 필수 아미노산이 부족하다.

이 쌀을 개발한 김동섭 박사팀은 국산 품종 동안벼의 쌀눈에 방사선의 일종인 감마선을 쪼여 아미노산을 합성하도록 유전자를 변형시켰다. 방사선이나 화학 물질을 처리해 특정 형질을 갖도록 하는 이른바 '돌연변이 육종' 방식이다. 그 결과 트립토판, 라이신 같은 필수 아미노산의 함량이 증가해 전체 아미노산 함량도 일반 벼에 비해 76%나 높아졌다.

국립식량과학원 벼맥류부 신문식 연구관은 "우리 연구팀은 요즘 흰잎마름병에 잘 견디는 새로운 벼 품종을 개발 중"이라고 밝혔다. 벼 흰잎마름병균은 논물에 살다가 벼에 난 상처를 통해 침입하며, 물관을 타고 올라가 잎을 말려 죽인다.

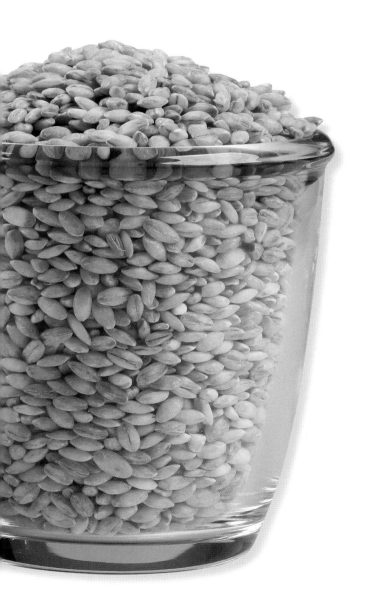

보리 윤기 흐르는 '웰빙'식

농경지가 좁은 한국에서는 예부터 벼와 함께 이모작으로 보리농사를 지었다. 보리를 빨리 거둔 다음 벼를 재배해야 하므로 육종학자들은 더 빨리 수확할 수 있는 보리 품종을 개발하려고 노력해왔다.

국립식량과학원 벼맥류부 최재성 연구관은 "육종 결과 겉보리와 쌀보리는 5일, 맥주보리는 10일씩 성숙기가 빨라졌다. 이와 함께 수확량 증가도 육종의 큰 성과이다"라고 말했다.

보리는 원래 물을 흡수하는 능력이 쌀에 비해 떨어지기 때문에 예전엔 쌀과 섞어 밥을 지으려면 미리 한 번 삶아야 했다. 육종학자들은 물을 잘 흡수하는 보리와 보통 보리를 교잡한 찰보리 품종을 19가지 개발했다. 찰보리를 넣은 보리밥은 보통 보리를 이용했을 때보다 더 차지고 끈기가 좋으며 맛이 부드럽다. 식어도 덜 굳고 밥을 하는 시간도 준다.

국립식량과학원은 보리호위축병에 저항하는 새로운 품종도 개발하고 있다. 보리호위축병에 걸리면 수확량이 30~80% 감소하며 알맹이도 속이 차지 못하고 쭉정이가 된다.

2. 육종 기술이 바꾼 풍성한 우리 식탁

곡식·채소·과일의 이유 있는 변신

| 채소 | **배추** 연중 담글 수 있게 된 김치

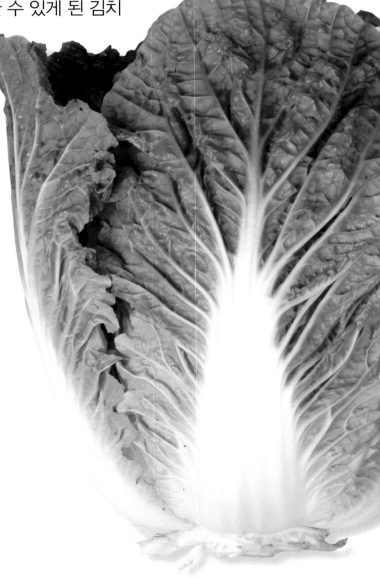

요즘은 1년 내내 김치를 담글 수 있다. 사시사철 싱싱한 배추가 나기 때문이다. 예전처럼 겨울에 수십 포기씩 김장을 하는 집도 점점 줄어드는 추세다. 육종 기술 덕분이다.

배추는 서늘한 기후를 좋아한다. 18~21℃가 배추가 자라는 데 가장 적합한 온도로 알려져 있다. 이 때문에 배추는 보통 가을에 심는다. 싹이 난 뒤 60~90일이 지나면 결구(結球, 배추 잎이 적당히 늘어 여러 겹으로 겹쳐져 둥글게 속이 차는 상태)가 끝난다. 과거엔 봄에 배추 씨를 뿌리면 결구가 제대로 되지 않은 채 생육이 멈췄다. 이런 배추는 상품 가치가 떨어진다. 하지만 지금은 기온이 비교적 따뜻할 때 심어도 재배가 가능한 새로운 배추 품종이 육종 기술로 여럿 개발되었다. 봄배추와 여름배추(고랭지배추)가 바로 그것이다. 심지어 한겨울에 수확하는 월동배추까지 나왔다.

배춧잎을 하나하나 따내면 한가운데에 둥그스름하고 딱딱한 막대 모양이 나온다. 이를 '중륵'이라고 부른다. 중륵이 크고 잎이 적을수록 배추의 품질은 떨어진다. 배추는 중륵이 작고 가늘며 잎 수가 많은 쪽으로 개량돼 왔고 중륵에 가까운 안쪽 잎에 노란색을 띠는 품종도 나왔다.

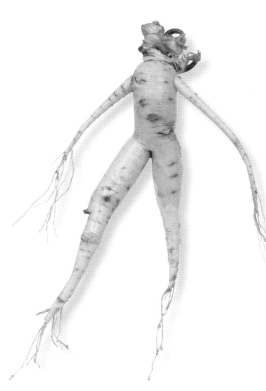

도라지 | 육종 걸음마 단계

자연 상태에는 백도라지와 청도라지가 마구 섞여 자란다. 백도라지와 청도라지는 꽃 색깔만 다르다. 두 도라지의 유전적 차이는 명확히 알려져 있지 않다. 바로 이런 점이 도라지를 비롯한 약용 작물의 특징이다.

약용 작물의 육종은 대부분 잡다한 개체가 섞여 있는 상태에서 명확한 유전적, 형태적 특징을 갖춘 것을 골라 따로 심고 그 자손 가운데 다시 우수한 것을 골라내는 과정을 반복하는 '분리 육종'이 이뤄지고 있다. 이는 초기 단계의 육종 기술이다. 즉 다른 작물에 비해 약용 작물은 육종이 늦었다는 얘기다. 1990년대까지만 해도 식량 작물 위주로 육종을 하다 보니 약용 작물에까지 손이 미치지 못했다.

1990년대 후반 들어 천연물 신약이니 건강식품이니 하면서 약용 작물에 관심이 높아지자 육종의 필요성이 제기된 것이다. 그러나 약용 작물 육종은 쉽지 않다. 약용 작물에 들어 있는 유효 성분은 함량이나 기능이 환경에 따라 변화가 심해 다른 작물에 비해 육종의 효과가 적게 나타나기 때문이다. 이에 농가에서는 재배 환경이나 가공 방법만 바꾸기도 한다.

마늘 교잡 안 되는 골칫거리

마늘은 교잡이 안 된다. 자라면서 8개의 염색체가 서로 달라붙어 생식 기관이 제대로 발달하지 않기 때문이다. 설사 꽃이 피어도 주아가 영양분을 다 뺏어간다. 마늘의 줄기인 마늘종을 보면 끝부분에 매듭처럼 생긴 덩어리가 있는데, 그게 바로 주아다. 대부분의 마늘은 주아를 씨앗처럼 땅에 떨어뜨려 번식한다.

교잡이 안 되니 육종도 어렵다. 요즘 식탁에 오르는 마늘은 재래종을 제외하면 대부분 '도입 육종'으로 얻은 품종이다. 즉 유사한 환경에서 나는 외국 품종을 들여와 국내에서 적응시켜 재배한 마늘이란 뜻이다. 재래종이나 도입 육종 품종은 주아가 떨어지길 기다리거나 익은 다음 한 알씩 심어야 번식이 된다.

마늘 원산지인 중앙아시아에는 희한하게도 꽃 피는 마늘이 난다. 이런 마늘을 수집해서 서로 교배시켜 '다산', '천운', '화산'의 3품종이 개발되었다. 이들은 보통 마늘과 달리 꽃을 피워 종자로 번식한다. 하지만 꽃을 피우려면 손으로 일일이 주아를 제거해야 하고, 씨앗 100개 중 20개 정도만 발아해 증식률이 낮다.

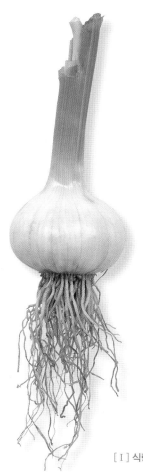

곡식·채소·과일의 이유 있는 변신

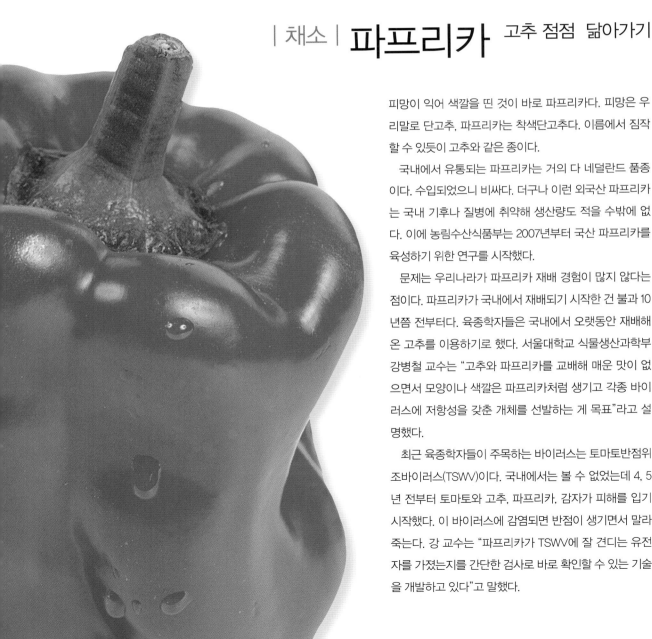

| 채소 | **파프리카** 고추 점점 닮아가기

피망이 익어 색깔을 띤 것이 바로 파프리카다. 피망은 우리말로 단고추, 파프리카는 착색단고추다. 이름에서 짐작할 수 있듯이 고추와 같은 종이다.

국내에서 유통되는 파프리카는 거의 다 네덜란드 품종이다. 수입되었으니 비싸다. 더구나 이런 외국산 파프리카는 국내 기후나 질병에 취약해 생산량도 적을 수밖에 없다. 이에 농림수산식품부는 2007년부터 국산 파프리카를 육성하기 위한 연구를 시작했다.

문제는 우리나라가 파프리카 재배 경험이 많지 않다는 점이다. 파프리카가 국내에서 재배되기 시작한 건 불과 10년쯤 전부터다. 육종학자들은 국내에서 오랫동안 재배해온 고추를 이용하기로 했다. 서울대학교 식물생산과학부 강병철 교수는 "고추와 파프리카를 교배해 매운 맛이 없으면서 모양이나 색깔은 파프리카처럼 생기고 각종 바이러스에 저항성을 갖춘 개체를 선발하는 게 목표"라고 설명했다.

최근 육종학자들이 주목하는 바이러스는 토마토반점위조바이러스(TSWV)이다. 국내에서는 볼 수 없었는데 4, 5년 전부터 토마토와 고추, 파프리카, 감자가 피해를 입기 시작했다. 이 바이러스에 감염되면 반점이 생기면서 말라죽는다. 강 교수는 "파프리카가 TSWV에 잘 견디는 유전자를 가졌는지를 간단한 검사로 바로 확인할 수 있는 기술을 개발하고 있다"고 말했다.

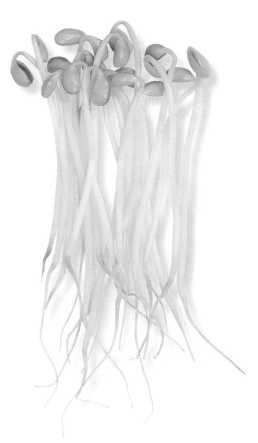

콩나물 숙취 완벽 해결사

아버지가 과음했거나 동생이 감기에 걸리면 옛날 어머니들은 아침 식탁에 콩나물국을 올렸다. 실제로 콩에 들어 있는 단백질인 이소플라본은 숙취나 감기에 좋다고 알려져 있다.

국내에서 나물용으로 재배하는 콩 품종은 주로 소원콩, 황금콩, 태광콩이다. 이들 품종은 콩나물용으로 키워도 알맹이가 썩지 않고 영양분이 빠져나가지 않으며 뿌리도 길고 굵게 자라 콩나물 재배에 알맞다. 하지만 이들은 다른 콩 품종에 비해 병에 잘 걸린다. 콩의 여러 가지 병 가운데 특히 문제가 되는 건 콩모자이크바이러스(SMV)병이다. 국내뿐 아니라 전 세계에 광범위하게 퍼져 있다. 어린 콩이 이 바이러스에 감염되면 콩이 아예 맺히질 않는다. 콩이 맺히더라도 바이러스가 다음 세대에 전달돼 또 병이 생긴다.

국립식량과학원 두류유지작물과 문중경 박사팀은 2008년에 이 병에 강한 새로운 품종 '신화콩'을 개발했다. 우리나라 재래종 콩에서 콩모자이크바이러스에 강한 유전자(Rsv1)를 찾아내 소원콩에 삽입한 품종이다. 신화콩은 이 병에 대한 저항성을 가질 뿐 아니라 이소플라본 함량도 다른 콩보다 높다.

오이 멘델도 헷갈리는 육종

오이는 보통 6월경 심어 여름에 수확한다. 기온이 12℃ 아래로 떨어지면 바로 냉해(冷害)를 입기 때문이다. 오이가 냉해를 입으면 잎이 희끄무레하게 변하며 시든다. 오이 육종의 화두는 냉해에 저항성을 갖는 품종 개발이다.

멘델의 유전 법칙에 따르면 양친을 교배했을 때 양친의 형질이 섞인 다양한 자손이 나온다. 그러나 동국대학교 생명과학과 정상민 교수팀이 냉해에 잘 견디는 오이(저항성)와 취약한 오이(감수성)를 교배한 결과 모계의 형질만 갖는 자손이 나온다는 것을 발견했다. 예를 들어 아빠가 저항성이라도 엄마가 감수성이면 자손은 전부 감수성이 된다. 그런데 최근 오이의 냉해 저항성이 멘델의 유전 법칙을 따른다는 정반대의 연구결과도 국제 육종학계에 보고되었다. 정 교수는 "오이의 냉해 저항성 유전자는 하나가 아니라 여럿이고, 성장하는 동안 각각 다른 시기에 냉해 저항성을 조절하는 것으로 보인다."고 설명했다.

곡식·채소·과일의 이유 있는 변신

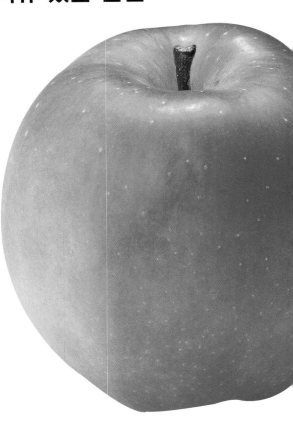

| 과일 | 사과 해걸이 해결한 신품종

사과나무는 '해걸이'를 한다. 어느 한 해에 꽃이 많이 피면 이듬해
엔 적게 핀다. 나무 스스로 생산량을 조절한다는 뜻이다. 호르몬 분
비량이 달라지기 때문일 것으로 추측되고 있다. 안정적인 수입을
원하는 농민 입장에선 참 난감한 일이다.

이를 위해 해걸이 현상이 덜 일어나는 품종 '홍로'가 개발되었다.
미국산 사과 2종을 교배해 우리 풍토에 알맞은 개체를 선발한 성과
다. 홍로는 다른 사과보다 빨리 익고 단단해 유통에 유리하다는 장
점이 있다.

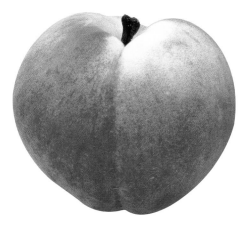

복숭아 까다로운 소비자 입맛

복숭아에 대한 소비자의 기호는 변화가 잦다. 무른 걸 좋아하기도 하고 단단
한 걸 선호하기도 한다. 복숭아는 비가 많이 오면 다른 과일에 비해 당도가
훨씬 쉽게 떨어진다. 복숭아 육종가들은 이런 특성을 모두 염두에 둬야 한다.

신품종 복숭아 '유명'은 일본산 백도 두 품종을 교배해 얻었다. 양친 모두
무른 품종인데, 자손인 유명은 사과처럼 단단한 복숭아가 나왔다. 돌연변이
다. 또 다른 품종 '진미'는 장마나 집중 호우 같은 악조건에서도 안정적인 품
질을 유지하도록 육종되었다. 유명보다 무르고 크기가 작다.

딸기 | 일본서 왔지만 점점 토착화

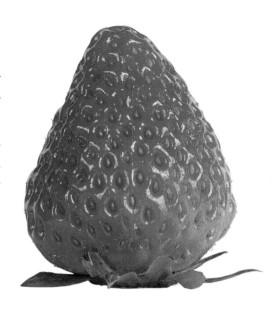

딸기는 일본에서 건너와 1960년대부터 재배되기 시작했다. 그래서 일본 품종을 국내 환경에 알맞게 개량하면서 점점 토착화시키는 방향으로 육종을 해왔다.

딸기는 재배가 까다롭다. 같은 품종이라도 종자마다 온도에 대한 민감도가 다르기 때문이다. 딸기 겉에 박혀 있는 수많은 씨마다 온도 민감도가 서로 다르다고 보면 된다. 18℃ 이하의 온도에서 얼마 동안 재배하느냐에 따라 딸기는 초촉성(심는 시기 8월 말)과 촉성(9월 말~10월 초), 반촉성(10월 말~11월 초)으로 구분된다.

재배가 까다로우니 당연히 육종도 어렵다. 국내에 유통되는 딸기는 아직 일본산이 더 많다. 하지만 설향, 매향, 수경처럼 우리 기술로 육종한 딸기의 시장 점유율이 점점 늘고 있다. 특히 수경은 지금까지 나온 딸기 중 가장 단단해 수출용으로 각광받고 있다.

배 | 추석에 맛있어진 까닭

추석 차례상에 빼놓을 수 없는 과일이 바로 배다. 그런데 품종에 따라 추석 전에 채 익지 않는 경우도 있다. 농가에선 배를 재배할 때 호르몬(지베렐린)을 뿌리기도 한다. 그러면 다 익은 것처럼 몸집은 커지지만 당도가 부족해 맛이 별로이다.

이 문제를 해결하기 위해 육종한 품종 중 하나가 '원황'이다. 빨리 익고 육질이 좋은 일본 품종 2가지를 교배한 다음, 우리 풍토에 잘 적응한 개체를 선발한 결과다. 이 같은 육종 덕분에 추석에도 크고 단 배를 맛볼 수 있게 되었다.

하지만 국내에서 재배하는 배는 대부분 동양배인데, 서양배나 중국배에 비해 육종이 쉽지 않다. 동양배는 교배한 뒤 적어도 5년이 지나야 과실의 특성을 확인할 수 있고, 수량과 품질에 악영향을 미치는 검은별무늬병에 취약하다. 이를 해결하기 위한 육종 기술이 연구 중에 있다.

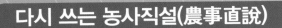

농업도 경영이다

타산지석으로 삼아야 할 두 나라

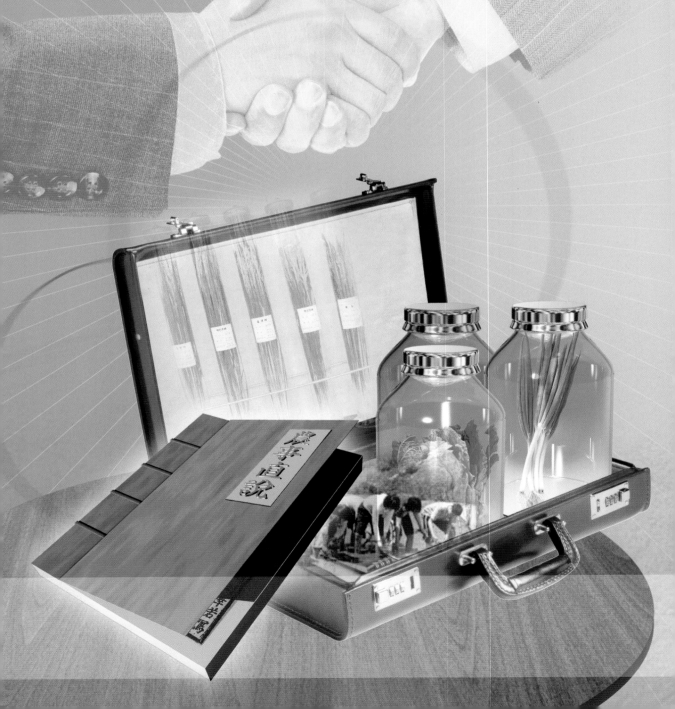

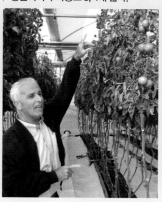
이스라엘 온실에서 물방울농법으로 재배한 토마토. 필요한 물을 정확히 공급하며 수확량도 3, 4배 많다.

"백성이 먹고 입는 것은 나라의 근본이다. 농사는 의식(衣食)의 근원으로 국정에서
무엇보다 앞서는 것이다. 나는 농사의 이로움을 알고 버려두는 땅이 없기를 바라며
『농사직설(農事直說)』을 편찬했다. 감사(監伺)나 수령(守令)의 책임을 맡은 자는
농사에 전력해 사람마다 풍족하고 희호의 낙(樂)을 누리게 하라."

－1444년 세종이 농사에 힘쓸 것을 권고한 '권농교서'(勸農敎書) 중에서

조선의 4대 임금에 오른 세종은 1429년 『농사직설』을 간행해 백성이 농사의 지침으로 삼도록 했다. 그로부터 570년도 더 지난 지금, 대부분의 사람이 보릿고개는 걱정하지 않을 정도로 풍요로운 삶을 누리고 있다. 하지만 시장 개방을 요구하는 미국과 값싼 농작물을 대량 생산하는 중국 같은 농업 선진국 앞에서 우리는 농촌 인구 감소와 고령화, 농학 교육 부실, 농산물 가격 경쟁력 악화로 위기를 겪고 있다. 그렇지만 앞으로 100년을 얼마나 풍요롭게 살 것인가는 오늘을 사는 우리의 선택에 달려있다.

"삼천리가 금수강산인 우리나라는 농자천하지대본인 천혜의 농업 국가로 자연자원이 풍부하고 식량의 자급자족을 이룬 나라다." 이것이 지금까지 배우고 믿어 온 우리 농업에 대한 인식이다. 이 자부심은 근거가 없는 것은 아니지만 과거에만 갇혀있다면 문제 해결은 요원할 것이다. 오늘날의 강대국은 모두 광대한 평야와 높은 농업 생산성을 자랑하며 농산물 수출에 힘을 쏟고 있다. 반면 우리나라는 좁은 국토 면적과 70%의 산악 지형, 세계 최고의 인구 밀도, 여름철에 집중된 장마와 봄·가을의 수자원 부족이라는 악조건에서 농업 생산성을 높이기가 쉽지 않다. 국토 면적은 좁지만 농업에서 막강한 경제력을 지닌 강소국은 이 문제를 어떻게 해결했을까? 네덜란드와 이스라엘은 척박한 자연환경에서 국제 경쟁력을 어떻게 키웠는지 살펴보자.

네덜란드는 우리나라의 전남과 전북을 합한 크기의 면적과 인구를 가진 나라지만 국민 소득과 과학 기술 등 모든 분야에서 선진국이다. 그러나 네덜란드가 오늘날 원예 산업의 강국이 된 것은 절대 우연이 아니다. 19세기 말부터 기초학문이 발달한 네덜란드는 이미 식물분류학과 식물영양생리학 등이 자리를 잡았고, 코렌스가 멘델의 유전 법칙을 확인하고 벤트가 식물생장호르몬인 옥신을 발견하는 등 첨단 과학을 이끄는 전통을 만들었다. 현재까지도 네덜란드의 농학계는 농과대학과 연구소를 통합 운영하는 체질 개선을 거쳐 분자 육종의 실용화를 선도하고 있다. 세계식량농업기구(FAO) 통계에 따르면 원예 종자 수출액은 네덜란드가 미국을 2배 이상 능가하는 세계 1위다. "네덜란드는 작은 나라이면서 어떻게 세계 상위 수준을 유지하느냐?"는 질문에 대해 다국적 종자회사 세미니스의 네덜란드인 고위 간부는 이렇게 답했다. "우리가 모든 것을 다 잘하는 것은 아니다. 우리나라 여건에 맞는 분야를 선정해 최선을 다하는 것이다. 우리는 작은 나라이므로 옛날부터 무역을 많이 해 왔다. 그 때문에 국제 정세에 밝고 적응력이 높다." 네덜란드는 원예분야에서 권위있는 국제학술회의를 주최해 발전하는 분야의 최신 정보를 끊임없이 받아들인다. 이를 통해 분자 표지로 우량종자를 개발하고, 천적과 내병성 종자를 이용해 무공해 재배를 하며, 병원균의 오염을 차단해 무공해 토마토와 파프리카를 생산하는 등 신기술을 도입하고 개발하는 것이다. 뿐만 아니라 조합이 관리하는 전주기 재배 프로그램, 생산 예측에 기초한 국제 선물 경매장 출하, 과실의 수확·세척·선별·포장·수송·세관 통관·항공기 선적에 이르는 작업이 일관되게 진행돼 세계 최고의 경쟁력을 확보하고 있다.

이스라엘은 작은 국토 면적에 절반은 사막이지만 물방울 관개법을 이용해 토마토와 감귤 같은 고당도 과일을 육종했다. 나아가 일찍부터 '수확 후 관리 연구소'를 설립해 세계 시장 개척에 성공했다. 분자유전학과 유전체학의 영역을 넘나들며 국제 협력 연구 사업을 이끈 이스라엘의 과학자들은 결국 고당도 토마토 육성하는 데 성공해 역사가 깊은 네덜란드의 종자회사를 휘청거리게 만들었다.

● 농업도 경영이다

한국 농업의 세계화 전략

우리의 현실은 어떠한가? 다른 분야의 전문가와 교류도 없이 유전 공학과 육종, 생산, 선별 공장, 유통을 따로 지원하면서 수출 시장 개척만 외치고 있는 것은 아닐까? 이제는 '농업 경쟁력 = 과학기술 + 경영'이라는 인식의 전환이 필요하다. 식물은 단순한 먹을거리에 그치지 않고 항암, 항비만, 진통제 등 보건 의약에 효과적인 물질을 만들어낸다. 식물에서 유전자, 단백질, 천연 화합물을 어느 나라가 먼저 차지할 것인가 하는 총성 없는 전쟁이 날마다 일어나는 이유다. 아메리카 대륙에서 원주민인 인디언이 무참히 도륙당하고 침입자는 광대한 땅에서 자원을 약탈하던 시절, 우리나라는 사색당쟁 가운데 양반 타령만 하고 있었다. 1876년 국제정세에 어두워 불평등 조약을 맺어야 했던 강화도 조약을 또 다시 체결하게 되는 것은 아닌지 걱정스럽다. 이제는 시장개방을 반대하는 수세적이고 소모적인 대응에 집착할 것이 아니라 국내시장보다 천배, 만배 이상 큰 세계시장을 향해 치밀하게 준비된 공세적 경영을 추구해야 한다. 자동차와 반도체 수출에서 얻은 경험을 이제는 농업 생명 공학에 접목할 때다. 이를 위해 첨단 과학 기술과 경영 정책에 기반을

서울 그랜드하얏트호텔 헨드릭 아이싱 식음료 담당 이사가 포크와 나이프로 김치를 먹고 있다. 그는 "김치도 불고기나 비빔밥처럼 세계 시장에서 경쟁력을 갖고 있다"고 말한다.

둔 전문가 집단의 기획력과 조직력이 필요하다.

우리나라가 농업에서 취약한 이유는 적절한 투자와 경영 관리 능력이 부족했기 때문이다. 실제로 다른 부처에 다 있는 연구 개발국이 농림부에는 없다. 오로지 식량 확보와 가격 안정, 농촌 발전이 지금까지의 국정 기조였다. 이탈리아 피자를 미국인이 상업화하거나 한국산 김치를 일본이 먼저 기무치로 상품화한 사례를 거울로 삼아 우리는 국제 진출에 더욱 적극적인 자세를 취해야 한다.

그동안의 노력 덕분에 최근에는 한식이 미국과 유럽에서 건강식으로 인정받으며 대접받고 있다. K팝을 비롯한 한류 스타들의 영향, 유튜버 등도 영향을 미쳤다. 식문화가 제대로 퍼지려면 다방면의 노력이 필요하다. 단순히 직접 수출에만 의존할 것이 아니라 현지에 농장과 공장을 세우고 생산한 농산물로 음식점이나 식품점, 체인점을 경영하는 전략도 필요하다. 개발 도상국에 우리 공산품 시장을 개척하는 경우 한국의 우수한 종자나 씨감자 등을 제공하고 현지의 농업 생산 기술을 발달시키는 것도 하나의 방법이다.

농업의 통합적 성격을 이해하고 기획 단계부터

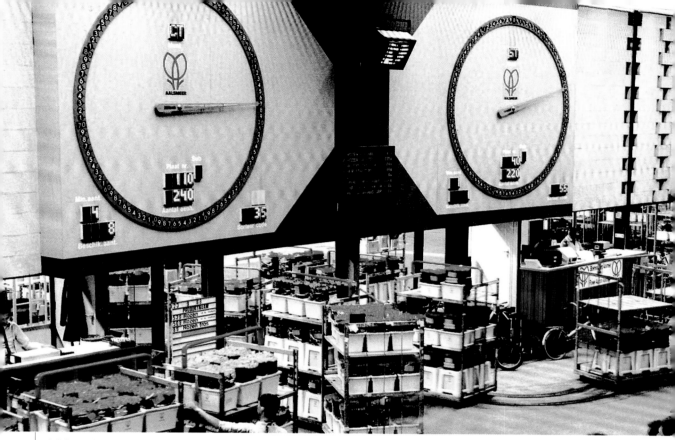

네덜란드의 화훼 경매장. 네덜란드는 자타가 공인하는 세계 최대의 꽃 수출국으로 연간 매출액이 25억 유로(약 2조 9000억 원)를 넘는다.

실용적인 소재를 골라 여러 전문가들이 연계되는 기초 연구를 장려한다면 국가 경제에도 도움이 되고 국가 성장 동력도 발전시킬 수 있다. 우선 과학 기술, 생산 체계, 국제 경쟁력에서 준비가 잘된 사업 항목을 엄선해 지원하고 성 공사례를 끌어내는 것이 중요하다. 자동차 수출 전략처럼 처음에는 기반을 다지고 자원을 확보한 뒤 관련된 기술 요소를 통합해 시장 개척과 세계 경영까지 아우르는 기획이 농업 수출 전략에도 도입돼야 한다. 예를 들어 분자 육종으로 개발된 신품종 종자는 대량 생산의 자동화와 안정성 인증 단계를 거쳐 가공품이나 식품으로 일관된 관리가 이뤄져야 할 것이다. 또 수출 지향 연구개발 사업을 촉진하기 위해서는 수출액의 일정 부분을 해당 수출 품목의 연구개발비로 지원하고 국내에서 생산토록 유도하는 방법이 바람직하다. 수입 의존도가 높은 품목은 해당 수입 관세의 일정 비율을 연구 개발비로 투입하는 방안도 눈여겨 볼 필요가 있다.

주요 수출 상대국에 그들의 농산물을 수입하는 걸 허용해야 우리나라 공산품을 수출할 수 있는 것이 지구촌 시대의 현실이다. "쌀시장 개방은 한국 농업을 붕괴시킨다"는 우리의 주장에 대해 세계식량기구(FAO)의 한 간부는 "대한민국에서 밀려오는 텔레비전 때문에 독일의 산업이 붕괴되는 것은 허용해도 된다는 말이냐"고 반문하고 있다. 식량의 무기화를 우려한다면 "식량은 전량 자급자족하겠다"는 원칙은 최대한 지키면서 선진국처럼 다각적인 식량 확보 방안을 검토하는 현명한 해결책을 하루 속히 마련해야 한다.

지난 100년의 역사를 서양 문물을 받아들이면서 인재를 육성하고 제도를 정비하며 과학 기술의 방법을 터득한 시대라고 한다면 앞으로 100년은 우리의 새로운 기술을 만드는 시대가 되어야 할 것이다. 즉 한국 농업이 세계 속에서 중심을 잡고 우뚝 서기 위해 국제적 표준(global standard), 국제적 참여(global participation), 국제적 지도력(global leadership)을 갖추는 '농사직설'을 다시 써야 한다. 네덜란드와 이스라엘이 정상급 원예 산업을 누리는 원인은 세계를 아우르는 거시적 안목과 기획력, 과학 기술에 근거한 자기 관리에 있음을 우리는 확실히 깨달아야 한다. 전면 개방 시대에 우리의 선택은 가장 귀중한 자산인 우수한 인재를 제대로 키워내고 첨단 과학 기술을 적극 수용해 국제적인 경쟁력을 확보하는 길뿐이다.

GMO를 둘러싼 첨예한 입장들

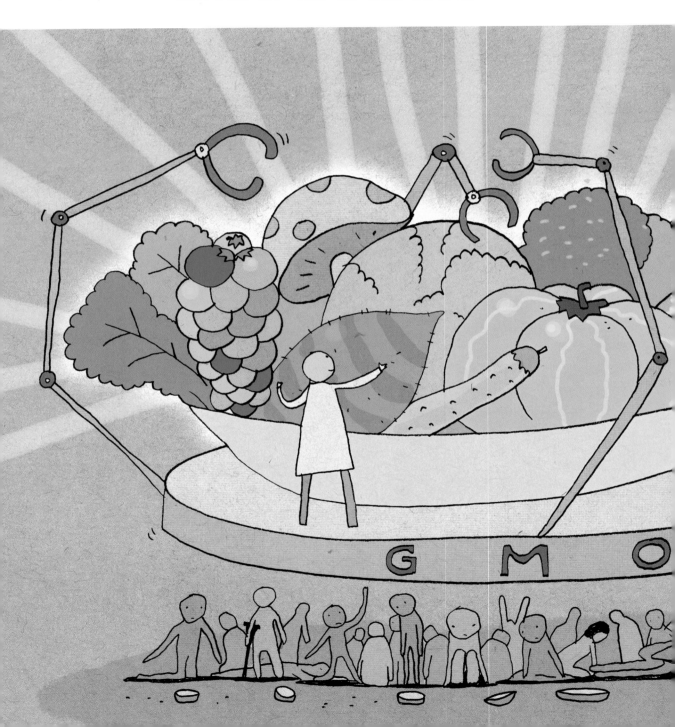

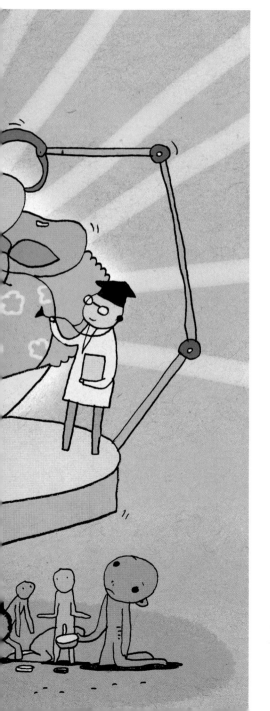

GMO만큼 많은 논란을 낳고 있는 과학 소재도 드물다. GMO는 이미 우리의 식탁을 상당 부분 점령하고 있지만, 여전히 거부감은 계속되고 있다. GMO의 최대 생산지인 미국에서도 반대론이 만만찮은 상황이다. 과학이 만들어낸 산물이지만 일부 과학자들조차 GMO가 가져올 수 있는 위험성을 배제하지 않고 있는 것이 현실이다. GMO와 관련된 각종 시나리오는 과장이 아니라 현실화될 수도 있다는 의견이 끊이지 않는다.

GMO를 허용하고 있는 나라들이 철저한 사전 규제 장치를 다각도로 모색하고 있는 것도 이 같은 배경에서 이해할 수 있다. GMO를 둘러싼 논쟁은 크게 과학자와 비과학자 및 환경론자, 소비자와 생산자 입장으로 철저하게 갈려 있다. 과학자들은 GMO를 만드는 과정을 철저하게 통제할 수 있다면 낙관할 수 있다고 강조한다. 그러나 확인되지 않은 위험성에 대한 두려움은 불식되지 않고 있다. 땅콩 알레르기를 일으켰던 과거의 GMO나 비번식 작물의 등장은 이런 우려의 근거로 활용되고 있다.

실제로 GMO 회사들에 따르면 지금의 기술력으로도 지구상의 모든 식물을 일거에 없앨수 있는 제초제와 그 제초제에 견딜 수 있는 GMO를 만들 수 있다. 여기에 번식이 불가능한 터미네이터 작물을 만들어 매번 종자를 사야 한다면 먹을거리를 구하기 위해 GMO 회사 앞에 인류가 줄을 서 있는 풍경을 상상하는 것도 어렵지 않다. 지난 수천 년간 전 지구를 거쳐 진행된 육종의 시대를 실험실에서 불과 10년 만에 끝낼 수 있는 GMO의 힘은 어디까지일까? GMO는 과연 인류의 구세주가 될 것인가? GMO를 둘러싼 논쟁들은 어떻게 풀어나갈 수 있을까? 만약 GMO가 지나치게 위험하거나 자연의 법칙을 거스르며 결국 인류를 파멸의 길로 이끌 수 있다면 우리는 어떤 대안을 가져야 할까?

제레미 리프킨 미국경제동향연구재단 이사장을 비롯해 국내외 석학에게 GMO의 현재와 미래를 바라보는 각자의 첨예한 입장을 들어보자.

답변주신 분들 _ 제레미 리프킨 미국경제동향연구재단 이사장, 롤프 옌센 드림컴퍼니 최고상상력책임자(CIO), 최양도 서울대학교 농업생명과학대학 교수, 윤석원 중앙대학교 산업경제학과 교수, 유영숙 한국과학기술연구원(KIST) 연구부원장, 박지영 한국과학기술기획평가원(KISTEP) 연구위원

● GMO는 인류 식량 문제 해결할까

GMO는 악(惡)인가

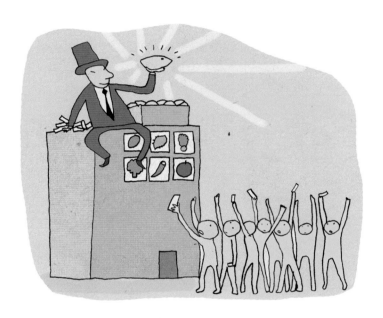

베스트셀러 『엔트로피』, 『노동의 종말』, 『바이오테크 시대』의 저자로 유명한 제레미 리프킨 미국경제동향연구재단(FOET) 이사장은 GMO를 "인류가 건강을 놓고 벌이는 룰렛 게임"이라고 잘라 말했다. 그는 1981년 미 정부가 유전자가 조작된 유기체를 개방된 환경 속에 방출하려는 것을 허용하자 반대 소송을 제기했다. 현재 전 세계적으로 진행되고 있는 GMO 반대 운동의 효시다.

리프킨 이사장은 크게 두 가지의 논거를 든다. 이종 교배와 유전자 확산 측면이다. 경제학과 국제관계학이 전공이지만 본인의 주장을 펼치기 위해 GMO를 과학적으로 분석한 논거가 돋보였다. 그는 "인류는 지금까지 동종 교배의 원칙을 지켜왔지만 유전자 조작은 어떤 유전자도 다른 유전자와 쉽게 섞일 수 있는 단계에 접어들었다"며 "이것은 생태계에 직접적인 혼란을 초래할 가능성이 높다"고 주장했다.

1990년대 과학자들이 진행한 토마토와 물고기의 유전자 조합은 리프킨 이사장에게 확신을 심어주었다. 추운 대서양에 살고 있는 물고기에서 추위에 견디는 유전자를 빼내 토마토에 주입해 냉해에 잘 견디는 토마토를 만드는 실험이었다. 실제로 이 실험은 유전자 단계에서는 성공한 것으로 평가됐다.

두 번째로는 유전자 확산 문제다. GMO가 비(非)GMO 사이로 들어가면 수분(가루받이)을 통해 GMO 유전자를 계속 생산해 낸다는 것이다. 처음 GMO가 등장했을 때 작물 회사들은 GMO 재배지 근처에 보호막을 세웠다. 그러나 20년이 흐른 지금에는 유전자 오염이 되지 않은 땅이 없기 때문에 보호막이 필요 없다는 논리를 내세우고 있다. 리프킨 이사장은 "이것이 바로 GMO유전자가 확산되면 생태계가 되돌릴 수 없게 된다는 증거"라고 주장한다.

국가 과학자이자 2002년 슈퍼벼를 개발한 최양도 서울대학교 농업생명과학대학 교수는 이 같은 주장을 비과학적이라고 일축한다. GMO는 안정적으로 개발되고 통제되고 있으며, 인류가 직면한 식량위기를 극복하기 위한 핵심 수단이라는 주장이다. 최 교수는 "우리가 먹을 수 있는 작물 대부분이 자연 그대로의 모습이 아니라 육종이라는 방법을 통해 수천 년 동안 만들어졌다"며 "육종의 한계가 도래했다는 사실을 분명히 직시해야 한다"고 말한다. 그는 또 유전자 재조합 기술이 어떤 작물이든 조합해 낼 수 있는 '전가의 보도'가 아니라는 점을 강조한다. 일부에서 우려하는 이종 교배는 실제 상품화 될 가능성이 거의 없다는 것이 그의 주장이다.

최 교수는 품종 개량에 걸리는 시간을 단축시키고 해충 저항성 유전자처럼 다른 종에 있는 유전자를 옮기는 GMO기술을 육종의 대안으로 봐야 한다고 강조했다. 실제로 1960년대 개발된 일본의 대표적 벼 품종 '고시히카리'의 경우 육종학자들이 50년 가까이 개량을 시도하고 있지만 번번이 실패하고 있다. 생산량과 맛에서 절묘하게 균형을 잡고 있기 때문에 육종학의 정점이라는 것이 최 교수의 설명이다. 세계 각국에서 GMO를 강력하게 규제하고 있는 것이 오히려 연구 단계부터 GMO가 안전하게 관리될 수 있는 역할을 한다고 덧붙였다.

이에 대해 리프킨 이사장은 "GMO를 둘러싼 논쟁은 담배 논쟁과 비슷한 양상으로 흘러가게 될 것"이라고 말한다. 과거 사람들은 "왜 내가 담배를 피우면 안 되냐"는 흡연권을 주장해왔지만, 지금은 간접흡연으로도 암에 걸린다는 사실을 알게

GMO 강국 미국의 현황

미국은 세계에서 가장 많은 GMO를 재배하는 나라다. 1996년부터 재배 면적과 생산량에서 선두를 유지하고 있다. 특히 옥수수, 대두, 면화, 카놀라 등에서 GMO 비율은 거의 전부라고 봐도 좋을 정도이다. 옥수수를 예로 들면, 2000년 초반만 해도 전체 작물에서 GMO의 비율이 25% 수준에 머물렀지만, 지금은 92%에 달한다. 미국에서 재배된 옥수수, 대두 등은 전 세계로 수출되는 만큼 우리가 먹는 수입산 옥수수, 대두는 GMO일 가능성이 높다고 봐야 한다.

	전체 파종 면적	GM채택률	GM작물 재배면적
옥수수	3,720만	92%	3,420만
대두	3,391만	94%	3,180만
면화	493만	96%	473만
카놀라	75만	100%	75만
알팔파	647만	15%*	97만

표3. 2020년 미국의 GM작물 재배면적
Source : NASS, ERS, ISAAA No55*　　　　　(단위 : ha)

되면서 근거가 약해졌다. GMO를 둘러싼 논쟁은 '아직 잘 모르기 때문'이라는 것이 리프킨 이사장의 주장이다. 그는 "인간은 정도의 차이가 있을 뿐 모두 특정 성분에 알레르기 반응을 보인다"면서 "GMO로 만들어진 음식은 원래의 유전자 조합과 다르기 때문에 어떤 알레르기를 유발할지 모른다"고 지적한다.

최 교수의 반박도 이어진다. 최 교수는 "GMO가 가질 수 있는 위험은 완벽히 통제되고 있다"고 지적한다. GMO 개발 초기에 땅콩 유전자 조합이 땅콩 알레르기를 일으킬 수 있다는 사실이 증명되면서, GMO는 더 강력한 통제를 받고 있다. 육종에 비할 바는 아니지만 GMO가 개발돼 시장에 등장하기까지는 10년 이상의 시간이 소요된다. 그 시간 동안 수백 만에서 수억 가지의 실험이 진행됐으며 이는 의약품 임상 실험보다 더 강한 규제로 봐야 한다는 것이다.

고시히카리
1956년 후쿠이현 농업 시험장에서 두 개의 다른 품종인 농림 1호와 농림 22호를 육종으로 결합해 만들었다. 쌀알이 맑고 투명해 일본에서 가장 인기가 있는 품종이다.

● GMO는 인류 식량 문제 해결할까

GMO는 유일한 대안인가

그렇다면 인류 먹거리 문제는 GMO에만 달려 있는 것일까? 다른 대안은 없다는 얘기일까? 『드림소사이어티』의 저자이자 코펜하겐 미래학연구소장을 역임한 미래학자 롤프 옌센 드림컴퍼니 대표는 "앞으로 10년간 진정한 GMO의 시대가 도래할 것"이라고 예측한다. 이전의 어떤 작물보다 GMO의 확산 속도가 빠르다는 것이 그가 제시한 근거다. 미국에서는 옥수수의 80%를 이미 GMO가 점령하고 있고, 제 3세계에서도 그 확산 속도는 놀라울 정도다. 특히 최근 유럽연합(EU) 집행위원회가 독일 화학 회사 바스프의 GM 감자에 대해 경작을 승인한 것은 전 세계 GMO 시장에 결정적인 영향을 미칠 것으로 예상된다.

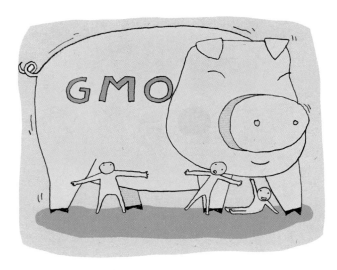

지금까지 유럽은 극히 일부의 옥수수에 대해서만 GMO 재배를 허용해 왔다. 그 비율은 0.1%에도 미치지 못했다. 옌센 대표는 "미국에 비해 보수적이고 변화에 대해 극도의 거부 반응을 보이는 유럽이 GMO 경작을 허용한 것은 본격적인 GMO 시대가 열렸다는 사실을 의미한다"면서도 "식용으로는 아직까지 금지되어 있다는 것은 주목해야 한다"고 신중한 입장을 보였다.

실제로 유럽연합(EU)의 GMO 승인은 식량 부족이라는 전통적인 이유보다는 가축업자들이 급등하는 사료값을 감당하지 못한 것에서 비롯됐다는 분석이 지배적이다. 옌센 대표는 "GMO라는 손쉬운 사료 공급처를 찾은 이상 식용으로의 전환도 어떤 형태로든 이뤄질 것으로 보인다"며 "인간이 편리한 것을 선호하는 성향을 갖고 있다는 것을 감안하면 당분간 GMO의 확산세는 계속될 것"이라고 전망했다.

GMO를 제대로 바라보기 위해서는 세계적인 식량 부족 현상을 우선 고려해야 한다는 주장이 국내외 여기저기서 나온다. 국내 최고의 농경제학자로 꼽히는 윤석원 중앙대학교 산업경제학과 교수는 "세계 곡물 재고는 5년 전의 절반 수준에 불과하고. 최대 농산물 수출국인 미국에는 매년 5000만 톤 이상의 옥수수가 바이오에탄올로 감소되고 있다"며 "기후 변화로 인한 수확량 감소도 심각해 국제 시장에서 거래되는 곡물은 전체 생산량의 5% 수준에 불과하다"고 설명했다.

윤 교수의 분석에 따르면 지구상에서 생산되는 곡물을 균등하게 나누면 인류가 하루에 3000kcal씩을 섭취할 수 있다. 그는 "우선적으로 제 3세계에 좋은 종자, 적절한 비료, 최고의 농약을 통해 질병 관리법을 도입하고 적절한 농경법을 전파한다면 1차적인 식량 부족 위기를 극복할 수 있다"고 주장한다.

특히 "GMO 문제야말로 국가별로 국민들의 인식을 감안해 접근해야 하고 안정성에 대한 인식이 높은 나라일수록 조심스런 접근이 필요하다"고 덧붙였다. 국민들의 정서와 인식을 '과학적인 판단'이라는 이유로 강제로 밀어붙일 경우 생길 문제도 고려해야 한다는 견해다. 윤 교수는 "GMO는 어디까지나 마지막 수단으로 남겨두는 것이 바람직하다고 본다"고 강조했다.

옌센 대표도 이 부분에 동의한다. 옌센 대표는 "GMO가 당분간 전성기를 누리더라도 유일하고 절대적인 대안은 아닐 것으로 본다"고 점쳤다. 그는 식량위기를 극복할 수 있는 수많은 대안 중 가장 강력한 후보이기는 하지만 개인적으로는 유기농법이 더 경쟁력이 있다고 평가했다. 특히 GMO가 식품으로서 경쟁력을 갖기 위해서는 '이야기'가 부족하다는 지적도 잊지 않았다. 옌센 대표는 "유기농법은 그걸 먹는 사람들이 얼마나 건강해질 수 있는지, 어떤 작물이 어떻게 자라서 식탁에 오르게 되는지 스토리를 만들기가 쉬워 재배나 수요자 모두에게 부가 가치를 높일 수 있는 강점이 있다"고 설명했다. 그는 이어 "이에 반해 GMO는 '대량 생산', '조작', '괴물' 등의 이야기를 갖고 있는데, 식량이라는 측면에서는 최악의 이미지"라며 "빈곤과 굶주림 정도만이 겨우 그 벽을 넘어서고 있다"고 꼬집는다.

녹색 혁명과 함께 등장한 GMO

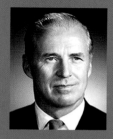

1950년대 이전 세계는 개발 도상국의 인구증가와 식량 부족으로 '멜서스의 저주'라는 위협에 시달리고 있었다. 노벨 경제학상을 수상한 군나르 뮈르달 교수는 "인구가 급격히 늘어가는 아시아는 가난 속에서 굶어죽게 될 것"이라는 예언을 하기도 했다. 1950년대 미국 듀폰과 록펠러재단에서 육종 연구를 진행하던 노먼 볼로그 박사(사진)는 병충해에 강하고 수확량이 많은 밀 '소노라'를 개발했다. 멕시코, 파키스탄, 인도 등에 보급된 소노라는 개발 도상국의 식량 생산량을 급속히 끌어올리며 식량 문제를 해결해 나가기 시작했다. 이것이 세계 식량 문제를 거론할 때 가장 중요한 사건으로 지목되는 '녹색 혁명'이다. 볼로그 박사는 이 공로를 인정받아 과학자로는 드물게 1970년 노벨평화상을 수상하기도 했다. 당시 노벨위원회는 "볼로그 박사는 10억 명의 생명을 구했다"고 평가했다.

오래전부터 연구되던 GMO가 10년 사이에 급격히 주목받고 있는 것도 녹색 혁명과 맞닿아 있다. 바로 '녹색 혁명의 종말' 논란이다. GMO를 개발하는 초거대 기업들인 듀폰, 몬산토, 바스프는 "육종을 기반으로 한 녹색 혁명은 땅의 생산량 저하와 재배기간 단축, 인구 폭증 등의 이유로 수명이 다했다"고 주장한다. 실제로 GMO를 도입해 재배하는 농장주들 역시 수확량 감소와 병충해, 가뭄 문제를 고민하다 GMO 종자를 선택하는 경우가 많다. 일각에서는 볼로그의 녹색혁명이 '일시적인 유예'였다고 보는 시각까지 등장했다. 단순히 생산량을 늘린 녹색 혁명은 곳곳에서 부작용을 낳고 있다. 대규모 경작을 위해 지나치게 물을 끌어다 쓰면서 상수원이 말라붙거나 화학 비료로 인해 땅은 황폐해지고 있다. 2009년 타계한 볼로그 박사는 생전 "녹색 혁명이 한계에 다다른 것을 느낀다. 유기농법이나 순환식 재배로는 거대한 식량 수요를 감당하기에 역부족"이라고 밝힌 바 있다. 그는 또 "과학자의 한 사람으로서 GMO가 '제2의 녹색 혁명'의 충분한 대안이 될 것으로 기대한다"고 덧붙이기도 했다.

맬서스의 저주

영국에서 산업혁명이 일어나기 전까지 인류는 이른바 '맬서스의 덫'에서 허우적대고 있었다. 1800년 이전 해도 인류의 소득과 식량 증가는 인구 증가에 번번이 가로막혔다. 부의 축적 부분에서 사실상 석기 시대나 크게 다를 바 없었던 것이다. 하지만 산업혁명은 맬서스의 저주를 단번에 풀어 버렸다.

● GMO는 인류 식량 문제 해결할까

불안감 어떻게 떨쳐낼 것인가

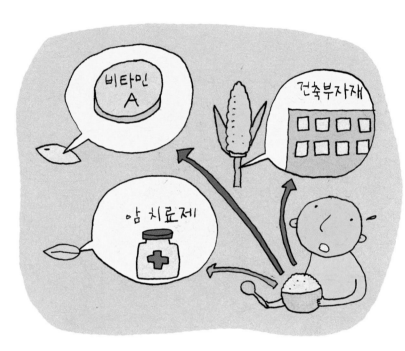

GMO에 대한 막연한 불안감은 쉽게 떨쳐지지 않는다. 심지어 GMO에 대한 특별한 입장을 갖고 있지 않은 경우도 그렇다. 이에 대해 리프킨 이사장은 명석한 분석을 던진다. 그는 "GMO의 공포는 보이지 않는 것에서 비롯된다"고 강조한다. GMO가 기존 작물과 똑같이 보이는 만큼 공포가 더 커진다는 얘기다.

리프킨 이사장은 이 문제를 해결하기 위해서는 GMO를 최대한 제한적으로 도입하도록 해야 한다고 주장한다. '유전자 표식에 의한 선발(MAS, Marker Assisted Selection)' 방식이 그것이다. MAS는 생명 공학 기술을 전통 육종 기술과 결합한 종자 선별 방식이다. MAS가 도입되면 육종을 할 때 유전자 표식을 거쳐 우수한 유전자를 갖고 있는 개체를 고르게 된다. 열매가 크거나, 가뭄에 좀 더 잘 견디거나, 수확량이 많은 좋은 종자를 유전자로 찾는 것이다. 리프킨 이사장은 "GMO를 통해 수익을 창출하는 거대 GMO기업

을 제외하고 상당수 과학자들도 이 방법에 찬성하고 있다"며 "유전자 변형이 없고 최첨단이고 개방적으로 이뤄지기 때문에 거대 기업의 횡포나 독점을 막을 수 있다는 장점이 있다"고 설명한다.

박지영 한국과학기술 기획평가원(KISTEP) 연구위원은 GMO는 물론 기술 발전이 언제나 긍정적인 측면만 줄 수는 없다고 지적한다. GMO가 갖고 있는 부정적인 측면이 GMO 확산에 잠재적 불안 요소로 작용하고 있다는 뜻이다. 박 위원은 "수많은 생명을 질병으로부터 구한 항생제도 남용과 부작용 문제로 우리를 공포에 떨게 했다"며 "이는 우리가 미처 알지 못했던 것"이라고 말한다. 화석 연료의 등장 역시 지구 온난화를 낳을지 처음부터 누가 알았겠는가?

특히 박 위원은 "과학자들이 사전에 부작용을 알았다 하더라도 과연 기술 개발을 멈췄을지 의문"이라고 덧붙였다. 기술의 발전을 멈추기보다는 부정적인 영향을 조금이라도 줄이는 방향으로 발전했을 것이고, 이는 GMO도 마찬가지라는 것이다. GMO는 의약품처럼 특정 집단에 적용되는 것이 아니라 인류 전체의 삶과 직결되는 '식량'

에 관한 문제다. 휴대 전화나 프로그램의 '버그'처럼 사후에 고칠 수 없다는 의미다. 연구자들이 아무리 철저한 사전 검증과 실험을 하더라도 단 한 명에게 부작용이 나타나고, 거기에 GMO가 결정적인 문제를 일으켰다는 증거가 있다면 GMO는 곧바로 나락으로 떨어지게 된다.

박 위원은 "GMO는 시장 규모를 예측할 수는 있지만 인류의 삶이라는 시스템과 연관되어 있기 때문에 그 이면의 효과에 대해서는 평가나 예측이 불가능한 소재"라며 "GMO의 불안 요소는 과학자들이 줄이는 것 외에도 다양한 해결책이 마련돼야 한다"고 주장한다.

이에 대해 윤석원 교수는 이미 유통되고 있는 GMO에 대해서는 'GM 표시제'를 도입하는 것이 바람직할 수 있다는 견해를 밝혔다. 다만 '철저한 이력 추적이 가능한 경우', 또 '가격 차이에 미치는 영향이 크지 않을 경우'라는 단서를 달았다. 그는 "일본을 포함해 일부 국가에서 도입된 GM 표시제의 경우 극히 제한적이고 가격 차이가 많아 소비자들 사이에 위화감이 조성된다는 부작용이 드러난 바 있다"며 "꼭 GMO를 도입해야 한다면 소비자들의 알 권리와 추후 생길 수 있는 안정성 논란을 감안해 확실한 이력 추적 시스템과 표시제를 도입해야 한다"고 주장했다.

GMO를 연구하는 과학자에게 쏟아지는 항간의 비난에 관해 생명 공학 전문가인 유영숙 한국과학기술연구원(KIST) 연구부원장은 "GMO를 연구하는 과학자들은 단순히 앞만 보고 달리는 것이 아니라 자신의 기술이 쓰이도록 하기 위해서는 위험성을 제거하는 연구가 병행돼야 한다는 것을 잘 알고 있다"고 말했다.

유 부원장은 "지금은 과거처럼 특정 과학자가 위험한 연구를 혼자 할 수 있는 시대가 아니고, 시장에 나오기 위해서도 수많은 실험을 거쳐야 한다"며 "과학자들의 이 같은 노력을 일반인에게 어떻게 알리느냐가 관건"이라고 강조한다. '완벽한 GMO'나 '완벽한 육종'이 아닌 적절한 합의점

미국의 거대 바이오업체 몬산토가 개발한 유전자 재조합 옥수수 MON863는 뿌리를 해치는 벌레에 내성이 있다. 유럽연합(EU)은 2005년 MON863을 동물 사료로, 2006년에는 식품으로 허가했다. 하지만 국제 환경 단체 그린피스가 MON863을 90일간 먹은 쥐의 간과 신장에서 '유독성 증세'가 나타났다는 연구 보고서를 국제 저널 《환경오염과 기술의 저장》에 발표하면서 다시 한 번 유전자 재조합 작물에 대한 불안감을 증식시켰다.

을 찾는다면 인류의 미래를 책임질 밝은 등불이 될 수 있다는 뜻이다.

리프킨 이사장은 "GMO는 어디까지나 한계가 정해져 있는 편법이자 결국은 사라질 존재"라는 주장을 꺾지 않았다. 그는 "현재 우리는 사람이 먹을 곡물을 생산하는 것이 아니라 소나 바이오 연료용 곡물을 생산하기 위해 기술을 개발하고 있다"며 "사료용 곡물을 줄이고, 식용 곡물을 늘리면 GMO의 존재가치는 사라질 것"이라고 밝혔다. 세계적으로 채식주의자들이 점차 늘어나고 있는 상황에서, 자동차를 운전하는 사람이 휘발유를 살 때 세금을 내는 것처럼 육식을 하는 사람들도 소가 배출하는 가스와 소를 키우기 위한 곡물가를 부담하는 것이 당연하다는 게 그의 주장이다.

GMO가 만들어낼 미래상에 대해서도 부정적인 입장을 나타냈다. 리프킨 이사장은 "가령 바나나에 특정 질병의 백신 기능을 하는 유전자를 집어넣는 실험을 진행하면서 바나나와 백신을 분리하고 투약량을 맞추는 것이 과연 쉽겠냐"며 "실험실에서 벌어지는 일과 실제로 벌어질 일을 동일시하는 것은 위험한 발상"이라고 경고했다. 반면 최양도 교수는 "GMO가 보여주고 있는 가능성이 궁극적으로 우리의 미래를 풍요롭게 할 것이라는 굳은 믿음이 있다"며 전혀 반대 견해를 피력했다. 1세대 GMO가 제초제 및 해충 저항성 품종처럼 단순히 생산량을 늘리는 데 초점을 맞췄다면 현재 개발되고 있는 2세대 GMO는 영양소 강화 같은 기능성을 강조한다.

최 교수는 "3세대 GMO는 식용 백신, 항암 성분, 혈압 강하제 같은 의약용 성분이 강화된 건강 기능성 식품으로 부가 가치를 높이는 한편, 산업에서 사용되는 각종 소재와 재료도 GMO에서 얻는 시대가 머지않았다"고 내다봤다.

GMO 장밋빛 미래 될까

한국생명공학연구원 산하 바이오안전성정보센터가 2019년 만 19세부터 64세의 성인남녀 800명을 대상으로 실시한 설문 조사에 따르면, 전체 응답자의 85%가 GMO에 대해 인지하고 있었다. 약간 알고 있다(63.5%), 꽤 알고 있다(6.1%), 아주 많이 알고 있다(0.4%)가 잘 알지 못한다(29.9%)를 상회한다. 지식수준을 묻는 14개 문항의 정답 개수는 5.6개로 지난 3년간 비슷한 수준이다.

유전자 변형기술이 도움이 된다는 의견은 72.8%로 전년에 비해 7.7%나 상승해 긍정적인 인식이 높아지고 있음을 알 수 있다. 난치병 치료, 식량 문제 해결, 바이오에너지 생산 등의 이유로 도움이 된다고 생각하고 있다. 반면 인체 안정성에 대한 우려, 자연 섭리에 어긋남, 생태계 악영향 등의 부정적 이유도 있어 GMO 논란은 앞으로도 계속될 것으로 보인다.

● 논란 1 : GMO 표시 예외제도

GMO 농산물의 생산과 소비량이 늘어나자 정부는 '소비자의 알 권리'를 위해 2001년부터 GMO 표시제를 운영하고 있다. 하지만 안전성 평가를 받은 모든 GMO제품에 표시제를 의무화한 유럽연합(EU), 호주와 달리 국내에서는 콩, 옥수수, 면화 등 지정된 GMO 농작물에 한해 GMO 표시제를 시행한다.

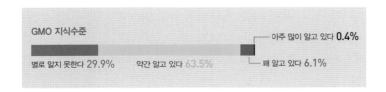

GMO 지식수준

별로 알지 못한다 **29.9%** · 약간 알고 있다 **63.5%** · 아주 많이 알고 있다 **0.4%** · 꽤 알고 있다 **6.1%**

현행 규정은 표시대상인 GMO 농작물을 수입하는 경우에만 이 사실을 신고하도록 해 표시대상이 아닌 GMO 농작물을 수입하는 농작물 수입업자는 이를 확인하거나 신고하지 않아도 처벌받지 않는다. 일종의 '편법'이 가능한 셈이다.

문제는 GMO 농작물을 원료로 사용했다하더라도 최종 제품에 해당 작물의 DNA나 단백질이 남아 있지 않으면 GMO 제품 표시를 하지 않아도 된다는 예외 규정을 두고 있다는 점이다. 식용유, 간장, 전분당, 주정 등이 여기에 해당한다. 이러한 예외 규정은 상품 선택에 있어 소비자의 권리를 침해한다는 평가가 나오고 있다.

● 논란 2: GMO 표시제 확대

식품의약안전청은 2009년 GMO 표시제를 전 품목으로 확대하겠다고 발표했다. 또 GMO식품에 대한 경각심이 높아지면서 일부 식품 제조업체에서는 'GMO 프리'를 선언하는 상황이다. 하지만 GMO 표시제 확대가 기업과 소비자에게 부담을 지울 것이라는 우려도 나오고 있다.

진현정 중앙대학교 식품경제학과 교수는 《농업경영·정책연구》에 발표한 'GMO 표시제 확대가 식품산업과 국내 경제에 미치는 영향에 대한 연구'에서 "원료가 되는 GMO 농작물을 다른 것으로 대체해 식품 가격이 오르면 일정 부분은 소비자 가격으로 흡수될 것이나 나머지는 식품 기업의 이윤 저하로 나타날 것으로 보인다"고 말했다. 실제 이 논문에서는 현재 표시제 수준을 EU 수준으로 높일 경우 콩기름과 옥수수기름 가격이 최대 24%, 농산물·식료품 가격도 최대 3.6% 오를 것으로 전망했다.

경규항 세종대학교 식품공학과 교수는 "안전성 평가를 거쳐 문제가 될 소지가 없다고 판단해 수입한 식품에 따로 표시를 한다는 건 말이 안 된다"며 "GMO 표시제를 확대하면 기업과 소비자들이 부담을 지는 것은 물론 GMO 제품 검사기기를 들이고 검사하는데 국부가 유출되고 시간 낭비를 초래할 수 있다"고 말했다. 경 교수는 GMO 논란이 일종의 '장삿속'에서 나왔다고 진단했다. 그는 "EU는 땅이 넓어 GMO를 생산하지 않고도 자급자족할 수 있고 또 GMO 반대 여론이 거세야 남는 농산물을 수출할 수 있다"며 "우리 같은 농산물 수입 국가는 국내 현실에 유리한 정책을 펴야지 좋은 게 좋은 것이라고 좇는 태도는 바람직하지 않다"고 지적했다.

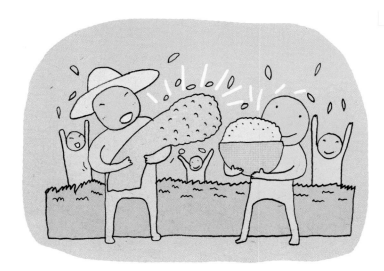

● 논란 3: 최소허용수준은 1%? 3%?
국내 GMO 식품의 기준 역시 여러 선진국에 비해 느슨한 편이다. 현행법상 3% 이내의 GMO성분이 함유된 식품은 GMO 제품이라는 사실을 표시하지 않아도 된다. 예를 들어 두부를 만드는 데 콩이 100알 쓰인다면 이 중에 3알이 GMO 농작물이어도 두부는 GMO 식품이라 표시하지 않아도 된다는 것이다. 3% 이하라면 GMO 성분이 있어도 소비자가 알 도리는 없는 셈이다. GMO 식품의 수입량은 날로 늘고 있어 소비자의 선택권은 혼선을 빚을 수도 있다. EU는 GMO 성분의 최소허용 수준을 0.9%로 정하고 있다. 호주와 뉴질랜드는 1%로 보다 엄격한 기준을 두고 있다.

김 교수는 GMO 최소 허용 수준이 낮아 기업에게 '그래도 된다'는 여지를 주고 소비자로 하여금 혹시나 하는 의심을 품게 해 GMO 식품에 대한 사회의 합의 기준을 낮춘다고 지적했다. 그는 "최소 허용 수준은 기업에게 3%까지는 GMO 농작물이 섞여도 상관없다는 관행을 만들 우려가 있고 소비자에게는 GMO 표시가 없다 하더라도 GMO가 3%는 섞여 있다는 불신을 가져다 줄 수 있다"고 말했다. 하지만 이에 대해 경 교수는 "GMO는 먹어도 문제가 되지 않기 때문에 최소 허용 수준이 1%든 3%든 크게 상관없다"고 말했다.

● 논란 4: GMO 규제와 국내 식품 산업
일부 전문가들은 GMO 규제가 과하다고 전했지만 다른 이들은 GMO 규제 정책이 소극적이라고 지적했다. 이들은 그 이유로 몇 가지 원인을 들어 설명했다.

우선 GMO 농작물과 GMO가 아닌 농작물이 섞이는 것을 막기 위해서는 작물의 구입에서부터 보관과 유통 등 모든 과정에서 식품 분석과 기록이 필요한데, 이에 따른 비용이 만만치 않다는 것이다. 또 GMO 농작물을 '식품'이 아닌 '상품'으로 볼 경우 GMO에 대한 규제는 오히려 국내 GMO 산업의 발목을 잡을 수 있다고 분석했다. GMO 수출국의 통상 압력도 하나의 요인이다. GMO 농작물 최대 생산국이자 수출국인 미국은 우리와 자유무역협상(FTA)를 추진하면서 'GMO의 위생 검역 절차를 완화하라'는 요구를 한 바 있다. 스위스와 미국 간의 FTA가 결렬됐던 이면에는 무리한 GMO 수입 개방 요구가 있었다. 최 교수는 이에 대해 "전 세계에서 GMO 경작지가 매년 15%씩 늘고 있다는 것은 그만큼 수요가 많다는 것"이라며 "국내 규제가 엄격하고 또 소비자들의 반감이 있지만 언제 GMO 시장이 개방될 지 모르는 만큼 각 종 종자를 개발하는 등 만반의 준비를 해야 한다"고 말했다. '프랑켄슈타인 푸드'라 불리던 GMO가 새로운 성장 동력이 될 수 있다는 것이다.

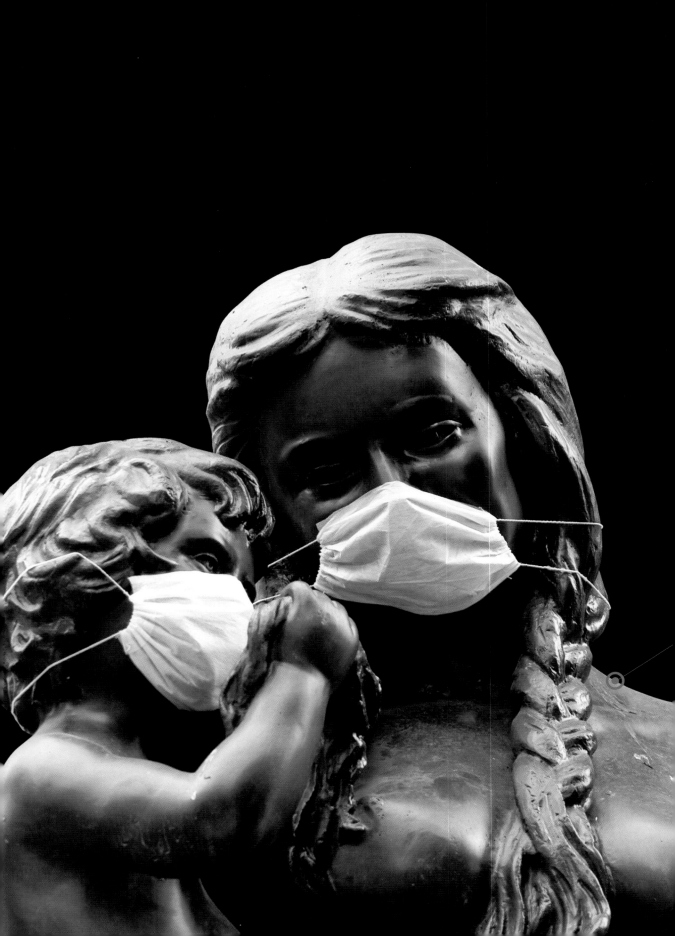

건강과 과학

[Ⅱ] 현대인의 건강

현대인의 건강에 적색 경고등이 켜졌다. 직장에서 모르고 지나쳤던 발암 물질, 뇌종양 논란을 둘러싼 휴대 전화, 끊임없이 진화하는 슈퍼 박테리아, 매년 전세계인을 두려움에 떨게 하는 신종 플루, 현대인들의 스트레스와 불안정한 정신 건강, 밤샘 근무와 불면증……. 새롭게 생겨나는 질병들은 계속해서 현대인을 괴롭히고 있다. 하지만 이러한 병의 원인에 대한 잘못된 이해와 상식으로 인한 두려움은 더 크다. 우리 주변에서 쉽게 접하지만 정확히 알지 못했던 질병에 대해 올바로 알고 지혜롭게 대처하는 자세가 필요하다.

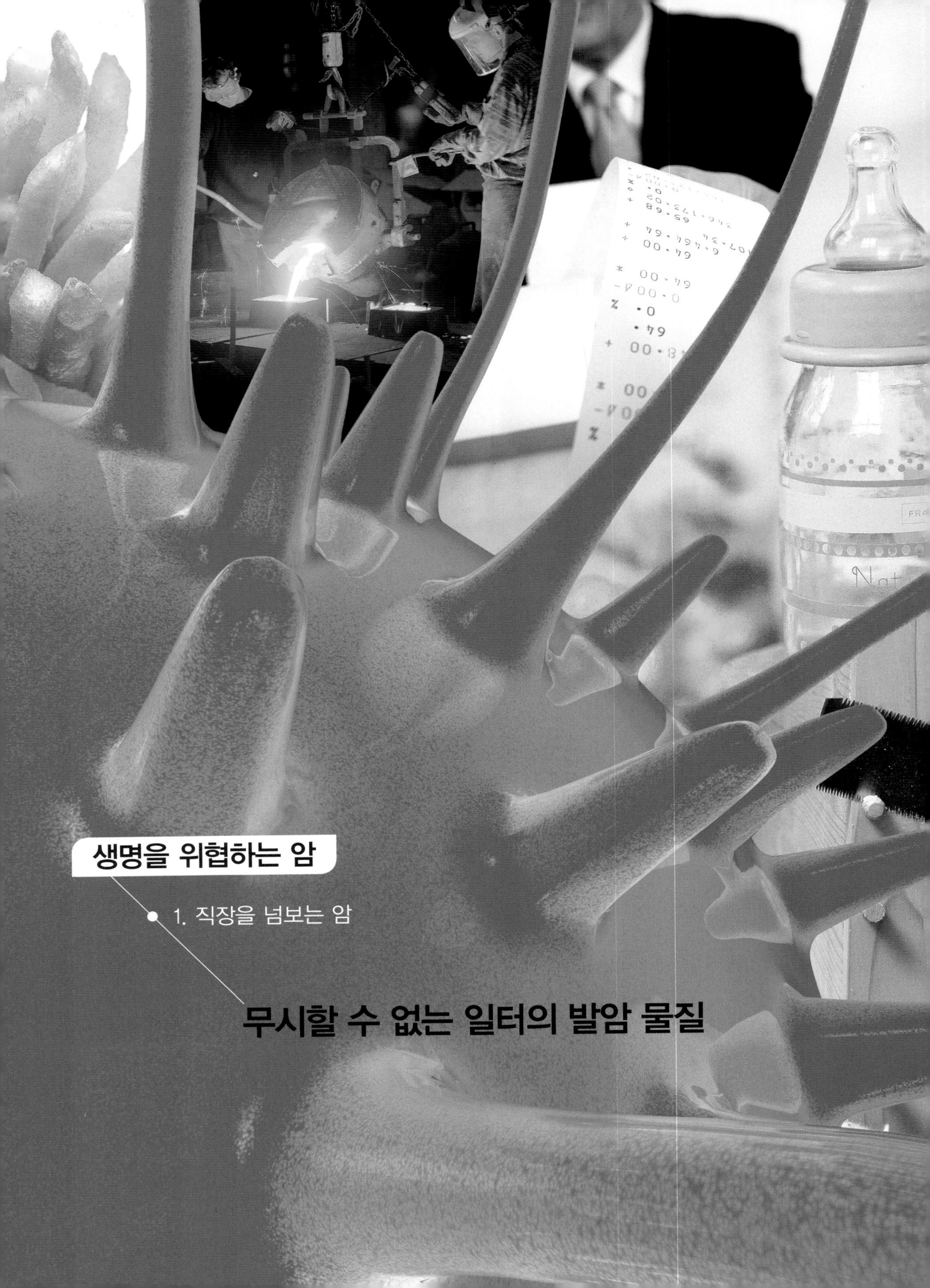

생명을 위협하는 암

1. 직장을 넘보는 암

무시할 수 없는 일터의 발암 물질

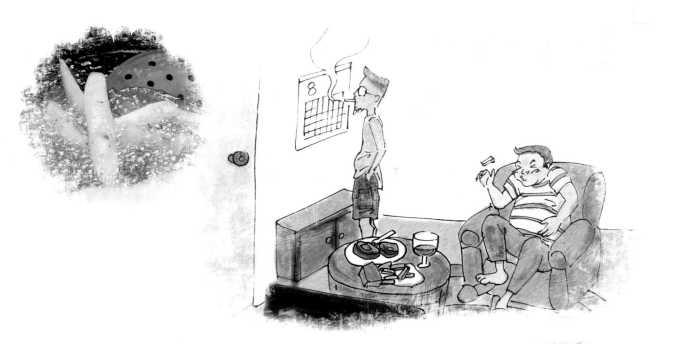

가정에서 쉽게 접할 수 있는 독성 물질에 대한 관심이 높아지고 있지만, 한 가지 빠트린 점이 있다. 독성 물질이 집 안에서만 발생하는 게 아니라는 사실이다. 작업장과 공장, 집 주변에도 다양한 발암 물질이 호시탐탐 우리를 노리고 있다.

2011년 미국 보건복지부 독성프로그램(NTP)은 새집증후군으로 유명한 화학 물질 '포름알데히드'를 '발암 예상 물질'에서 '발암 물질'로 올렸다. 아기 젖병이나 영수증 등에 흔히 쓰이는 '비스페놀 A(BPA)'는 당뇨, 비만, 심혈관질환 등에 영향을 미치는 것으로 밝혀져 시장에서 퇴출됐다. 특히 남성의 생식계에 영향을 미치는 영향이 집중적으로 연구됐는데, 비스페놀A에 노출될 경우 태아의 생식계 발달에 문제가 생길 수 있고, 그 결과 생식기 이상이나 정자 수 감소와 같은 현상이 일어날 수 있다.

2008년 9월 미국 텍사스대학교 임상의학과 바랫 애가왈 교수팀이 《약학연구》에 발표한 논문에 따르면 가족력 등 어쩔 수 없는 유전적 요인 5~10%를 제외한 나머지 90~95%의 암은 후천적인 요인(환경적 요인) 때문에 생긴다. 후천적 요인을 원인별로 분석해 보면 우선 30~35%는

음식이다. 암 환자 3명 중 한 명은 튀긴 요리나 붉은 살코기 등 '암에 좋은' 음식을 즐기는 식습관 때문에 병에 걸린다. 그에 못지않은 문제가 담배(25~30%)다. 이어서 병원체 감염(15~20%), 비만 10~20%), 음주(4~6%)가 뒤를 잇는다. 직업(4%)과 환경(2%)은 그 다음이다. 미국 국립산업안전보건연구원(NIOSH)도 직업성 암 비율을 4%로 추정하고 있다. 비율은 낮지만 암 환자 수를 고려하면 결코 적지 않은 숫자다.

안연순 동국대학교 일산병원 산업의학과 교수는 "우리나라에서 한 해 발생하는 암 환자 수는 17만 명"이라며 "이 가운데 1만 명은 직업성 암으로 봐야 한다"고 말했다. 물론 이 가운데 실제로 직업성 암으로 보고되는 경우는 드물다. 직업과 환경 요인은 앞서 언급한 다른 요인과 큰 차이가 있다. 바로 피할 수 없다는 것이다. 암에 잘 걸리는 음식은 적게 먹으면 되고 술과 담배는 끊으면 된다. 과체중이나 비만을 줄이고 개인 위생에 신경을 쓰는 것도 대부분 생활 습관을 고쳐서 해결할 수 있다. 앞서 소개한 텍사스대학교 연구진의 논문도 "식습관과 담배 등 주된 생활 습관을 개선하면 암을 예방할 수 있다"고 결론 맺고 있다. 하지만 직업이나 환경은 그렇지 않다. 각각 일이나 일상생활과 맞물려 있기 때문이다. 특히 공장이나 작업장은 유독 물질을 많이 쓰기도 하고, 그런 물질을 직접 만들 때도 있다. 평소 발암 물질이라고 생각하지 않던 의외의 요인이 암을 일으키는 경우도 있다.

1. 직장을 넘보는 암

우리가 몰랐던 발암 물질

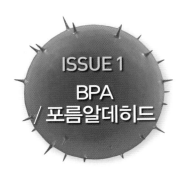

ISSUE 1
BPA
/ 포름알데히드

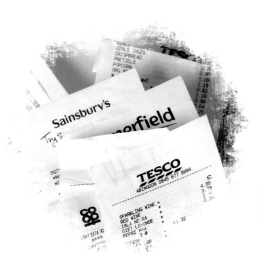

비스페놀 A(BPA)

형태 : 물질 속에 포함
발생 : 플라스틱 젖병, 영수증, 음식 포장 용기 내부
작용 : 내분비계(환경 호르몬)
피해 : 내분비계 교란, 심장병
위험군 : 태아, 임산부, 가게 점원
등급 : 없음(캐나다만 독성 물질로 인정)
권고사항 : 임산부 접촉 제한

BPA(비스페놀 A)와 포름알데히드는 가정과 직장에서 만날 수 있는 대표적인 독성 물질이다. 이 중 BPA는 아기 플라스틱 젖병, 음료수통, 물병, 음식 포장 용기와 캔의 안쪽 코팅지에 많이 쓰인다. 그런데 영수증을 많이 만지는 가게나 마트 점원의 몸속에서는 BPA가 높은 농도로 검출된다는 연구 결과가 2010년 11월 ≪네이처≫에 소개됐다. 가게에서 물건을 사면 받는 영수증 용지에도 들어 있기 때문이다. 하버드대학교 의과대학 조 브라운 교수가 이끈 이 연구 결과에 따르면 BPA는 입이 아니라 피부를 통해서도 몸에 흡수될 수 있다.

BPA는 호르몬인 에스트로겐과 비슷하게 활동해 내분비계를 교란시키기 때문에 유아와 태아에게 해롭다. 따라서 임산부는 영수증을 많이 만지지 않는 것이 좋다. 2010년 1월 ≪네이처≫에는 이 물질이 심장병 발병률을 높인다는 데이비드 메즐러 영국 엑세터대학교 의과대학 교수팀의 연구 결과가 소개되기도 했다.

포름알데히드는 새집증후군, 새차증후군의 대명사다. 새집증후군은 사람들이 사무실, 학교, 지하 공간 등 실내에서 하루의 대부분을 보내면서 생겨난 현대병이다. 미국에서는 1980년대, 그리고 일본에서는 1996년부터 알려지기 시작했다. 건축 마감재의 방부제로 사용되는 포름알데히드(HCHO)를 비롯한 각종 휘발성 유기 화합물(VOCs)이 주범으로 꼽히는데 이들 화학 물질은 당장 생명을 위협할 정도는 아니지만 이런 물질이 많은 실내에서 오랫동

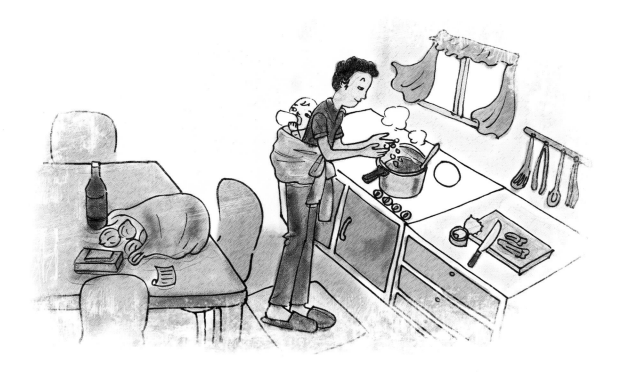

안 살다보면 자신도 모르는 사이에 아토피, 비염, 천식에 걸려 건강이 악화된다. 새 차의 경우도 마찬가지이다. 차를 만들때 사용된 자재와 페인트, 접착제가 차내 환경을 오염시켜 차를 탈 때마다 머리가 지끈거리거나 속이 울렁거리는 신체 증상이 나타나는 새차증후군이 나타난다.

　포름알데히드는 가정에서 사용되는 거의 모든 제품에 들어간다. 가구와 나무 마루의 윤택제, 타일 마감재는 물론, 가죽 제품, 멜라민 수지 그릇, 목재 접착제, 펄프와 종이 등에 들어 있다. 물에 녹은 포름알데히드가 방부제인 포르말린이다. 환경부에 따르면 국내에서 포름알데히드의 60%가량은 합판 및 가구 제조에 사용된다. 물에 잘 녹고 다른 물질과 쉽게 결합하는 특성이 있어 가짜 식품을 만들 때 애용되기도 한다.

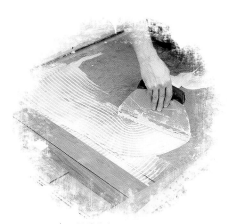

포름알데히드

형태 : 기체
발생 : 새 집, 새 차, 펄프,
　　　　종이 제조, 타일 마감재
작용 : 호흡기
피해 : 천식, 암
위험군 : 마룻바닥 시공업자, 종이 제조업자
등급 : 1등급(IARC, NPT)
권고사항 : 품질이 확인된 건축 자재 사용,
　　　　　　흡진 장비 설치

　국제암연구소(IARC)가 2006년 내놓은 보고서에 따르면 실내 대기에서 검출되는 포름알데히드의 농도는 약 0.02~0.05ppm이다. 불량한 건축 자재를 쓰면 0.5ppm에 이르는 경우도 있지만 1980년대 이후로는 거의 사라졌다. 3ppm 정도 될 때 민감한 사람이 천식 증세를 보이고, 0.5ppm 이하는 증세가 거의 없으므로 가정에서 접하는 포름알데히드의 양이 아주 높은 것은 아니다. 하지만 동물 실험을 통해 발암성이 확인되어 있으니 주의가 필요하다.

　오늘날 포름알데히드를 가장 많이 접하는 곳은 가정이 아니라 작업장이다. 가구와 마루 바닥을 시공하는 곳은 2~5ppm으로 가장 높은 농도에 노출된다. 종이를 만드는 노동자도 3ppm 정도 노출되는 것으로 알려져 있다.

1. 직장을 넘보는 암

우리가 몰랐던 발암 물질

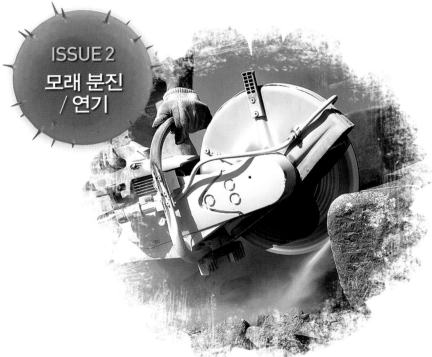

ISSUE 2
모래 분진
/ 연기

모래 분진
형태 : 미세 먼지
발생 : 모래를 갈거나 가열하는 행위
작용 : 폐, 위, 기관지
피해 : 규폐증, 기관지염, 폐암,
　　　위암, 림프조혈계암
위험군 : 주물업 종사자, 절삭연마 작업자
등급 : 없음
권고사항 : 흡진장치 설치

작업장에서 가장 위험한 요인은 화학 물질일까. 작업환경측정기관과 산업의학 전문의들은 화학 물질보다 가루(분진)와 연기를 더 큰 위험 요인으로 꼽는다. 화학 물질은 최근 대기업을 중심으로 작업장 관리가 잘 이뤄지면서 노출 가능성이 많이 줄었다. 다만 소규모 사업장은 다르다. 박양원 인천 온누리병원 직업 및 환경보건연구소 산업보건실장은 "직접 현장을 다녀보면 영세한 사업장을 중심으로 안전 대책이 충분하지 않은 경우가 있다"고 말했다.

가루 가운데 대표적인 발암 물질은 모래 분진이다. 모래 분진은 '결정형 유리 규산'이라고 부르며 모래가 잘게 부서져서 만들어진 미세 먼지다. 모래의 주재료인 규산의 분자 구조가 결정형을 이뤄 모서리가 날카로운 형태를 띠기 때문에 몸 안에 들어가면 치명적이다. 폐에 돌가루가 쌓여서 생기는 규폐증이나 기관지염의 원인이며 폐암 발생률도 높다.

결정형 유리규산은 모래로 금속을 매끄럽게 가는 연마 작업이나 바위를 깨는 발파 작업처럼 직접 돌이나 모래를 부수는 작업자에게 위험하다. 또 주물 작업처럼 모래로 틀을 만들어 그 안에 고온의 금속 용액을 넣을 때도 모래의 결정이 깨지며 생길 수 있다. 안연순 교수가 2010년 12월 ≪대안의학학술지(영문)≫에 발표한 논문에 따르면 주물 작업에 종사하는 사람들 중에 폐암, 위암, 림프조혈계암 등에 걸린 경우가 일반인이나 사무직 노동자들에 비해 많았다.

이런 곳에서는 바람이 불 경우 주변 지역에도

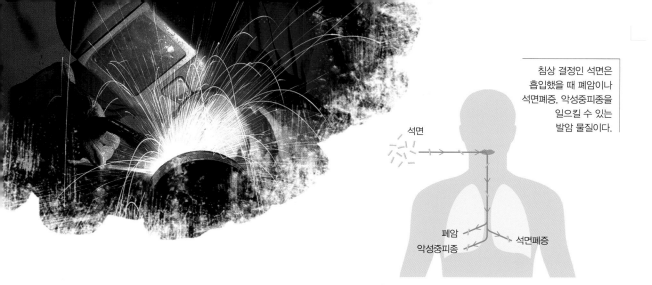

침상 결정인 석면은 흡입했을 때 폐암이나 석면폐증, 악성중피종을 일으킬 수 있는 발암 물질이다.

석면

폐암
악성중피종

석면폐증

해를 끼칠 수 있어 흡진장치를 설치해야 한다. 하지만 실제로는 영세한 사업장에서는 이런 장치가 드물다. 미국직업안전보건위원회는 $1m^3$ 대기 중에 0.1mg 이하로 규제하고 있지만 한국에서는 아직 규제가 없다. 해변이나 학교 운동장처럼 단순히 모래가 많은 환경에서는 큰 위험이 없으니 안심해도 된다.

건축 자재로 많이 쓰였던 석면, 쓰레기 등의 소각 과정에서 발생하는 다이옥신, 도금 과정에 쓰이는 크롬 역시 실내외 작업장에서 자주 노출되는 대표적인 발암 물질이다. 가죽 공정에서 발생하는 가죽 분진도 지난해 IARC에서 처음으로 발암 물질로 등록됐다. 인체에 확실한 영향이 있다는 뜻의 1급이다. 석면 역시 1급 발암 물질로, 지금은 건축 자재로 쓸 수 없다. 하지만 과거에 지은 건축물을 해체하는 과정에서 석면이 노출되는 경우가 있다.

'石綿'이라는 한자어에서 볼 수 있듯이 석면은 섬유형태의 암석이다. 석면은 폐암 또는 흉막이나 복막에 생기는 악성중피종, 폐를 굳게 하는 석면폐증을 일으킬 수 있다. 직업적으로 석면에 노출된 사람들의 폐암 발생률은 일반인의 2~7배다. 한편 흡연자의 경우 폐암 발생률이 비흡연자의 7~20배다. 따라서 폐암의 경우는 석면흡입보다 흡연이 더 위험한 셈이다. 다만 본인이 정보를 알고도 감수하는 행위(흡연의 능동성)와는 달리

자신의 의지와 무관한 상황(석면흡입의 수동성)이기 때문에 석면에 더 민감할 수밖에 없는 셈이다. 한편 흡연자가 석면에 노출될 경우는 상승 작용을 일으켜 폐암 위험성이 100배까지 올라간다.

암의 일종인 중피종의 60~70%가 석면 때문에 발생한다. 크롬으로 인해 코에 구멍이 뚫리는 '비중격천공' 증세가 흔했는데 지금은 작업 환경이 좋아져서 보기 드물다.

발암 물질 등급이 오르면?

발암 물질 등급이 올라갔다고 바로 규제하는 것은 아니다. 국제암연구소(IARC)나 미국보건복지부 국립독성프로그램(NTP) 등 연구 기관의 평가 결과는 과학적인 판정 결과일 뿐 바로 규제하라는 지시를 내리는 것은 아니다. 다만 이 기관들이 공신력이 있기 때문에 이 기준에 준해서 규제치를 정한 나라들이 있다. 연구 기관별로 다른 등급을 매기는 경우도 많다. 이번에 NTP에서 등급을 올린 포름알데히드도 IARC에서는 2006년에 이미 1등급 판정을 받았다. 어느 한쪽의 결과만 따르기보다는 각국이 실정에 맞게 적용할 필요가 있다.

우리나라는 어떨까. 우선 정부에서 정한 '발암 물질' 목록은 없다. 환경부와 식품의약품안전청이 각각 '화학물질 국가우선순위목록'과 '유해물질 목록'을 만들었을 뿐이다. 민간에서 자체적으로 만든 '발암물질 목록'은 있다. 서울대학교 보건대학원 백도명 교수 등 산업의학 전문의와 환경 단체, 노동환경건강연구소가 주축이 된 '발암 물질목록작성전문위원회'가 2010년 2월 공표했다. IARC, 미국환경청(EPA), NTP, 유럽연합 부속서 I, 미국산업위생사위원회(ACGIH) 등 5개 기관의 발암 물질 목록을 참고해 작성했다.

1. 직장을 넘보는 암

우리가 몰랐던 발암 물질

ISSUE 3
나무 분진

친환경 재료인 나무도 마찬가지이다. 특히 목공소나 가구점, 가정에서 나오는 미세 먼지인 나무 분진 (목분진)은 모래 먼지 못지 않게 위험하다. 나무를 직접 가공하는 모든 작업에서 발생하며 집에서 취미로 가구를 만드는 DIY 작업도 예외는 아니다. 안연순 교수는 "취미로 수십 년 목재를 다룬 사람에게서도 발생할 수 있다"고 경고했다.

나무 분진은 비강부터 기도까지 점막에 달라붙어 피해를 준다. 미국의 2011년 '독성프로그램(NTP) 발암물질 보고서'에 따르면 지름 5㎛보다 큰 분진은 비강에, 0.5~5㎛ 사이의 분진은 기도에 영향을 준다. 가장 직접적인 피해는 천식이다.

천식은 기관지 천식이라고도 하는데, 기관지가 막혀 호흡이 제대로 이뤄지지 않아서 나타나는 호흡기 장애이다. 기관지는 공기가 허파까지 이르는 통로인데, 천식에 걸린 사람은 기관지가 염증에 의해 좁아져 숨이 차고 쌕쌕거리는 숨소리가 나거나 발작적인 기침 증상을 나타낸다. 그런데 이 천식은 치료를 받거나 안정을 취하면 괜찮아져, 주변사람들에게 꾀병으로 오해받는 경우도 많다. 하지만 기침을 오래

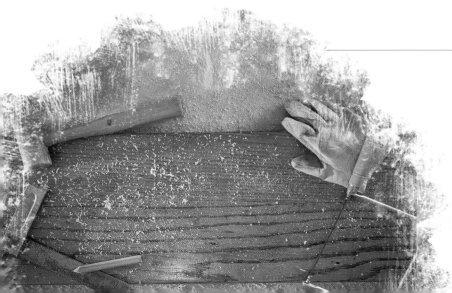

나무 분진

형태 : 지름 0.5~수㎛의 미세 먼지
발생 : 나무 분쇄, 가공 공정, DIY 가구 제작
작용 : 기도(0.5~5㎛), 비강(5㎛이상)과 부비동
피해 : 천식과 비염, 암
위험군 : 목수 등 나무를 가공하는 직업,
　　　　　가구 제작자
등급 : 없음(우리나라는 산업재해보상보험법
　　　　　시행령의 화학물질 항목만 있음)
권고사항 : 작업장에 흡진장치 설치,
　　　　　　방진마스크 착용

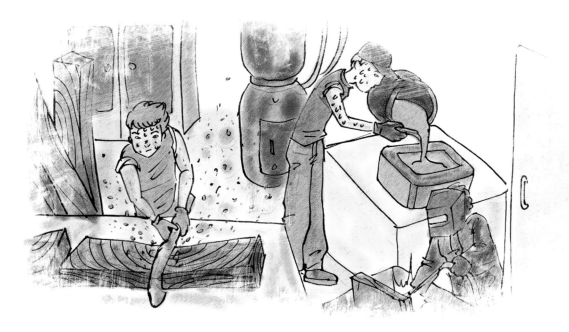

하게 되면 몸이 많이 피로해지고, 증상에 따라 심한 경우 생명까지 위험해질 수 있다.

영국 보건안전위원회는 목수가 다른 직업군에 비해 천식 발병률이 4배 높은 것이 나무 분진 때문으로 보고 있다. 단단한 나무 분진은 비강과 부비동(두개골 안쪽, 콧구멍 끝 부분에 위치한 빈 공간)에 암을 일으킬 수 있다. 코 안에 빈 공간인 비강에 발생한 암을 비강암이라고 하고 비강 주위에 있는 동굴과 같은 부분(부비동)에 발생하는 암을 부비동암이라고 한다. 비강과 부비동에 발생하는 악성 종양은 인체 악성 종양중 1% 이하인 드문 종양이지만 작업 환경이 큰 영향을 미친다. 비강암이나 부비동암은 초기에는 증상이 없거나 코막힘, 후각 감퇴, 콧물 등 감기 증상과 비슷하여 조기 발견이 어렵고 대부분 느리게 진행되어 진단이 쉽지 않다. 하지만 안구를 침범할 경우 안구 돌출이나 시력 감소가 올수 있고 구강이나 안면을 침범할 때는 치아가 흔들리거나 얼굴에 통증이 느껴지고 안면 비대칭이 생길 수 있다. 또한 뇌신경을 침범하면 뇌신경 마비를 일으킬 수 있다.

특히 선암종의 발생이 나무 분진과 관련이 있다고 보고되고 있다. 선암종은 폐암 중 가장 흔한 종류의 암으로 폐의 주변부에서 주로 발견이 되고 전이 속도가 빨라 위험하다. 가장 먼저 기침 증상이 나타나고 가래, 객혈이나 가슴 통증으로 이어지며 심하면 호흡 곤란이나 두통, 구토, 반신마비의 증상이 나타난다.

현재 영국은 $1m^3$ 대기 중에 나무 분진이 5mg 이하로 검출돼야 한다고 정하고 있다. 미국 국립산업안전보건연구원과 미국산업위생사협의회(ACGIH)는 1mg이하로 규제하고 있다. 우리나라는 환경부나 식약청 모두 유해 물질이나 발암 물질로 분류하지 않고 있지만, 고용노동부가 산업 재해 여부를 판단하는 '산업 재해 보상보험법 시행령'의 '화학 물질' 항목에 나무 분진에 의한 호흡기 질환과 알레르기성 비염을 인정한다는 대목이 있다.

1. 직장을 넘보는 암

우리가 몰랐던 발암 물질

ISSUE 4
벤젠 / 나프타

첨단 산업 공장은 깨끗할까. 작업 환경이 많이 좋아져 과거보다 위험이 많이 줄어든 게 사실이다. 하지만 100% 확신은 불가능하다. 미국 노동부 자료에 따르면 반도체 등 첨단 산업의 경우 일반 제조업이나 전자 산업에 비해 작업자가 유해 물질 피해를 입는 비율이 3배 이상 높다. 우리나라는 통계가 없지만 비슷하리라 추정할 수 있다. 이런 사실을 추측하게 해 주는 사례가 나왔다. 국내에서 있었던 삼성반도체 백혈병 소송의 결과다.

이 소송은 삼성전자 기흥공장에서 일하던 중 백혈병에 걸려 투병 중이거나 고인이 된 환자 유가족의 일부(5명)가 냈다. 이들은 2009년 5월 근로복지공단이 내린 산업 재해 불승인 판정을 취소해 달라고 요구했다. 우리나라는 한 해에 산업 재해 판정을 받는 인원이 20~30명에 불과할 정도로 인정 기준이 까다롭다. 또 발암 물질과 암 발병 사이의 인과 관계를 피해자가 입증해야 한다. 그래서 원고가 이기기는

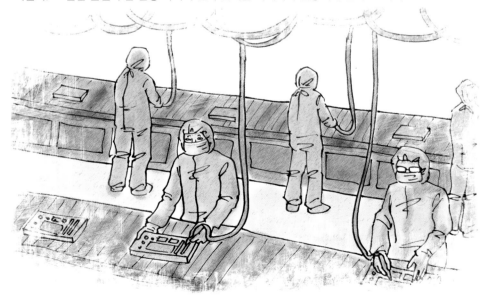

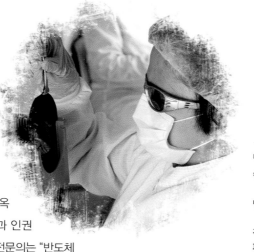

쉽지 않을 것이라 예상됐지만 재판 결과 환자 두 명에게 산재를 인정하라는 판결이 나왔다. 소송을 이끌었던 공유정옥 '반올림(반도체 노동자의 건강과 인권 지킴이)' 활동가이자 산업 보건 전문의는 "반도체 사업장에서 직업성 암을 인정한 세계 첫 사례"라고 말했다.

이런 결과가 나온 것은 2009년, 서울대학교 산학협력단의 조사에서 회사 측이 사용하지 않는다고 주장해 온 벤젠이 검출됐기 때문이다. 벤젠은 범혈구감소증, 재생불량성빈혈, 백혈병, 골수이형성증후군, 림프종 등 혈액과 관련된 이상 증세와 암을 일으키는 1급 발암 물질이다.

산업용 용매로 널리 쓰이는 벤젠이 허용치인 1ppm(1백만분의 1)보다 낮은 농도에서도 백혈구를 파괴한다는 연구결과가 있다. 담배 연기나 자동차 배기 가스에서도 발견되는 벤젠은 오래 전부터 백혈병과 연관된 것으로 알려져 있다.

미국 버클리 소재 캘리포니아대학교 마틴 스미스 교수팀과 중국 질병통제예방센터 연구자들은 중국 티안진 근교에서 다양한 농도의 벤젠에 노출되는 신발 공장 근로자와 벤젠이 쓰이지 않는 옷공장 근로자의 혈액을 비교했다. 그 결과 벤젠에 노출된 근로자는 백혈구 수와 혈소판 수가 감소해 있었다. 감소의 정도는 노출된 벤젠의 농도가 높을수록 커 10ppm 이상에서는 24%였지만 1ppm 미만에서도 15%나 됐다. 한편 연구자들은 벤젠에 특히 취약한 두 가지 유전적 변이를 발견했는데, 이런 유전자를 가진 사람은 벤젠을 더 해로운 화합물로 바꿔주는 효소의 활성이 높은 것으로 나타났다. 연구자들은 "인류의 절반 이상이

활성이 높은 효소 유전자를 갖고 있다"며 "농도가 낮을지라도 오랜 기간 노출됐을 때 벤젠이 건강에 미치는 영향에 대한 연구가 필요하다"고 말했다.

벤젠은 석유 화학 공정 중 만들어지는 고분자 물질 '나프타'의 일종이다. 김신범 노동환경건강연구소 산업위생실장은 "시너 등에 많이 쓰였고 정유공장이나 주유소에서도 노출될 위험이 있다"고 말했다. 현재 대기 중 농도만 $1m^3$ 공간에 1ppm으로 규제하고 있다.

벤젠

- **형태** : 시너 등 일부 액체화학물질의 성분, 대기 중 기체 형태
- **발생** : 포함된 액체화학물질 이용 공정 (자동차, 반도체 등), 정유, 주유 작업
- **작용** : 림프 등 조혈기관
- **피해** : 골수이형성증후군, 림프종, 범혈구감소증, 재생불량성빈혈, 백혈병
- **위험군** : 정유, 주유, 기계 제조업 종사자.
- **등급** : 1급(IARC)
- **권고사항** : 벤젠 포함된 용액 사용 금지, 작업장에 흡입장치 설치

기준치보다 덜 노출되면 OK?

김성균 서울대학교 보건대학원 교수는 "발암 물질에는 역치가 없다"며 "만약 대기 중 벤젠이 0.8ppm이 검출된다면(기준은 1ppm) 괜찮다"라고 말했다. 독성 물질에 어느 정도 노출되면 안전한지를 결정하는 기준은 임의적이라는 뜻이다.

우리나라 벤젠 기준이 2003년 크게 강화됐듯이($1m^3$에 10ppm→1ppm) 앞으로 발암성 연구 결과가 더 쌓이면 더 강화될 수도 있다. 실제로 1987년 일찌감치 벤젠 기준을 1ppm으로 조정한 미국에서는 1990년 미국산업위생사협의회(ACGIH)가 0.1ppm으로 더 낮추자고 주장하기도 했다.

반도체 공정에서 산재가 인정된 사실 역시 기준치보다 낮더라도 발암 물질에 노출됐다면 인과 관계를 인정할 수 있다는 판단에서 나왔다.

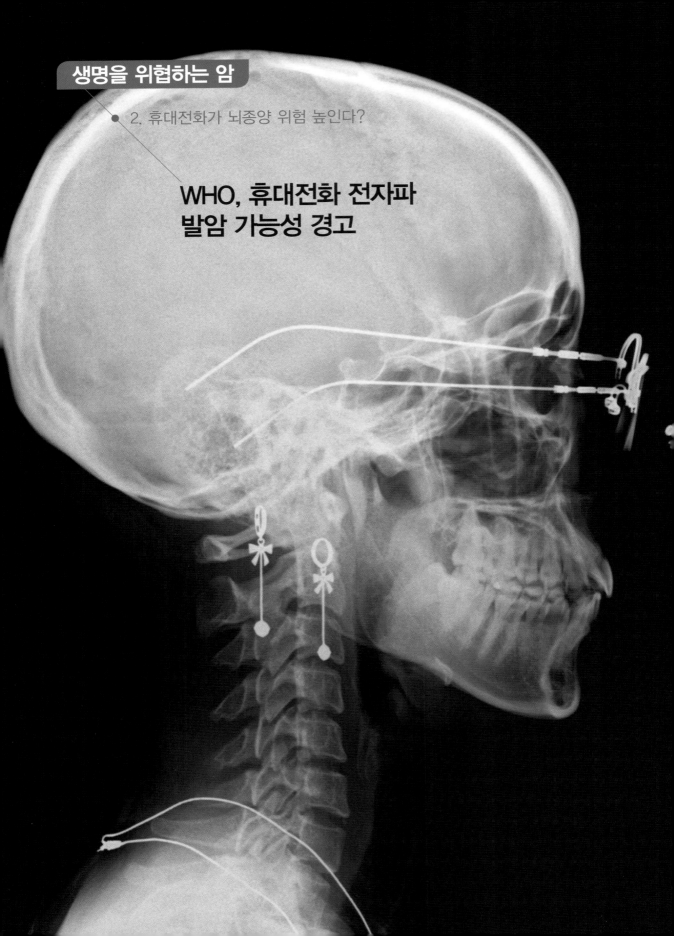

생명을 위협하는 암

2. 휴대전화가 뇌종양 위험 높인다?

WHO, 휴대전화 전자파
발암 가능성 경고

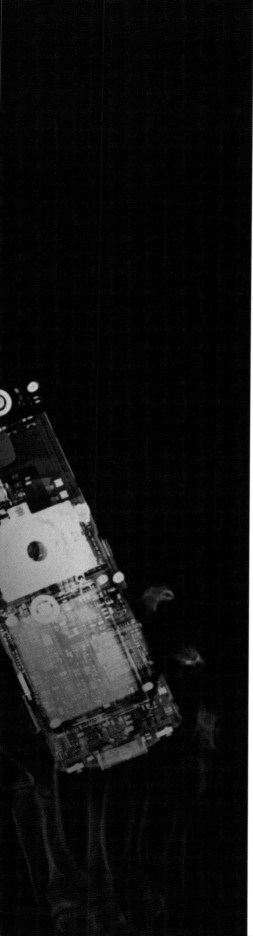

3세계보건기구(WHO) 산하 국제암연구소(IARC)는 휴대전화의 전자파가 뇌종양의 일종인 **신경교종**(glioma) 발병률을 높인다고 발표했다. 최고 권위기구의 발표인 만큼 많은 사람들이 걱정에 휩싸였다. 그러나 이번 결정을 자세히 들여다보면 그렇게 불안해 할 필요는 없다. 휴대전화는 '2B등급'으로 분류됐기 때문이다.

WHO/IARC 회의에 참석해 이번 결정 과정에 참여한 김남 충북대학교 정보통신공학부 교수는 "2B등급은 아직 사람에게는 영향이 없는 물질이라는 뜻"이라며 "휴대전화가 암을 일으키는지 아직은 모른다는 의미"라고 설명했다. 다시 말해 이번 WHO의 발표는 단지 '휴대전화가 뇌종양을 일으키는지 아직 모르니 좀 더 유의해 지켜보고 연구하자'는 뜻이다. 김 교수는 "2B등급이 5개 등급 중 중간이라 마치 휴대전화가 중급 발암 물질인 것처럼 느껴지지만 사실 분류체계 중 확실히 암을 일으키는 물질은 1등급에 속한 것뿐"이라고 덧붙였다.

이안 올버 호주 아델레이드대학교 의과대학 교수는 "암은 DNA에 돌연변이가 생겨야 발생하는데 휴대전화의 전자파는 DNA를 망가뜨릴 수 있을 만큼 에너지가 크지 않다"고 설명했다. 자외선의 에너지는 480kJ/mol로 피부암을 비롯한 각종 암을 일으킨다. 자외선보다 에너지가 큰 X선과 감마선도 마찬가지다. 그러나 전자파의 에너지는 0.001kJ/mol로 자외선의 48만분의 1에 불과하다. 심지어 우리가 매일 보는 가시광선인 녹색파장의 24만분의 1에 해당하는 수치다.

WHO 휴대전화 전자파 발암 가능성 경고	
분류	대표적 물질
그룹1 발암성	비소, 벤젠, 석면
그룹2A 발암 가능성 충분	포름알데히드, 디젤엔진 배기가스, 폴리염화비페닐
그룹2B 발암 가능성	휴대전화, 글라스울, 가솔린엔진 배기가스
그룹3 발암 가능성 확인 불가	콜레스테롤, 카페인, 형광등
그룹4 발암 가능성 없음 추정	카프로락탐

신경교종

신경교종은 신경교세포에 발생하는 악성종양으로 전체 뇌종양의 50%를 차지한다.
발생빈도는 만 명당 1명 정도다. 신경교종 중에서 가장 많은 것은 성상세포종이다.
신경교종이 생기면 주로 두통, 구역질, 구토 등의 증상이 나타난다. 두개골 내부의 압력이 높아지기 때문이다.

2. 휴대전화가 뇌종양 위험 높인다?

아리송한 연구 결과

미국 로스앤젤레스 캘리포니아대학교의 존 올슨 교수는 "전자파가 DNA를 손상시킬 수 없다고 해서 안전하다고 생각하면 안 된다"고 주장했다. DNA를 직접 망가뜨리지 않아도 얼마든지 다른 기작으로 암을 발생시킬 수 있기 때문이다. 문제는 휴대전화의 전자파가 생물에게 어떤 영향을 미치는지는 아직 어떤 연구 결과도 확실하지 않다는 것이다. 김 교수는 "전자파가 생물에 영향을 미치는 기작을 확실하게 증명하면 논란을 해결할 수 있지만 아직까지 명확하게 설명해 줄 수 없어 연구자 역시 답답함을 느끼고 있다"며 "앞으로 의료장비의 선진화와 정밀한 생물학 연구가 뒷받침되어 더욱 확실한 모델이 정립될 것"이라고 예상했다.

휴대전화 전자파가 뇌 활동에 미치는 영향

휴대전화를 쓰지 않았을 때(오른쪽)보다 50분 통화한 뒤(왼쪽) 휴대전화를 대고 있었던 부분(화살표 표시)의 뇌 활동이 증가한 것으로 나타났다.
뇌 활동이 증가하면 포도당을 많이 쓰기 때문에 해당 부위가 붉은 색으로 변한다.

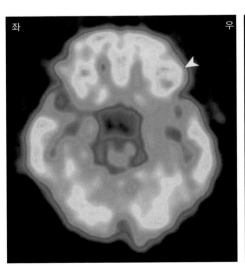
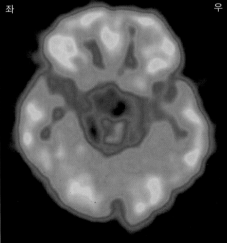

낮음 ▮▮▮▮▮ 높음
뇌 활동

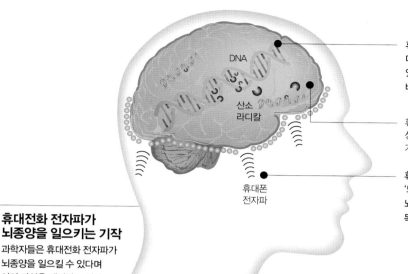

휴대전화 전자파가 DNA 돌연변이를 다시 고치는 시스템에 문제를 일으킬 수 있다. 몸속에서 자연히 생기는 돌연변이를 바로잡지 못하면 결국 암이 된다.

휴대전화 전자파가 산소 라디칼을 생성해 뇌세포의 DNA를 손상시킨다는 가설도 있다.

휴대전화 전자파가 뇌를 보호하는 '뇌혈관장벽'을 뚫는다는 연구도 있다. 뇌혈관장벽이 손상되면 외부의 여러 독소가 뇌 속에 들어가 뇌를 손상시킨다.

휴대전화 전자파가 뇌종양을 일으키는 기작
과학자들은 휴대전화 전자파가 뇌종양을 일으킬 수 있다며 여러 가설을 제시하고 있다.

DNA

산소 라디칼

휴대폰 전자파

역학 조사 역시 휴대전화와 뇌종양의 관계를 확실하게 밝혀내지 못했다. 1994년 미국건강재단의 조수아 머스캣 박사는 5년간 미국 북동부 지역 5개 대학병원에서 총 891명을 대상으로 역학 조사를 했다. 그 결과, 휴대전화와 뇌종양은 아무런 관계가 없는 것으로 나타났다. 1999년부터 2000년까지의 연구 결과도 마찬가지다. 휴대전화와 암 발생에 관한 연구논문 45개 중 31개는 이들 사이에 아무 관련이 없다고 결론지었다. 그러나 14개 논문은 여전히 휴대전화의 전자파가 인체에 유해하다고 보고했다. 휴대전화가 암을 일으키지 않는다는 학설이 우세하지만 여전히 논란은 계속됐던 것이다.

2000년 IARC는 이 논란을 종식시킬 대규모 연구를 진행하기로 했다. 유럽연합(EU)과 국제 암학회의 지원으로 호주, 캐나다, 덴마크 등 13개 국가가 참여한 다국적 연구인 '인터폰 연구(INTERPHONE STUDY)'가 조직됐다. 인터폰 연구팀이 각국의 뇌종양 환자 6420명과 건강한 사람 7658명을 10년간 추적해 조사한 결과, 하루에 30분 이상 통화하는 경우에는 신경교종에 걸릴 확률이 높았지만 그렇지 않은 경우에는 오히려 뇌종양 발생률은 낮았다.

2010년 크리스토퍼 와일드 IARC 소장은 "인터폰 연구 자료로는 휴대전화 사용이 뇌종양에 걸릴 위험을 높인다고 단언할 수 없다"고 최종적으로 발표했다. 이 연구 결과는 2010년 5월 과학학술지 ≪국제유행병학저널≫ 18일자에 실렸다.

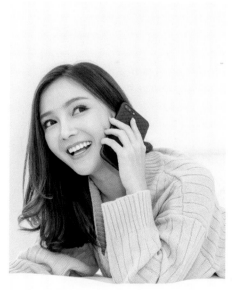

휴대전화와 뇌종양의 관계를 밝히기 위해 과학자들은 10년 동안 세계 13개국의 1만 4000여 명을 조사했지만 결국 확실한 뇌종양의 관계를 밝히지 못했다.

2. 휴대전화가 뇌종양 위험 높인다?

장시간 통화 뇌종양 유발한다

인터폰 연구가 한창 진행되던 때 스웨덴 오레브로대학교 의과대학의 레너트 하델 교수도 동일한 역학 조사를 수행했다. 연구 결과는 휴대전화 사용이 뇌종양과 밀접한 관계가 있는 것으로 나타났다. 인터폰 연구와 상반되는 결과다.

김 교수는 "두 그룹의 연구 결과가 다른 것은 역학 조사의 한계 때문"이라고 설명했다. 신경교종은 전 세계 1만 명 중 1명이 걸리는 병으로, 역학 조사를 하기에는 표본의 수가 부족하다는 문제가 있다. 또 휴대전화 통화량을 실시간으로 측정하지 않고 질문지로 조사했기 때문에 오차가 발생했다고 지적했다. 김 교수는 "휴대전화 업체가 환자의 통화 정보를 제공하면 더 정확한 연구가 될 것"이라고 덧붙였다.

두 그룹의 연구 결과에 일치하는 부분도 있다. 바로 휴대전화로 장시간 통화할 때 신경교종에 걸릴 위험이 높아진다는 것이다. 인터폰 연구에서는 10년간 하루 30분 이상 같은 방향으로 통화하면 뇌종양에 걸릴 확률이 40%나 증가했다.

전자파의 종류
전자파의 종류는 주파수의 크기에 따라 다양하게 나뉜다. 휴대전화에서 나오는 전자파는 자외선과 X선은 물론 가시광선보다도 주파수가 낮다.

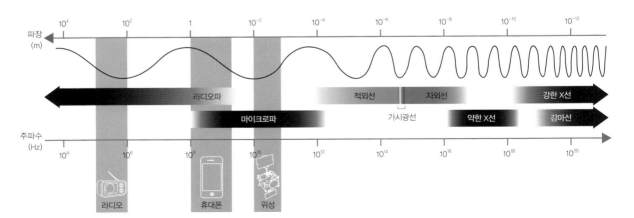

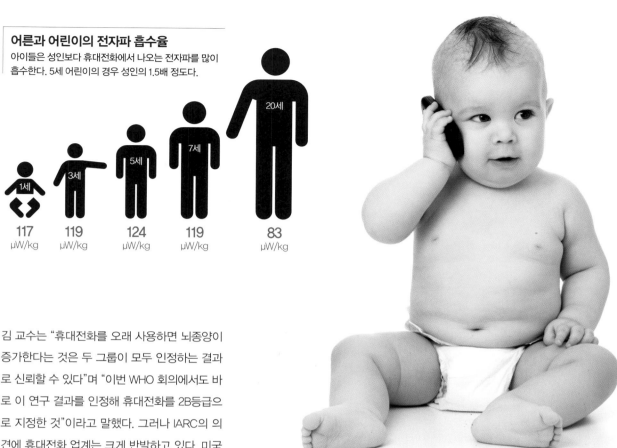

어른과 어린이의 전자파 흡수율
아이들은 성인보다 휴대전화에서 나오는 전자파를 많이 흡수한다. 5세 어린이의 경우 성인의 1.5배 정도다.

1세	3세	5세	7세	20세
117 μW/kg	119 μW/kg	124 μW/kg	119 μW/kg	83 μW/kg

김 교수는 "휴대전화를 오래 사용하면 뇌종양이 증가한다는 것은 두 그룹이 모두 인정하는 결과로 신뢰할 수 있다"며 "이번 WHO 회의에서도 바로 이 연구 결과를 인정해 휴대전화를 2B등급으로 지정한 것"이라고 말했다. 그러나 IARC의 의견에 휴대전화 업계는 크게 반발하고 있다. 미국 이동통신산업협회(CTIA)는 "이번 조사는 제한된 증거를 토대로 하고 있을 뿐 아니라 편견과 오류가 있는 정보를 바탕으로 삼고 있다"고 비난했다. CTIA는 또 "이미 미 연방통신위원회(FCC)가 '휴대전화 사용이 암을 유발한다는 과학적인 증거가 없다'고 결론 내렸다"며 반박했다.

IARC가 많은 논란 속에서도 이번 결정을 내린 것에 대해 김덕원 연세대학교 의과대학 교수는 "이미 세계적으로 50억 명이 넘게 사용하는 휴대전화가 뇌종양을 발생시킨다고 확실히 판명될 경우 파급력이 엄청나기 때문에 미리 주의를 환기시키는 차원일 것"이라고 설명했다. 또 김 교수는 "특히 면역 시스템이 불완전한 어린이는 전자파에 영향을 더 많이 받을 수 있어 이를 미리 차단하려는 의도도 있다"며 "최근 선진국에서는 초·중등학생의 휴대전화 사용을 금지하는 법안을 제

정하려는 추세"라고 덧붙였다.

김덕원 교수는 지난 2006년 휴대전화 전자파가 인체에 어떤 영향을 미치는지 10대 청소년과 성인을 비교해 조사한 적이 있다. 청소년의 경우 휴대전화를 사용한 뒤 손의 땀이 증가했다. 휴대전화 전자파가 땀을 조절하는 자율신경을 자극했기 때문이다. 이번에 WHO에서 발표한 신경교종도 자율신경을 조절하는 뇌 부위에서 발생하는 종양이다. 이 연구 결과는 2006년 10월 ≪생체전자파학회지≫에 실렸다.

어린이가 전자파를 더 흡수한다는 연구 결과도 있다. 2011년 5월 한국전자통신연구원(ETRI) 전자파환경연구팀의 이애경 박사와 최형도 박사가 어른과 어린이의 전자파 흡수율을 비교한 결과 어린이가 어른보다 전자파를 많이 흡수하는 것으로 나타났다. 5세 남자 어린이의 전자파 흡수율은 20세 성인 남성의 흡수율보다 1.5배 높다. 1세, 3세, 7세 남자 어린이의 전자파 흡수율도 각각 117μW/kg, 119μW/kg, 119μW/kg으로 모두 20세 남성(83μW/kg)의 1.4배 이상이었다.

2. 휴대전화가 뇌종양 위험 높인다?

휴대전화 안전하게 사용하기

휴대전화 전자파가 뇌종양을 일으킨다는 것 외에 다른 신경계에는 영향이 없는지
알아보려는 연구가 진행 중이다. 특히 임산부가 휴대전화를 사용할 때 태아의 신경계
발달에 초점을 맞췄다.

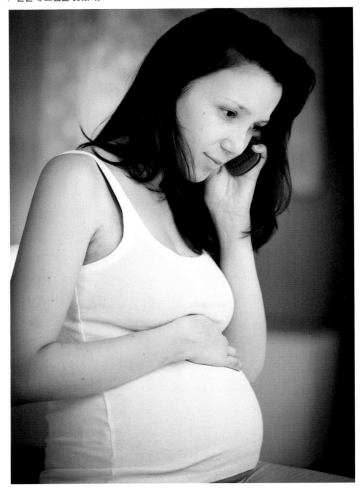

전자파가 인체에 해로운지는 명확하게 결론
나지 않았다. 그러나 영장류를 포함한 동물 실
험에서 전자파 노출이 많으면 일반적으로 조직
의 온도가 올라가 각종 기능에 장애가 온다. 따라
서 성인보다 전자파 흡수율이 높은 어린이를 위
한 별도의 안전 기준이 필요하다는 지적도 있다.
국제비전리방사보호위원회(ICNIRP)는 동물 실
험 등을 토대로 100kHz~10GHz 주파수 대역의
전자파 흡수율 기준을 전신 0.08W/kg, 머리·몸
통 2W/kg, 팔다리 4W/kg로 정해 두었다. 그러나
ICNIRP 권고기준은 어른과 어린이를 따로 구분
하지는 않았다. 최 박사는 "앞으로 어른보다 전자
파 흡수율이 높은 어린이의 신체 특성을 고려해
전자파 흡수율 기준을 개선할 필요가 있다"고 말
했다.

ETRI의 연구에서 어린이가 특히 1GHz이상의
주파수 대역에서 ICNIRP 권고치보다 많은 양의
전자파를 흡수한다는 사실이 새로 밝혀졌다. 이
주파수 대역은 휴대전화 전자파의 주파수 대역도
포함한다. 즉 어린이는 어른보다 휴대전화 전자
파를 더 잘 흡수하기 때문에 위험할 수 있다는 것
이다. 연구 결과는 2011 아시아·태평양 지역 전자

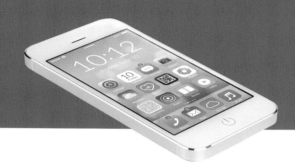

휴대전화 안전하게 쓰는 5가지 방법

이번에 WHO는 휴대전화가 뇌종양을 일으킬 위험이 있다고 발표했지만 그렇다고 휴대전화를 쓰지 않을 수도 없다. 휴대전화는 통화하는 데만 필요한 것이 아니라 달력, 카메라, MP3 등 다양한 기능이 추가되어 이제 삶의 일부로 자리 잡았다. 이들에게 휴대전화 없는 세상은 꿈꾸기 힘들 정도다. 휴대전화를 사용하면서도 전자파의 영향을 덜 받을 수 있는 방법은 없을까? WHO는 이번 회의에서 휴대전화를 좀 더 안전하게 사용할 수 있는 가이드라인을 제시했다.

1. 어린이들은 긴급한 경우가 아니면 사용하지 말 것

2. 가까이 두지 말 것

3. 장시간 통화할 때는 유선전화를 이용할 것

4. 전자파 방출이 적은 제품을 골라 사용할 것

5. 되도록 문자 메시지를 활용할 것

파적합성(APEMC) 심포지엄에서 발표됐다.

그러나 아직 어린이의 휴대전화 사용과 뇌종양의 관계를 알아본 연구는 단 한 건도 없다. 인터폰 연구를 비롯한 모든 연구가 오로지 성인을 대상으로 수행되었기 때문이다. 따라서 WHO는 어린이를 대상으로 휴대전화가 뇌종양을 일으키는지를 알아보기 위한 연구진을 새로 꾸렸다. 이미 2008년부터 세계 14개국이 참여해 2년간 실험 방법을 논의하고 실험 준비를 마쳤다. 지금은 활발히 데이터를 모으는 중이다. 우리나라도 이 연구에 참여할지를 논의하고 있다.

성인을 대상으로 한 기존 연구도 계속 진행될 예정이다. 담배나 석면 같은 암유발 물질에 노출되더라도 짧은 기간 동안에는 실제로 암이 발생하는지 알 수 없다. 고엽제 성분인 다이옥신도 상당한 시간이 지난 후 발암성이 문제 됐다. 휴대전화 전자파도 시간이 더 지난 후에 발암 인자로 밝혀질 수 있다. 특히 뇌종양은 잠복 기간이 15~30년 정도로 길기 때문에 더 오랜 연구가 필요하다. 김덕원 연세대학교 의과대학 교수는 "최근에는 무선 인터넷이 안 되는 장소가 없을 정도로 광범위하게 전자파에 노출되고, 사용하는 전자파의 종류도 급속히 증가하고 있어 전자파가 인체에 어떤 영향을 미치는지 더 자세히 연구할 필요가 있다"고 말했다. 국립암센터는 휴대전화 전자파를 비롯한 각종 전자파가 뇌종양 같은 암을 일으키는지를 알아보기 위해 연구 계획을 세우고 있다.

또 휴대전화 전자파가 신경계에는 영향이 없는지도 알아보고 있다. 하미나 단국대학교 의과대학 교수는 "어린이의 휴대전화 사용이 주의력결핍 및 과잉행동장애(ADHD)와 관계 있는지를 연구 중"이라고 밝혔다. 하 교수는 임산부의 휴대전화 사용이 태아의 신경인지발달에 영향을 주는지도 추가로 조사하고 있다.

더 안전한 휴대전화를 개발하려는 노력도 있다. 이중근 한양대학교 전자통신공학과 교수는 "앞으로는 휴대전화에서 나오는 전자파가 과연 어느 정도까지 안전한지를 조사하는 연구도 추가되어야 한다"며 "정확한 수치를 정하고 그 이상의 전자파가 나오지 않는 휴대전화를 생산하도록 규제하는 것이 가장 합리적인 방법"이라고 연구의 방향을 제시했다. 이 교수는 "더 안전한 휴대전화를 개발하는 것은 기술적으로 얼마든지 가능하다"며 "지금 쓰는 내장 안테나 앞에 반사판을 달아 전자파가 머리 반대쪽으로만 나가도록 지향성을 주면 뇌가 받는 영향을 줄일 수 있을 것"이라고 제안했다.

아직까지 휴대전화와 암 연관성이 과학적으로 밝혀지지는 않았지만 전자파의 피해를 최소화 할 필요가 있다. 공두식 삼성서울대병원 신경외과 교수는 "휴대전화를 사용할 때 너무 오랜 통화는 가급적 삼가고 휴대전화와 머리의 간격을 약간 벌려서 사용해야 하며, WHO의 가이드라인을 준수하는 것이 좋다"고 권고했다.

비상! 슈퍼 박테리아 한국 상륙

무너진 슈퍼 박테리아의 안전지대

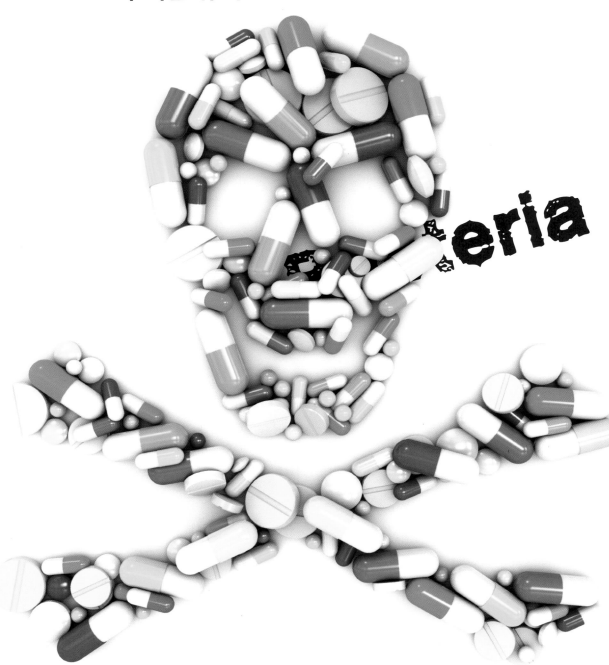

2010년 8월, 영국 등 10여개 국가에서 슈퍼 박테리아에 감염된 환자 150여 명이 숨져 세계를 공포에 몰아 넣었다. 일본에서도 슈퍼 박테리아 감염 환자가 사망하면서 의학계를 바짝 긴강시켰다. 슈퍼 박테리아란 항생제에 내성을 가진 변종 박테리아다. 이러한 '내성'은 어떻게 생기는 것일까? 전문가들은 농약을 계속 쓰면 그 농약에 죽지 않는 내성 잡초가 생기는 것과 같은 이치라고 말한다.

박테리아가 슈퍼 박테리아가 되는 경우는 여러 가지다. 항생제가 박테리아 세포 안으로 들어오지 못하도록 막는 방식이 대표적이다. 박테리아의 세포막에는 통로 역할을 하는 수백 개의 단백질이 있다. '통로 단백질'을 통해 영양분을 공급받고 노폐물은 내보낸다. 항생제 역시 이 통로를 이용해 박테리아 세포 안으로 침투한다. 하지만 아시네토박터균은 특정 항생제가 이용하는 통로 단백질을 만들지 않는다. 그래서 항생제가 들어가지 못한다.

경북대학교 의학전문대학원 김정민 교수는 "아시네토박터균은 세포 외벽에 균막을 두껍게 만들어 항생제의 침입을 막기도 한다"고 설명했다. 다른 박테리아의 '내성 유전자'를 받아 슈퍼박테리아가 되기도 한다. 박테리아 세포 안에는 '플라스미드'라는 고리 모양의 유전자(DNA)가 있는데, 이를 이용해 박테리아끼리 유전자를 교환한다. 박테리아는 다른 박테리아를 보호해 주는 '이타성'도 갖고 있다. 미국 보스턴대학교와 하버드대학교 연구진은 2011년 과학학술지 ≪네이처≫에 "이미 항생제에 내성이 있는 대장균이 보호 물질인 '인돌(indole)'을 내보내 다른 박테리아를 도와준다"고 발표했다. 내성이 있는 박테리아에서 배출된 인돌은 다른 박테리아의 약물 펌프를 작동시켜 내부로 침투한 항생제를 외부로 배출시킨다.

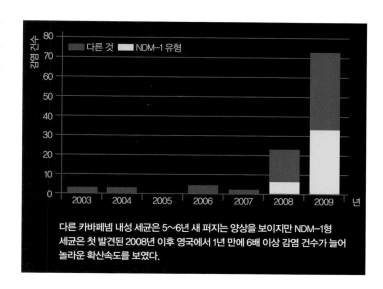

다른 카바페넴 내성 세균은 5~6년 새 퍼지는 양상을 보이지만 NDM-1형 세균은 첫 발견된 2008년 이후 영국에서 1년 만에 6배 이상 감염 건수가 늘어 놀라운 확산속도를 보였다.

우리나라에도 처음으로 신종 슈퍼 박테리아에 감염된 환자가 나오면서 의료계에 비상이 걸렸다. 이번에 발견된 슈퍼 박테리아는 강력한 최신 항생제에도 죽지 않을 뿐 아니라 확산 속도가 빨라 의학계가 바짝 긴장하고 있다. 우리나라가 더 이상 슈퍼 박테리아의 안전지대가 아니라는 사실이 새삼 확인된 셈이다.

보건복지부는 2010년 12월, 수도권의 한 종합병원에 입원 중인 환자 4명에게서 '카바페넴'이라는 강력한 항생제에 내성이 생긴 장내세균을 분리했다고 발표했다. 세균을 분리했다는 말은 환자로부터 채집한 시료에서 균의 정체를 확인했다는 뜻이다.

이들은 모두 같은 병원에서 오랫동안 치료를 받고 있는 환자들로 밝혀졌다. 12월 9일에 감염이 확인된 환자 한 명은 간질성폐질환을 오래 앓고 있는 50대 남성으로 스테로이드를 장기 복용해 면역력이 떨어져 있는 상태였다. 70대 여자는 당뇨와 화농성척추염을 앓아 장기간 입원 중이었고 13일에 확인된 70대 남성은 척수골수염으로, 또 다른 60대 남성은 만성 간질환자로 3개월 이상 장기간 입원하고 있었다.

보건복지부는 "이번에 발견된 카바페넴 내성 장내세균(CRE)은 주로 중환자실에 장기 입원하거나 면역체계가 약해진 중증 환자에게 감염을 일으킨다"며 "감염이 되더라도 치료가 가능한 항생제(키게사이클린, 콜리스틴)가 있기 때문에 일상생활에서 감염되거나 전파될 가능성이 희박한 일반인은 과도하게 불안해 할 필요는 없다"고 당부했다. 하지만 CRE 외에 다른 종류의 슈퍼 박테리아 감염 의심 사례도 계속 들어오고 있어 슈퍼 박테리아에 대한 공포는 쉽게 사그라지지 않을 전망이다.

비상! 슈퍼 박테리아 한국 상륙

1년 새 14개국 퍼진 슈퍼 세균

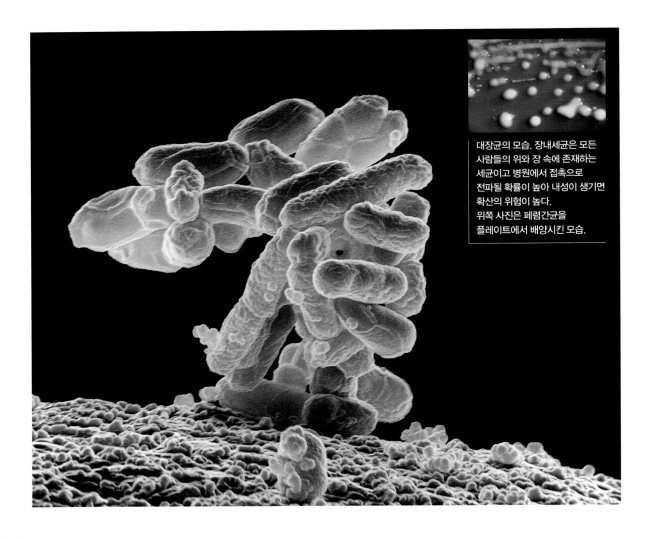

대장균의 모습. 장내세균은 모든 사람들의 위와 장 속에 존재하는 세균이고 병원에서 접촉으로 전파될 확률이 높아 내성이 생기면 확산의 위험이 높다.
위쪽 사진은 폐렴간균을 플레이트에서 배양시킨 모습.

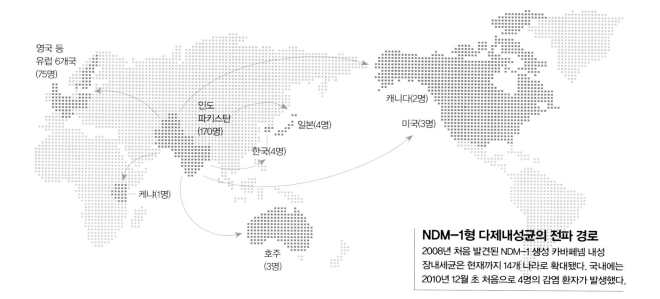

NDM-1형 다제내성균의 전파 경로
2008년 처음 발견된 NDM-1 생성 카바페넴 내성
장내세균은 현재까지 14개 나라로 확대됐다. 국내에는
2010년 12월 초 처음으로 4명의 감염 환자가 발생했다.

영국 등
유럽 6개국
(75명)

인도
파키스탄
(170명)

일본(4명)

캐나다(2명)

한국(4명)

미국(3명)

케냐(1명)

호주
(3명)

이번에 발견된 슈퍼 박테리아는 NDM-1이라는 새로운 종류의 효소를 가지고 있다. 전파 속도가 무척 빨라 전 세계 의료계가 주목하고 있다. 용동은 세브란스병원 진단검사의학과 교수는 "일반 카바페넴 내성 세균은 5~6년 새 퍼지는 양상을 보이지만, 이번에 발견된 NDM-1형 세균은 1년 새 급속히 확산되는 특징을 갖고 있다"고 말했다. 영국의 경우 첫 발견 이후 1년 만에 감염 건수가 6배 이상 크게 늘었다. 용 교수는 2009년 12월 NDM-1 효소를 세계 최초로 발견해 저널 ≪항균물질-화학요법≫에 발표했다.

NDM-1 생성 카바페넴 내성 장내세균은 지난 2008년 인도와 파키스탄에서 처음 발견됐다. NDM-1 효소의 정식 명칭은 발견된 지명의 이름을 따 '뉴델리 메탈로-베타락타마아제(New Delhi Metallo-beta lactamase)'다. 지금까지 영국, 미국, 캐나다, 벨기에, 중국, 일본 등 최소 14개국에서 감염 환자가 발견됐다. 인도와 파키스탄이 170명, 영국이 70명이 넘는다. 2010년 8월에는 벨기에에서 첫 사망자가 나왔다.

이 효소는 베타락탐 계열의 항생제를 무력화시킨다. 베타락탐 계열에는 카바페넴 외에도 페니실린, 세파로스포린 등 우리에게 익숙한 항생제가 많이 속해 있다. 베타락탐계 항생제는 '베타락탐 고리'라는 특이한 구조를 갖고 있다. 세균은 세포벽을 합성할 때 PBP(Penicillin Binding Protein, 페니실린 결합 단백질)라는 효소를 사용한다. 그런데 베타락탐 고리가 아미노산보다 먼저 PBP와 결합해버려 세균이 세포벽을 합성하지 못하게 만든다. 세포벽을 만들지 못한 세균은 삼투압을 견디지 못하고 터져 죽는다. 하지만 사람의 세포에는 세포벽이 없기 때문에 항생제는 사람에게는 영향을 미치지 않고 세균에만 작용하는 이점이 있다.

하지만 세균도 질세라 대응책을 마련한다. 베타락탐 고리를 끊어낼 변종의 효소를 만들어 낸 것이다. 이런 효소를 베타라마네제라고 부르는데, NDM-1이 여기에 속한다. 문제는 이 NDM-1이 장내세균뿐 아니라 다른 종류의 세균에서도 발견된다는 점이다. 용 교수는 "NDM-1이 장내세균뿐 아니라 아시네토박터라는 세균에서도 발견됐다"며 "어떤 세균에 먼저 존재했는지 정확히 알 순 없지만 어쨌든 NDM-1 효소가 여러 세균에 퍼질 수 있다는 것은 분명한 사실"이라고 설명했다.

이 효소가 다른 세균으로 퍼지기 쉬운 이유는 이 효소의 유전자가 존재하는 곳이 염색체가 아니라 플라스미드이기 때문이다. 플라스미드는 유전 물질을 담은 작은 고리 모양의 DNA 조각으로, 독자적으로 증식하면서 세균들 사이를 쉽게 옮겨 다닌다. 마치 포스트잇이 책상 위에도 붙었다. 노트 위에도 붙는 것처럼 플라스미드는 이 세균, 저 세균을 옮겨다니며 유전자를 옮긴다. 용동은 교수는 "식중독 균처럼 다른 균으로 전이가 될 가능성이 충분히 있기에 사전 관리를 위해 국가적인 노력이 필요하다"고 말했다.

● 비상! 슈퍼 박테리아 한국 상륙

무너진 항생제 '최후의 보루'

카바페넴은 베타락탐 계열 중에서도 가장 최근에 만든 항생제다. 적용 범위가 매우 넓은 데다 효과가 좋아 의사들 사이에 '마지막까지 아껴두고 써야 할(내성이 생길 수 있으므로) 최후의 보루'로 통했다. 하지만 2000년대 초부터 카바페넴에 저항하는 균들이 생겨 세계적으로 퍼지기 시작했다. NDM-1 생성 카바페넴 내성 다제내성균도 그 중 하나다. 페니실린 이후 계속된 세균과 항생제의 싸움에서 다시 세균이 승리한 셈이다.

카바페넴처럼 강력한 항생제에 내성이 생긴 것도 문제지만 내성이 장내세균에서 생긴 것도 문제다. 이동건 교수는 "(또 다른 다제내성균이었던) 포도상구균보다 대장균과 폐렴간균처럼 장내세균이 더 위험할 수 있다"고 말했다. 그 이유는 요로감염, 폐렴, 패혈증을 일으키는 대장균, 폐렴간균 같은 장내세균은 병원에서 특히 감염되기 쉽기 때문이다. 장내세균은 접촉에 의해 전파된다. 요로 감염은 병원내 감염 중 30~40%를 차지할 정도로 흔한 질병이며 폐렴은 15~20%로 두 번째로 높다. 물론 건강한 사람이라면 감염이 됐다고 해서 증상이 나타나지 않을 수도 있다. 다른 병균과 마찬가지로 슈퍼 박테리아도 건강한 사람이라면 수년 째 보균하고 있어도 아무 증상이 나타나지 않는다. 하지만 면역력이 떨어진 환자들이라면 얘기가 달라진다. 병원에서 오랫동안 치료를 받아온 환자거나 면역력이 크게 떨어진 중증환자들은 다제내성균에 취약하다.

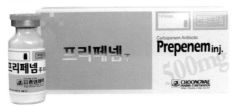

카바페넴계 항생제의 일종인 프리페넴.

2020년 세계보건기구(WHO)는 전 세계 제약사가 개발 중인 항생제 50개의 진행 상황을 검토한 뒤, "슈퍼박테리아 치료용이 없다."라고 지적했다. WHO는 "슈퍼박테리아가 카바페넴 계열 항생제에 내성을 갖게 하는 유전자(NDM-1)를 표적으로 하는 항생제를 개발해야 하며, 아직 치료제가 없는 클로스트리디움 디피실에 대한 항생제가 필요하다."라고 주장했다. 클로스트리디움 디피실은 면역력이 떨어진 체내에서 과다증식하면서 치명적인 위막성 대장염을 일으키는 병원균이다.

법정감염병으로 지정된 다제내성균의 종류와 감염 질환

가RSA(반코마이신 내성 포도상구균) MRSA(메티실린 내성 포도상구균)	포도상구균은 주로 주사기나 수액의 관을 통해 감염되며 패혈증을 일으킨다.
VRE(반코마이신 내성 장내균)	접촉으로 감염되며 주로 상처 감염을 일으킨다.
CRE(카바페넴 내성 장내균)	주로 요로감염과 폐렴을 일으킨다.
MRPA(다제내성 녹농균) MRAB(다제내성 아시네토박터균)	인공호흡기를 통해 감염되며 주로 폐렴을 일으킨다.

항생제는 어떻게
세균을 죽일까?

세포벽 합성 억제
항생제 작용에서 가장 흔한
메커니즘이다. 대표적으로
베타락탐계와 반코마이신이
있다. 사람의 세포에는
세포벽이 없기 때문에 사람에는
영향을 끼치지 않는다.

단백질 합성 억제
세포벽 합성 억제 기작
다음으로 많은 항생제 작용
메커니즘이다. 단백질을
합성하는 리보솜이 세균과
동물 세포에서 서로 다르기
때문에 세균에만 선택적으로
작용할 수 있다. 대표적으로
아미노글리코사이드,
테트라사이클린 등이 있다.

핵산 합성 억제
세균이 핵산(DNA, RNA)을
합성하는 데 필요한 효소에
작용해 세균이 DNA를 제대로
합성하지 못하게 한다.

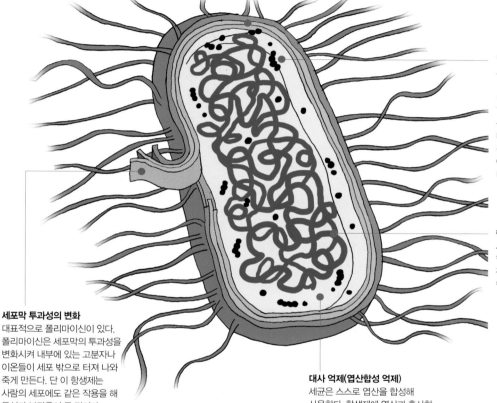

세포막 투과성의 변화
대표적으로 폴리마이신이 있다.
폴리마이신은 세포막의 투과성을
변화시켜 내부에 있는 고분자나
이온들이 세포 밖으로 터져 나와
죽게 만든다. 단 이 항생제는
사람의 세포에도 같은 작용을 해
독성과 부작용이 큰 편이다.

대사 억제(엽산합성 억제)
세균은 스스로 엽산을 합성해
사용한다. 항생제에 엽산과 흡사한
구조를 넣으면 세균이 엽산을
제대로 합성하지 못해 죽는다.

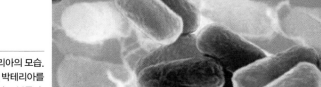

항생제 내성을 기른 박테리아의 모습.
2가지 이상의 항생제를 사용해도 죽지 않는 박테리아를
'다제내성 세균' 또는 '슈퍼 박테리아'라고 부른다.

● 비상! 슈퍼 박테리아 한국 상륙

위기 맞은 항생제의 미래

그동안 인간은 세균과의 싸움에서 내성이 생기면 더 강력한 항생제를 만들어 위기에 대처해 왔다. 그러나 향후 등장할 다제내성균에 대처할 신규 항생제는 전 세계적으로 연구가 부진한 상황이다. 이동건 교수는 "미국 식품 의약국(FDA)의 허가를 받는 항생제가 1970~1980년대에는 1년에 10개 정도 됐지만 이후 급속히 줄어 1990년대부터는 1년에 1개나 받을까 말까한 상황"이라고 말했다.

가장 큰 이유는 제약 시장이 급성질환에서 만성질환으로 돈벌이를 옮겼기 때문이다. 1970, 1980년대만 해도 급성질환을 위한 항생제는 매우 큰 시장이었지만 지금은 심장병, 뇌혈관 질환, 당뇨병처럼 만성질환용 약 쪽으로 변하고 있다. 비만과 운동 부족으로 만성질환자가 크게 늘고 있고 한 번 먹기 시작하면 오랫동안 먹어야 하는 약의 특성상 지속적인 수입원을 확보할 수 있기 때문이다.

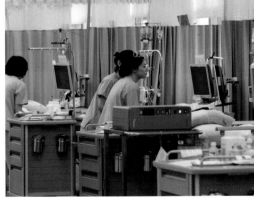

장내세균은 접촉으로 전파된다. 병원에서는 특히 전파할 위험이 높아 철저한 위생 관리가 필요하다.

여기에 항생제를 뽑아낼 자연 물질의 후보군이 한계에 다다르면서 합성 비용이 늘어났다. 이것마저도 개발비가 많이 든다는 이유로 거대 제약회사에서는 관심을 거의 쏟지 않고 있다. 이 교수는 "현재 항생제 개발 연구는 대학과 벤처기업을 중심으로 진행하는 편"이라면서 "항생제를 만들더라도 암 환자들이 잘 걸리는 진균류(곰팡이) 질환을 치료하는 데로 집중하고 있다"고 설명했다.

끊임없이 항생제 내성균이 나오는 가장 큰 이유는 항생제의 오남용 탓이다. 항생제는 세균을 사멸하는 약이다. 따라서 바이러스 질환에는 효과가 없다. 하지만 의약분업이 일어나기 전까지 국내 의료계에서는 감기에 항생제를 처방하는 일이 비일비재했다. 바이러스가 감기의 원인일 확률이 90%가 넘는데도

말이다. 이동건 교수는 "10% 미만의 감기가 세균성 원인을 갖지만 그렇다고 무조건 항생제 처방을 하지 않으면 세균에 의한 폐렴 발병을 막을 수 없기 때문에 많은 의사들이 어쩔 수 없이 처방하곤 했다"고 설명했다.

이런 현상을 뒷받침 하듯 보건복지부의 '2009년도 의약품 소비량 및 판매액 통계조사'에 따르면 국내 항생제·항진균제·항바이러스제 등을 포함하는 항감염약의 1000명당 1일 소비량은

OECD 국가 중 1위에 올라 있다. 항생제 내성균이 발생할 환경이 어느 나라보다 잘 마련돼 있는 셈이다.

전문가들은 "항생제는 사용에 이득이 있을 때, 감염질환의 원인균에 딱 맞는 항생제를 선택해 정확한 투약 기간과 양을 지켜 사용해야 한다"고 조언한다. 그리고 "일단 항생제를 쓰면 병원균을 모두 사멸할 때까지 사용해야지, 중단하거나 너무 적은 양을 복용하면 남아 있는 균들에 의해 내성이 생긴다"고 말했다.

병원에서는 수술 기구를 소독하고 손을 씻는 등 위생관리에 철저해야한다. 일본의 한 병원에서만 9명이 다제내성균에 감염돼 사망한 것은 감염 자체가 아니라 감염 환자를 방치한 것이 문제였음을 기억해야한다.

의료 관리가 허술한 지역에서 성형 수술을 받는 원정 의료 행위도 자제해야 한다. 저널 《병원감염》에서 영국 워크셔대의 뮈르 박사는 "시스템이 다른 여러 곳을 돌아다니며 의료 서비스를 받는 이른바 의료관광이 NDM-1을 빠르게 확산시키는 원인이 되고 있다"고 경고했다. NDM-1 생성 다제내성균이 처음 발생했던 2008년 3월 한 유럽인(인도 출생)의 경우 인도에서 항생제 처방을 받은 후 감염을 확인했다. 2010년 5월 영국에서 발생한 환자도, 2010년 6월 미국에서 발생한 감염 환자 3명도 모두 인도에 머물면서 의료 치료를 받았다. 이에 《란셋 전염병》 8월호는 인도를 'NDM-1 발병의 진원지'로 지목했다. 하지만 인도의료당국은 '악의적인 선전'이라며 부인하고 있는 상황이다.

국내 보건당국은 슈퍼 바이러스의 확산을 조기에 차단하기 위해 감염대책위원회 설치 의무 병원을 150곳에서 1100여 곳으로 확대해 감시 체계를 강화하기로 했다. 감염 전문가들은 "일반인들은 손을 자주 씻고 의료 기구에 접촉할 때는 조심하는 것이 슈퍼 세균 감염을 예방할 수 있는 가장 쉬운 일이자 중요한 대책"이라고 조언했다.

세균은 어떻게 내성을 가질까?

1) 항균력 없애는 무기

베타락타마제가 대표적이다. 세균의 PBP 효소와 결합해 세균이 세포벽을 만들지 못하게 했던 항생제의 베타락탐 고리 구조를 분해해 항균력을 없앤다.

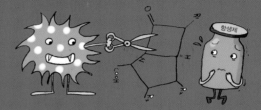

2) 표적 물질 변화시키기

항생제가 작용하기 위해 필요한 표적 물질을 변화시켜 작용점을 없애는 방법이다. 항생제가 결합했던 PBP효소를 변형시켜 항생제가 작용하지 못하게 한다.

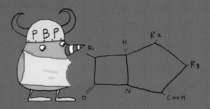

3) 단단한 외투 입기

항생제가 침투하지 못하게 세포막의 투과성을 변화시킨다. 세균의 세포외막에는 영양 물질을 받아들이고 대사 산물을 내보내는 통로가 있어 여기를 통해 항생제가 세포 안으로 들어올 수 있었다. 세균은 이 통로를 없애거나 변화시켜 항생제가 들어오지 못하게 막는다.

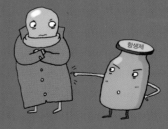

4) 자기 몸에서 내보내기

항생제가 세포 안에 축적되지 않도록 밖으로 꺼내는 메커니즘을 만든다.

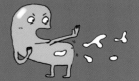

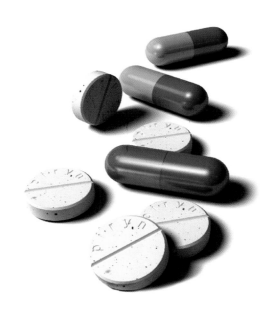

신종 슈퍼 박테리아 출현

● 비상! 슈퍼 박테리아 한국 상륙

'양날의 검' 항생제

항생제에는 박테리아를 죽이는 살균제와 박테리아의 증식을 억제하는 정균제, 살균과 정균 작용을 모두 하는 항균제가 있다. 항생제가 박테리아를 '처치'하는 방식은 크게 네 가지이다. 가장 많이 쓰이는 방식은 박테리아의 세포벽을 터트리는 방법이다. 풍선에 바람을 계속 불어 넣으면 부피가 커지며 막이 얇아지다 결국 풍선이 터지듯 세포벽이 터지면 박테리아도 죽는다. 페니실린 계열 항생제는 세포벽을 만들 때 필요한 물질을 모아 짜 맞춘 뒤 세포벽으로 운반하는 페니실린 결합 단백질(PBP)이라는 효소를 중간에 차단한다. 페니실린 계열 항생제의 화학 구조가 세포벽을 구성하는 물질의 구조와 비슷하기 때문이다. 페니실린이 PBP에 달라붙으면 세포벽 합성이 더 이상 일어나지 않아 세포벽이 매우 약해진다.

보통 세포액의 농도가 세포 밖 농도보다 높기 때문에 외부에서 세포로 끊임없이 물이 들어간다(삼투현상). 이때 세포벽은 더 이상 물이 들어오지 않도록 부피를 유지시키는데, 항생제로 세포벽이 약해져 있어 삼투압을 견디지 못하고 터진다. 한편 박테리아의 단백질 합성을 억제하거나 세포막을 망가트리는 방법도 있다. 일반적인 감염 질환에 많이 쓰이는 항생제 테트라사이클린은 리보솜에 달라붙어 tRNA가 아미노산을 mRNA에 전달하는 과정을 막는다. 그 결과 리보솜에서 만들던 펩티드 사슬에 아미노산이 공급되지 않아 단백질 합성을 하지 못하고 박테리아는 더 이상 증식하지 못한다.

대장균이 일으키는 패혈증을 치료하는 항생제 폴리마이신은 세포막을 변성시켜 대장균의 생장에 필요한 이온이나 핵산, 단백질 같은 세포의 내용물이 외부로 빠져나가도록 해 박테리아를 죽인다. 골수염이나 관절염 같은 질병을 치료할 때 쓰이는 '퀴놀론' 계열의 항생제는 핵산 합성을 억제하는 항

균제다. 퀴놀론 계열의 항생제는 DNA가 복제될 때 이중나선의 꼬임을 느슨하게 만드는 기라아제(gyrase)를 무력화시킨다. 기라아제가 차단되면 이중나선이 풀어지지 않거나 두 가닥의 DNA 사슬이 엉켜 DNA가 합성되지 않는다.

사실 항생제가 박테리아를 모두 죽이는 것은 아니다. 항생제가 안 듣는 박테리아도 있다. 박테리아가 항생제에 내성을 갖게 되는 것이다.

사람이 말과 글로 정보를 교환하듯 박테리아는 유전정보를 교환하면서 새로운 형질을 획득해 진화하는 셈이다. 박테리아가 항생제 내성을 쉽게 갖는 또 다른 이유는 분열 속도가 빠르기 때문이다. 박테리아는 세포의 크기가 약 0.2~5μm(마이크로미터, $1μm=10^{-6}m$)에 불과하다. 반면 사람의 세포 크기는 약 17μm이다. 세포 크기가 작을수록 단위 부피 당 표면적이 넓기 때문에 그만큼 물질 대사가 빨리 일어난다. 식물이나 동물세포는 분열하는 데 8~20시간이 걸리지만 대장균은 성장을 방해하는 요소가 없다면 약 20분마다 2배로 분열해 하루에 총 72번 분열을 한다. 대장균 1마리가 하루가 지나면 2^{72}개($4.7×10^{21}$)개로 분열하는 셈이다. 이 정도면 대장균의 무게가 약 454t으

로 보잉 747 비행기 1대와 맞먹는다. 그런데 분열 속도가 빠를수록 DNA 복제 과정에서 돌연변이가 발생할 가능성이 높다. 만약 복제 과정에서 한 마리라도 내성을 갖는 돌연변이가 생기면 그 개체가 살아남아 번식한다. 선천적으로 박테리아가 특정 항생제에 내성을 갖는 경우도 있다. 박테리아마다 세포벽의 구조와 물질 대사 방식이 다르기 때문이다. 예를 들어 세포벽을 잘 투과하지 못하는 세파마이신 같은 항생제는 세포벽이 두꺼운 포도상구균이나 폐렴균에 잘 듣지 않는다. 포도상구균이나 폐렴균은 세포벽을 이루는 펩티도글리칸이란 물질로 된 층이 살모넬라균과 콜레라균보다 약 5배 두껍다. 항생제가 세포벽을 잘 통과하지 못하니 항균력이 떨어지는 것은 당연하다.

박테리아 중에 가장 센 녀석이 슈퍼 박테리아다. '한번 해병은 영원한 해병'이듯 항생제 내성을 갖게 된 박테리아는 세포 분열로 자손들에게 내성유전자를 전달한다. 그런데 문제는 내성유전자가 다른 박테리아에게 전달되어 모든 항생제에 내성을 가진 슈퍼 박테리아가 탄생할 수 있다는 점이다. 메티실린 내성 황색포도상구균(MRSA)이 가진 내성유전자 mecA는 1960년대 초반 처음 발견된 뒤 20년도 안 걸려서 전 세계로 퍼졌다. 그리고 1996년 미국과 일본에서는 지금까지 개발된 항생제 중 가장 강력한 반코마이신으로도 죽지 않는 슈퍼박테리아인 VRSA(반코마이신 내성 포

도상구균)가 나타났다. MRSA가 장구균(VRE)으로부터 반코마이신 내성유전자(vanA)를 넘겨받아 슈퍼 박테리아로 진화한 것이다.

그런데 MRSA는 어떻게 반코마이신 내성유전자를 갖게 됐을까? 일부 박테리아는 플라스미드라는 원형의 DNA를 이용해 유전자를 주고받는다. 박테리아는 섬모(필리)로 서로를 연결한 뒤 세포질을 연결해 DNA가 지나갈 수 있는 통로를 만든다. 이때 플라스미드가 이 통로를 통해 다른 박테리아에게 내성유전자를 전달할 수 있다. 박테리아에 기생하는 바이러스인 박테리오파지가 다른 박테리아에게 내성유전자를 옮기는 경우도 있다. 박테리오파지는 제한 효소로 박테리아의 DNA를 자른 뒤 자신의 DNA와 결합시켜 새로운 바이러스 게놈(재조합 DNA)을 만든다. 그 뒤 다른 박테리아를 감염시킬 때 내성유전자가 포함된 재조합 DNA가 전달된다.

항생제는 단세포인 미생물을 죽이는 독성 물질이지만 다세포인 사람도 공격할 수 있다. 예를 들어 패혈증을 치료하는 폴리마이신은 박테리아의 세포막뿐 아니라 사람의 세포막도 파괴할 수 있다. 사람을 포함한 동물은 세포벽이 없기 때문에 세포벽 합성을 막는 페니실린 계열의 항생제는 독성이 없다. 그러나 페니실린을 투약한 환자 5000명 중 1명은 과민반응을 일으키고 심할 경우 목숨까지 잃기 때문에 주사하기 전에 반드시 민감성 검사를 해야 한다. 민감한 사람은 음식에 남아 있는 미량의 페니실린에도 알레르기 반응을 보이기 때문에 항생제는 의사의 처방에 따라야 한다. 또 최초의 합성 항생제 클로람페니콜은 장티푸스나 폐렴에 큰 효과를 보이며 값도 매우 싸다. 하지만 재생 불량성 빈혈을 일으킬 수 있어 우리나라에서는 1990년대 초 사용이 금지됐다. 곽 연구관은 "내성을 갖는 박테리아가 늘어날수록 치료제를 선택하기 어렵고 더 강한 항생제가 필요하다"며 "내성 박테리아를 죽일 수 있는 강한 항생제는 사람에게도 위험할 수밖에 없다"고 말했다. 박테리아를 억제하기 위해 만든 항생제가 '양날의 검'이 되어 사람을 공격할 수도 있다는 뜻이다.

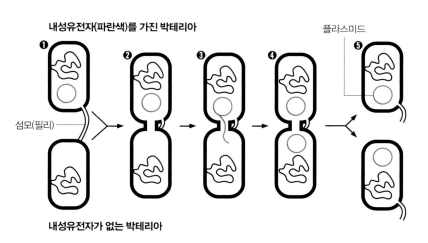

내성유전자(파란색)를 가진 박테리아

섬모(필리)

내성유전자가 없는 박테리아

플라스미드

❶ 섬모(필리)가 두 박테리아를 연결하면 세포를 끌어당긴다.
❷ 세포질을 연결해 DNA가 지나갈 수 있는 통로를 만든다.
❸ 플라스미드의 DNA를 복제한 뒤 기다란 DNA 사슬로 전달한다.
❹ 박테리아에서 플라스미드 합성이 끝나면 세포질이 분리된다.
❺ 내성을 갖게 된 박테리아는 또 다른 개체에게 같은 과정으로 내성유전자를 전달한다.

A형 간염 왜 더 독해졌을까?

면역 기능 저하냐, 변종 바이러스냐

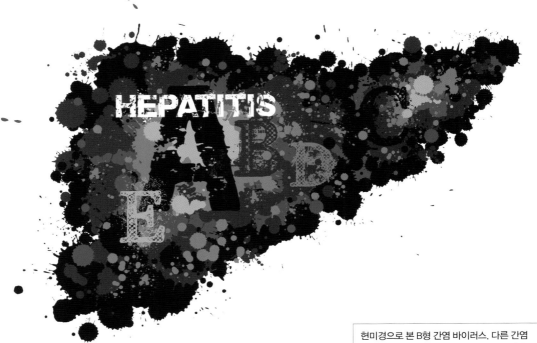

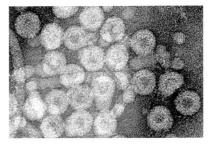

현미경으로 본 B형 간염 바이러스. 다른 간염 바이러스와 달리 유전물질이 DNA로 이뤄져 있다.

A형 간염에 걸렸다고 해서 모두 심각한 증상이 나타나는 건 아니다. 몸살감기 정도로 앓고 낫는 경우도 많다. 병원은 증상이 심해 입원하는 A형 간염 환자가 발생하면 그때 보건당국에 신고한다. 질병관리본부는 이를 근거로 A형 간염 환자 수를 집계한다.

A형 간염 환자가 크게 늘고 있다. 특히 깨끗한 환경에서 자랐고 예방접종을 받은 적이 없는 30~40대 위주로 크게 늘고 있다. 질병관리청에 따르면 올해 3월부터 A형 간염 환자가 한 주에 100명 이상으로 늘기 시작했다. 연도에 따라 환자 수는 1,000명에서 5,000명 사이로 증감을 반복했지만, 2019년에는 17,598명으로 갑자기 급증했다.

연도	2011년	2012년	2013년	2014년	2015년	2016년	2017년	2018년	2019년
환자 수	5,521	1,197	867	1,307	1,804	4,679	4,419	2,437	17,598

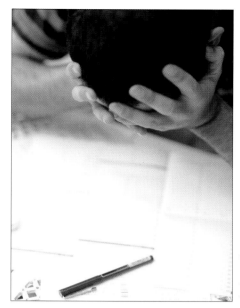

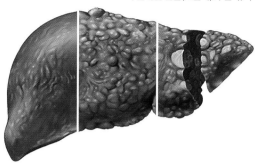

만성 간염(왼쪽)은 간세포가 죽으면서
간이 점점 굳어지는 간경화(가운데)로 발전하다
더 심하면 간암(오른쪽)이 된다.

"아, 열받는다."
스트레스는 면역 기능을
떨어뜨리는 주범이다. 면역 기능
저하는 최근 A형 간염 증상이
심해진 이유 중 하나다.

간염 바이러스가 몸속으로 들어오는
대표적인 경로가 바로 수혈이다. 2009년
4월 국내에서 처음으로 수혈을 통해 A형
간염에 걸린 사례도 나왔다.

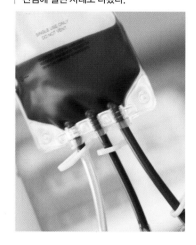

입원 환자가 많다는 사실은 A형 간염 증상이 전보다 심해졌다는 의미다. 간염이 심해지면 간에 연결된 혈액을 통해 다른 장기에까지 나쁜 영향을 미친다. 가톨릭대학교 서울성모병원 소화기 내과 윤승규 교수는 "최근 A형 간염의 합병증으로 뇌와 콩팥, 허파의 기능이 나빠지는 환자가 늘었다"며 "심지어 간 조직이 너무 많이 죽어 이식을 받은 사례도 우리 병원에서만 2년간 13건이나 된다"고 밝혔다.

A형간염 증상이 심해진 이유는 크게 2가지로 추정된다. 먼저 인체의 면역 체계가 A형 간염 바이러스에 견디지 못할 만큼 약해졌을 수 있다. 현대인들은 과로와 수면 부족, 스트레스에 시달린다. 이런 삶의 패턴은 면역 기능을 약화시키는 주요 원인이다.

요즘 젊은이들이 너무 깨끗한 환경에서 자랐기 때문이라는 지적도 나온다. 논밭에서 뛰어놀며 자란 50대 이상 노인 가운데 대다수는 이미 A형 간염 바이러스에 대한 항체를 갖고 있을 거란 추측이다. 항체가 있으면 바이러스가 몸에 들어와도 방어를 하기 때문에 간염이 나타나지 않는다. 이들에 비해 아파트처럼 깨끗한 환경에서 자란 20~30대 젊은이들은 상대적으로 A형간염 바이러스에 취약할 수 있다. 실제로 보건당국이 집계한 전체 신고 건수의 79%가 20~30대 환자로 나타났다.

A형 간염이 심해진 또 다른 이유는 바이러스다. 윤 교수는 "국내에서 발견된 A형 간염 바이러스는 한국에 원래 있던 것과 유전자가 다르다"며 "외국의 A형 간염 바이러스와 비슷한 변종일 것"이라고 말했다. 변종 바이러스가 기존 바이러스보다 더 심한 증상을 일으켰을지 모른다는 추측이 가능한 대목이다.

A형 간염 바이러스는 음식물을 통해 몸속으로 침입한다. 세균이나 바이러스는 위에 들어오면 강한 산성을 띠는 위액 때문에 대부분 죽는다. 하지만 A형 간염 바이러스는 '무사히' 통과한다. 심지어 온도 변화에도 강해 냉장고에 넣어도 살아남는다. 이 바이러스를 죽이려면 90℃ 이상으로 끓여야 한다. 음식은 충분히 익히고 물은 끓여 마시고 손을 자주 씻어야 A형 간염을 예방할 수 있다는 얘기다.

A형 간염 바이러스는 특이하게도 6세 이전의 어린아이에겐 맥을 못 춘다. 아이들은 감염되어도 감기처럼 살짝 앓고 지나가는 게 보통이다. 전문가들은 이에 대해 6세 이전엔 면역 체계가 성숙하지 않았기 때문이라고 설명한다.

점점 증가하는 A형 간염 신고

● A형 간염 왜 더 독해졌을까?

A형, B형, C형 간염의 전파 경로

바이러스가 들어오면 우리 몸의 방어 메커니즘은 크게 두 단계를 거쳐 작동된다. 먼저 면역 세포의 하나인 자연살해(NK)세포가 1차로 방어한다. 여기서 부족하면 또 다른 면역 세포인 T세포와 B세포가 2차로 합동공격을 편다. 이 같은 면역 체계는 청소년기를 지나면서 비로소 성숙된다.

문제는 이 두 단계를 거치는 동안 면역 세포와 바이러스 간의 싸움이 점점 치열해지면서 간세포가 손상을 입는다는 점이다. 이 과정에서 간염이 점점 심해진다. 면역 체계가 아직 갖춰지지 않은 어린아이는 간세포가 덜 손상되기 때문에 심한 간염으로 발전할 가능성이 적다. 또 어린 만큼 손상된 간이 재생되는 속도도 빠르다.

간세포가 손상될수록 간 수치가 올라간다. 정상 간 수치는 40 미만이다. A형 간염에 걸린 어른은 심하면 간 수치가 5000까지 급증하지만, 어린아이는 간염에 걸려도 간 수치가 100 안팎에 머문다.

A형 간염은 아직 치료제가 따로 없다. 간세포 손상을 줄이는 영양제나 탈수를 막는 수액을 공급하고, 간에서 만드는 단백질인 알부민이나 혈액응고인자가 부족해지지 않도록 보충해주는 정도다. 그래서 더욱 예방이 중요하다.

현재 A형 간염 백신은 필수가 아니라 권장예방접종으로 분류돼 있다. 최근 전문가들 사이에서 A형 간염을 필수예방접종으로 지정하자는 논의가 활발하게 진행되고 있다. 필수예방접종은 비용의 약 30%를 국가가 부담하지만 권장예방접종은 전액을 소비자가 내야 한다.

예방접종의 효과를 톡톡히 본 게 바로 B형 간염이다. B형 간염 백신은 필수예방접종으로 지정돼 있다. 윤 교수는 "1980년대 전에는 전 국민의 약 10%가 B형 간염 바이러스 보균자였지만 지금은 약 5%로 떨어졌다"며 "백신 접종 덕분에 세계 최고의 B형 간염 감소 효과를 보인 나라가 바로 한국"이라고 말했다. 그는 "특히 국내 영유아 보균자 비율은 0.2% 이하로 떨어졌다"고 덧붙였다.

음식이나 물로 전파되는 A형 간염 바이러스와 달리 B형 간염 바이러스는 혈액을 통해 감염된다. 국내 B형 간염은 대부분 수직감염이다. 바이러스에 감염된 엄마가 임신하면 아이도 감염된 채 태어난다는 뜻이다. 수혈이나 상처도 대표적인 감염 경로다. 식사나 포옹, 악수 같은 일상생활에선 감염 위험이 없다.

A형과 B형 간염의 가장 큰 차이는 증상이 지속되는 기간이다. A형 간염은 고열이나 구토, 소화장애 등 강한 증상이 나타나지만 비교적 빨리 완치될 수 있다. 그러나 B형 간염은 95% 이상이 만성으로 진행돼 심하면 간경화나 간암까지 간다.

같은 간염 바이러스지만 A형과 B형은 다른 점

5가지 간염 비교					
	A형	B형	C형	D형	E형
바이러스 유전물질	RNA	DNA	RNA	RNA	RNA
예방백신	있음	있음	없음	없음	없음
치료제	없음	있음	있음	있음	없음

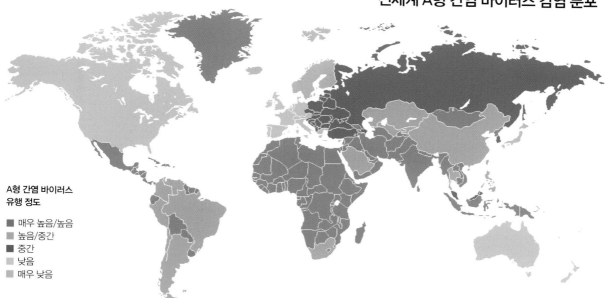

전세계 A형 간염 바이러스 감염 분포

A형 간염 바이러스
유행 정도

■ 매우 높음/높음
■ 높음/중간
■ 중간
■ 낮음
■ 매우 낮음

이 많다. A형 간염 바이러스는 유전 물질이 RNA로 이뤄져 있는데 비해 B형 간염 바이러스는 DNA로 구성돼 있다. DNA 바이러스는 일반적으로 RNA 바이러스보다 구조가 안정적이다.

A형 간염 바이러스는 세포에 감염돼도 세포질에 머물러 있지만 B형 간염 바이러스는 유전 물질이 들어 있는 핵 속까지 파고들어 간다. 이런 이유 때문에 B형 간염 바이러스를 죽이는 게 A형 간염 바이러스보다 더 어렵다.

B형 간염 바이러스 때문에 생기는 골치 아픈 문제가 하나 더 있다. 바로 D형 간염이다. D형 간염 바이러스는 희한하게도 B형 간염 바이러스를 갖고 있는 사람에게만 감염된다. 학계에서는 D형과 B형 바이러스가 공생하는 관계라고 보고 있다. 다행히 국내에선 아직 D형 간염 바이러스가 발견되진 않았다. 주로 그리스나 이탈리아 같은 지중해 주변지역에서 나타난다.

A형 간염 환자가 증가하면서 C형과 E형 간염에 대한 관심도 늘었다. C형 간염은 국내에서도 꾸준히 생기고 있다. 마약 투여나 불법 성형 수술때 사용하는 더러운 주사바늘이 C형 간염 전파의 주범이다. 알코올로 소독해도 C형 간염 바이러스

A형 간염 유행정도 구분 현황			
유행정도	발생지역	발생연령	전파경로
매우 높음	아프리카, 남아메리카 일부, 중동, 남동아시아	5세 미만	• 사람 간 전파 • 오염된 음식과 물
높음	브라질 아마존 유역, 중국, 라틴아메리카	5~14세	• 사람 간 전파 • 지리적 유행 / 오염된 음식과 물
중간	남부와 동부 유럽, 중동 일부	5~24세	• 사람 간 전파 • 지리적 유행 / 오염된 음식과 물
낮음	호주, 미국, 서유럽	5~40세	• 지리적 유행
매우 낮음	북유럽, 일본	20세 이상	• 여행을 통한 감염 • 불명확한 원인

는 죽지 않는다. 90℃ 이상으로 끓여야 한다.

C형 간염은 걸려도 일상생활에 별 지장이 없을 정도로 증상이 미미하다. 일반적인 건강검진에 A형이나 B형 간염 항목은 포함돼 있지만 C형 간염은 없는 경우가 많다. 그러나 감염된 걸 모르는 채 수십 년이 지나면 간경화나 간암으로 발전할 수 있다. 전문가들이 C형 간염도 건강검진 항목에 넣어야 한다고 권고하는 게 바로 이 때문이다.

5가지 간염 가운데 유일한 인수공통 전염병이 E형 간염이다. 인도와 태국, 파키스탄처럼 위생상태가 좋지 않은 나라에 많은 전형적인 후진국형 질병이다. 임산부가 E형 간염에 걸리면 사망률이 20~30%에 이른다.

간수치

간이 손상되면 피 속으로 여러 가지 효소가 흘러나온다. 이들 효소의 양을 측정한 게 간 수치다. 높을수록 간이 많이 파괴됐다는 뜻이다.

● 신종 인플루엔자 바이러스

해를 거르지 않고
나타나는 별종

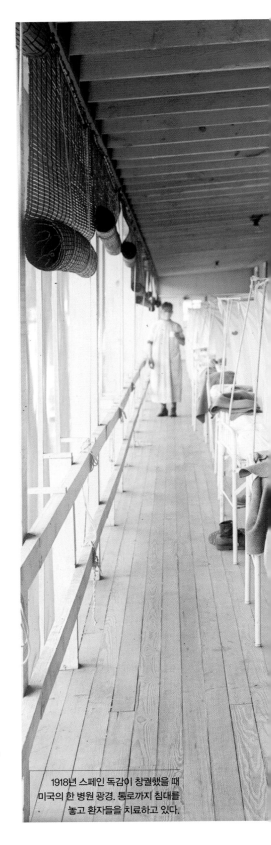

1918년 스페인 독감이 창궐했을 때 미국의 한 병원 광경. 통로까지 침대를 놓고 환자들을 치료하고 있다.

인플루엔자 바이러스는 거의 해를 거르지 않고 나타난다. 2009년에도 신종 플루(MINI) 바이러스가 크게 번졌다. 그런데도 고병원성이 아닌 걸로 밝혀진 신종 인플루엔자 바이러스에 대한 경각심이 여전히 높은 건 지금까지 보지 못한 '별종'이기 때문이다. 공포는 무지에서 온다는 말도 있으니까. 만약에 신종 바이러스가 감염자의 60%가 사망하는 조류 독감(AI) 바이러스처럼 고병원성이었다면 지금쯤 전 세계는 패닉에 빠져있을 것이다. 전문가들이 걱정하는 부분도 혹시 신종 바이러스와 AI 바이러스가 합쳐져 신종 바이러스의 전파력과 AI의 고병원성을 갖춘 '괴물'이 나타날까하는 점이다.

아무튼 사람들이 두려워하는 건 전파력보다는 고병원성 여부다. 주로 겨울에 걸리는 독감으로 매년 25만~50만 명이 죽지만 여기에 대해서는 다들 무심하다. 수억 명이 감염되니 치사율은 0.1%가 안 되고 사망자의 90%이상은 면역력이 약한 노인이기 때문이다. 그런데 오리나 닭이 AI에 걸렸다는 뉴스가 나오면 사람한테는 옮을 가능성도 거의 없는데도 불구하고 통닭집이나 오리구이집이 텅텅 빈다. 2008년 전 세계에서 AI로 죽은 사람이 몇 명일까? 33명이다.

문제는 2008년에 AI에 걸린 사람도 44명뿐이라는 점이다. 내가 걸릴 확률은 거의 없지만 걸렸다하면 죽을 확률이 더 높으니 겁이 날만 하다. 인플루엔자 바이러스 유형에 따라 병원성이 이렇게 큰 차이가 나는 것에 대해서 아직 완전히 이해하지 못하고 있다. 그래도 최근 수년 사이 인플루엔자 바이러스 연구자들은 꽤 많은 사실을 밝혀냈다.

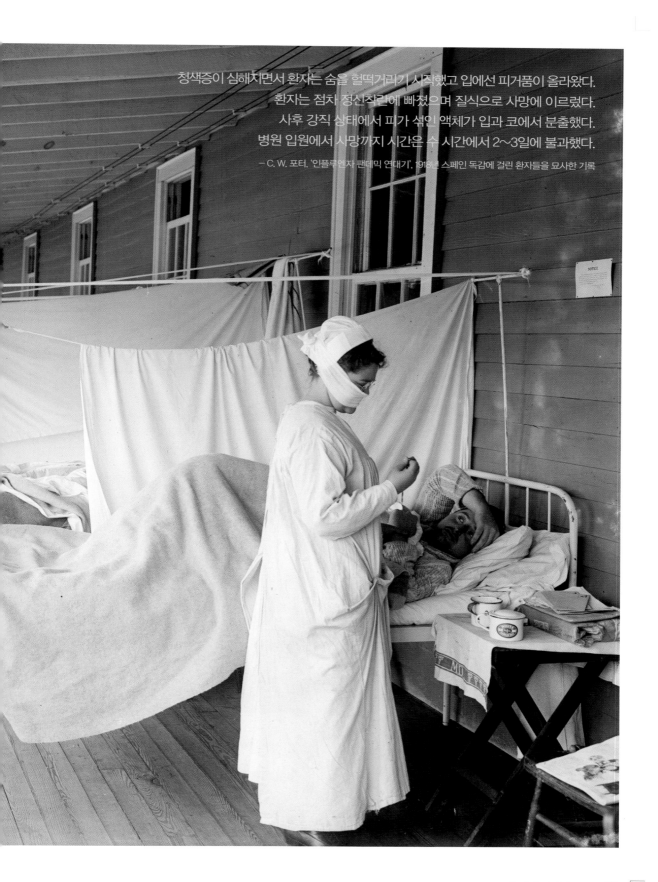

청색증이 심해지면서 환자는 숨을 헐떡거리기 시작했고 입에선 피거품이 올라왔다.
환자는 점차 정신착란에 빠졌으며 질식으로 사망에 이르렀다.
사후 강직 상태에서 피가 섞인 액체가 입과 코에서 분출했다.
병원 입원에서 사망까지 시간은 수 시간에서 2~3일에 불과했다.
— C. W. 포터, '인플루엔자 팬데믹 연대기', 1918년 스페인 독감에 걸린 환자들을 묘사한 기록

80년 만에 실체 드러난 스페인 독감 바이러스

새로운 인플루엔자 바이러스가 등장할 때마다 늘 비교가 되는 대상이 1918년 스페인 독감 바이러스다. 1918~1919년 겨울에 전 세계를 휩쓴 스페인 독감은 당시 세계인구의 30%인 5억 명이 감염됐고 5000만 명이 목숨을 잃어 치사율이 10%에 이른다. 스페인 독감은 치사율도 높지만 그 패턴도 특이하다. 보통 독감은 면역력이 약한 아기나 노인들이 주로 사망하기 때문에 나이(x축)에 따른 치사율(y축) 그래프가 U자형이다. 그런데 스페인 독감의 그래프는 W형태다. 면역력이 가장 왕성한 20~30대에서 오히려 치사율이 높았던 것이다.

신종 인플루엔자도 이와 비슷한 사망자 분포 패턴을 보인다. 노인보다는 젊은이들이 많이 희생됐다. 물론 사망자 수가 통계를 낼 수준이 아니고 병원성은 훨씬 약하다. 미국 워싱턴대학교의 역학자 이라 롱기니 교수는 "현재로서는 신종 인플루엔자 바이러스가 가장 위험한 계절성 바이러스와 가장 온순한 팬데믹 바이러스의 경계선에 있다고 생각한다"고 말했다.

감염성과 병원성이 다 높아 최악의 팬데믹을 일으킨 스페인 독감 바이러스는 1990년대 중반까

스페인 독감 바이러스 병원성 비교

평범한 독감 바이러스와 부활시킨 스페인 독감 바이러스를 각각 생쥐에 감염시킨 뒤 증상과 선천면역 관련 유전자의 발현을 관찰하면 큰 차이를 보인다. 스페인 독감에 걸린 쥐의 폐에서는 바이러스가 급격히 증식하고 과잉 면역반응으로 조직이 손상돼 결국은 다 죽었다.

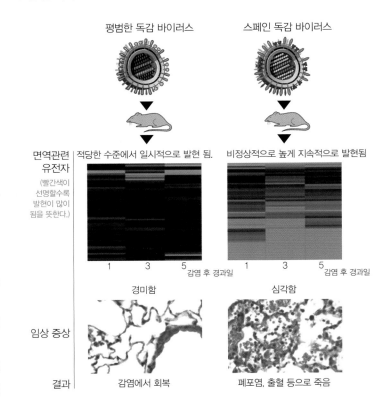

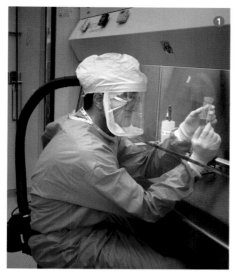

❶ 미국 질병관리센터(CDC) 테렌스 텀피 박사(사진)팀은 토벤버거 박사팀이 밝힌 염기 서열을 이용해 2005년 스페인 독감 바이러스를 부활시키는 데 성공했다.
❷ 부활한 스페인 독감 바이러스의 전자현미경 사진.

치사율
(10만 명당 사망자 수)

- - - 1911~1917년(평균)
—— 1918년

3000
2500
2000
1500
1000
500
0

<1 1~4 5~14 15~24 25~34 35~44 45~54 55~64 65~74 75~84 ≥85
나이

스페인 독감은 이전 7년 동안의 독감과는 달리 면역성이 강한 20~30대에서 오히려 치사율이 높았다.

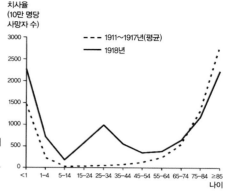

DNA를 증폭해 염기 서열을 밝혀 첫 결과를 1997년 3월 21일자 ≪사이언스≫에 발표했다.

2005년 과학자들은 현대 분자생물학의 기술을 동원해 스페인 독감 바이러스를 시험관에서 부활시키는데 성공했다. 그리고 마침내 이 바이러스가 고병원성인 이유를 밝히는 실험에 착수했다. 물론 사람이 아니라 실험 동물인 생쥐가 희생양이 됐다. 연구자들은 생쥐를 두 집단으로 나눠 한쪽은 평범한 독감 바이러스를, 한쪽은 스페인 독감 바이러스를 감염시키고 어떻게 되는지 관찰했다.

2006년 10월 5일자 ≪네이처≫에 실린 논문을 보면 스페인 독감 바이러스가 정말 끔찍하다는 걸 알 수 있다. 생쥐들은 대부분 5일 만에 죽었는데(평범한 독감 바이러스에 감염된 쪽은 살아남았다) 허파 조직을 검사해보면 1918년 당시 독감으로 죽은 사람들의 부검 결과를 묘사한 기록과 비슷하다.

2007년에는 사람과 좀 더 가까운 원숭이를 대상으로 비교 실험한 결과가 발표됐는데(≪네이처≫ 1월 18일자) 생쥐 때와 비슷한 결과가 나왔다. 두 경우에서 과학자들이 알아낸 건 스페인 독감 바이러스는 증식 속도가 아주 빠르다는 것과 바이러스에 대응하는 숙주(쥐와 원숭이)의 면역계가 비정상적으로 작동한다는 점이다.

지만 해도 전설로 남아있었다. 이 바이러스가 어디에도 남아있지 않았기 때문이다. 그런데 1995년 미국군 병리학 연구소의 제프리 토벤버거 박사가 기발한 생각을 해냈다. 연구소에는 질병으로 사망한 군인들의 조직 표본을 보관하고 있었는데 토벤버거 박사는 이곳에 1918년 독감으로 사망한 사람의 표본이 있다면 조직 안에 바이러스가 있을지도 모른다고 추측했다. 토벤버거 박사팀은 다행히 표본을 찾았고 PCR로 바이러스의

PCR
중합효소연쇄반응(Polymerase Chain Reaction)의 영문약자이다. DNA나 RNA 가닥에서 원하는 부분을 증폭하는 방법이다. PCR 덕분에 극미량의 시료만 있어도 염기 서열을 분석할 수 있게 됐다.

사이토카인 폭풍

고병원성 관련 유전자 변이 찾기

스페인 독감 바이러스나 조류 독감 바이러스가 고병원성인 이유를 찾는데 유전자 재조합 기술이 쓰인다. 예를 들어 저병원성 바이러스 유전자 8개 가운데 HA 유전자를 고병원성 바이러스의 유전자로 바꿔치기한 변종 바이러스를 만들었을 때 병원성이 높아진다면 HA 유전자의 변이가 관련돼 있을 것이고 아래 방법으로 확인할 수 있다.

비교적 건강한 사람이 독감에 걸리면 하루 이틀 앓아눕더라도 곧 훌훌 털고 일어난다. 독감은 감기보다 조금 '독한' 호흡기 질환일 뿐이다. 그러나 이 과정은 인체의 정교한 면역계가 효율적으로 작동한 결과다. 인플루엔자 바이러스가 호흡기의 세포 안에 들어오면 바이러스 캡슐이 깨지면서 내부 유전자인 RNA 8조각이 세포핵으로 이동해 mRNA를 만들고(전사), mRNA는 다시 세포핵 밖으로 나가 숙주 리보솜에 슬쩍 끼어들어가 바이러스 단백질을 만든다. 그 뒤 복제된 유전자와 단백질이 합쳐져 바이러스 수백 마리로 증폭해 세포를 떠나 다른 건강한 세포를 찾아간다.

물론 숙주(인체)가 이렇게 당하고만 있지는 않다. 일단 바이러스가 침투했다는 정보를 입수하면 (세포에는 바이러스의 RNA를 구분해 내는 RIG-I라는 분자가 있다) 사이토카인이라는 다양한 신호 분자를 내보내 소탕 작전에 들어간다. 혈관을 타고 뇌에 도달한 사이토카인은 시상하부를 자극해 몸에 열을 내고 염증 반응을 일으킨다. 미생물은 열에 약하기 때문이다. 감염된 세포는 바이러스 복제를 최소화하기 위해 바이러스의 RNA를 자르거나 mRNA가 바이러스의 단백질을 만드

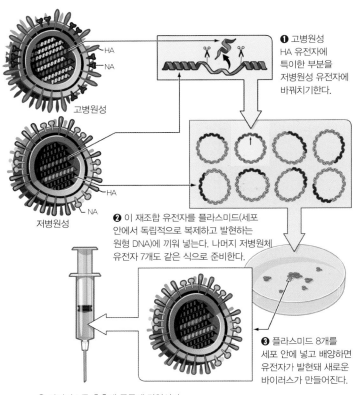

HA
NA
고병원성

HA
NA
저병원성

❶ 고병원성 HA 유전자에 특이한 부분을 저병원성 유전자에 바꿔치기한다.

❷ 이 재조합 유전자를 플라스미드(세포 안에서 독립적으로 복제하고 발현하는 원형 DNA)에 끼워 넣는다. 나머지 저병원체 유전자 7개도 같은 식으로 준비한다.

❸ 플라스미드 8개를 세포 안에 넣고 배양하면 유전자가 발현돼 새로운 바이러스가 만들어진다.

❹ 바이러스를 추출해 동물에 감염시켜 병원성을 본다. 만일 증상이 심하면 바꿔치기한 부분이 병원성과 관련돼 있다는 뜻이다.

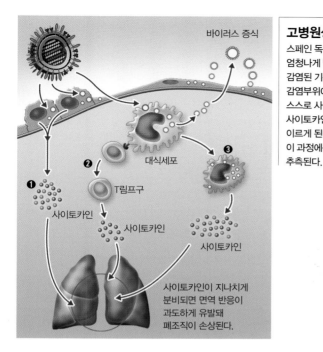

바이러스 증식

❶ 사이토카인

❷ T림프구

❸ 사이토카인

사이토카인

대식세포

사이토카인이 지나치게
분비되면 면역 반응이
과도하게 유발돼
폐조직이 손상된다.

고병원성의 비밀 사이토카인 폭풍

스페인 독감이나 조류 독감이 치사율이 높았던 이유는 바이러스 증식 속도가
엄청나게 빨랐고 숙주의 면역반응도 비정상적이었기 때문이다. 바이러스에
감염된 기관지 상피세포와 폐포는 사이토카인을 분비해 구원신호를 보낸다(❶).
감염부위에 도착한 대식세포는 T림프구를 활성화해 면역반응을 일으키고(❷),
스스로 사이토카인을 내놓는다(❸). 그런데 고병원성 바이러스에 감염되면
사이토카인 분비가 지속돼 결국 자기조직까지 상처를 입히고 심하면 죽음에
이르게 된다. 이런 과정을 '사이토카인 폭풍'이라고 부른다.
이 과정에는 바이러스의 NS1 단백질이 관여하는 것으로
추측된다.

는 과정을 방해한다.

바이러스가 침투했다는 신호를 받은 면역계는 먼저 자연살해(NK)세포라는 기동대를 급파한
다. 염증반응으로 느슨해진 감염 부위 혈관 틈으로 빠져 나온 자연살해세포는 감염된 세포에 붙어
작은 구멍을 내고 그랜자임이라는 단백질을 주입한다. 그랜자임은 세포에 있는 캐스페이즈라는
효소를 활성화시키는데 이 효소는 세포가 스스로 죽음을 택하게 만든다. 그 뒤 세포독성T림프구
(CTL), 대식세포, 호중구 같은 다양한 면역세포가 감염 부위로 몰려와 비슷한 역할을 해낸다. 이런
과정을 선천 면역이라 부른다.

한편 선천 면역계가 싸우고 있는 동안 바이러스 단백질(항원)을 인식하는 항체를 만드는 B림프
구가 선별돼 한 1주일 쯤 지나면 본격적으로 항체를 생산한다. 이걸 적응 면역이라고 부른다. 바이
러스는 항체에 가장 취약하다. 캡슐 주위에 다닥다닥 달라붙으면 꼼짝도 못하기 때문이다. 사실
건강한 사람은 선천 면역만으로도 웬만한 인플루엔자 바이러스는 퇴치할 수 있다. 뒤늦게 도착한
항체는 남아있는 패잔병을 청소하는 정도다. 그런데 나이가 들수록 선천 면역 기능이 떨어지기 때
문에 백신을 맞아 항체를 만들 세포를 준비시킨다. 그 결과 바이러스가 침투하면 선천 면역과 적
응 면역이 공동 전선을 펴 일찌감치 쫓아버리니 증상도 거의 없다.

그런데 1918년 스페인 독감 바이러스는 이런 면역계의 정교한 신호를 교란해 결국은 숙주에 치
명적인 결과를 초래했다. 보통 선천 면역 반응을 유발하는 사이토카인은 감염 초기 며칠 동안만
분비돼야 하는데 원숭이 실험 결과 1주일이 지나도 사이토카인 유전자 발현이 높은 상태로 유지됐
다. 결국 감염 부위에 수많은 면역 세포가 몰리면서 염증이 심해지고 혈관이 너무 느슨해져 백혈
구뿐 아니라 혈액도 새어 나오면서 허파 조직에 피가 고이게 된다. 이런 상황이 악화되면 결국 호
흡 곤란으로 사망하게 된다. 이런 현상을 '사이토카인 폭풍'(cytokine storm)이라고 부른다.

자연살해세포

NK(Natural Killer)세포라
고 불리는 면역 세포이다.
NK세포는 종양이 된 세포
나 바이러스에 감염된 세
포를 구별해서 그것들을
파괴하는 림프구의 일종이
다. NK세포 외에도, 림프
구 중에는 스트레스와 면
역계에 관련된 T세포와 B
세포가 있다.

지구촌을 휩쓰는 신종 플루

신종 인플루엔자 바이러스

AI 바이러스 치사율의 비밀

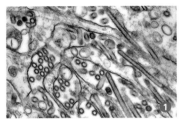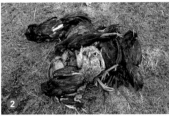

❶ 동물세포(녹색)를 감염시킨 조류 독감 바이러스(갈색)의 전자현미경 사진. 조류 독감 바이러스는 사람을 감염시키기 어렵지만 일단 침투하면 무서운 속도로 번식한다.
❷ 2004년 유행한 고병원성 조류 독감 바이러스에 감염돼 폐사한 닭들.

사이토카인 폭풍이란 용어는 1993년 이식된 장기에 대한 거부 반응으로 나타나는 증상을 묘사하기 위해 처음 쓰였다. 환자는 고열과 심한 피로감, 구토 증상을 보이고 환부는 붓고 벌게진다. 면역계가 지나치게 활성화되어 염증 반응에 관여하는 사이토카인, 활성산소, 응집소 등 150가지가 넘는 분자들이 '폭풍'처럼 휘몰아치면서 환부로 면역 세포들이 총동원된다. 그 결과 우리 몸까지 망가지는 것이다. 그 뒤 비슷한 증상을 보이는 말라리아나 고병원성 인플루엔자 감염에 따른 증상도 사이토카인 폭풍의 결과임이 밝혀졌다.

김 교수는 "면역기능이 왕성한 젊은 사람들은 사이토카인 폭풍 반응도 그만큼 격렬하다"며 "스페인 독감 사망자 가운데 젊은이가 많은 이유"라고 말했다. 아직까지 스페인 독감 바이러스가 어떤 메커니즘으로 이런 비정상적인 반응을 일으키는지는 밝혀지지 않았다.

고병원성 바이러스의 또 다른 특징인 놀라운 증식 속도에 대해서는 몇 가지 실마리가 밝혀졌다. 원숭이 실험을 진행한 일본 도쿄대학교 미생물학·면역학과 가와오카 요시히 교수팀은 독감 바이러스에 감염되면 발현돼 세포의 항바이러스 반응을 유발하는 유전자인 DDX58과 IFIH1이 스페인 독감 바이러스에 감염됐을 때는 발현되지 못한다는 사실을 발견했다. 인플루엔자 바이러스의 NS유전자의 산물인 NS1 단백질은 이 기능을 방해하는데 스페인 독감 바이러스의 경우 이런 작용이 훨씬 강하다는 것이다.

최근 가와오카 교수팀은 스페인 독감 바이러스의 RNA중합효소의 복제 효율이 매우 높다는 사실을 밝혀 1월 13일자 ≪미국국립과학원회보(PNAS)≫에 발표했다. 인플루엔자 바이러스는 PA, PB1, PB2라는 세 단백질이 복합체를 이뤄 RNA게놈을 복제하는데 이 가운데 하나라도 평범한 독감 바이러스

의 것으로 바꾸면 복제효율이 뚝 떨어진다. 결국 스페인 독감 바이러스는 RNA게놈 8개가 높은 감염성과 병원성을 나타낼 수 있게 이상적으로 조합된 산물인 셈이다.

스페인 독감 바이러스의 실체가 밝혀지기 시작한 1997년, 홍콩에서 18명이 괴질에 걸려 그 가운데 6명이 사망하는 사건이 발생했다. 원인은 놀랍게도 H5N1형 조류 인플루엔자(AI) 바이러스 감염으로 밝혀졌다.

이전까지는 H5N1형은 사람을 감염시킬 수 없다고 여겨졌기 때문에 전 세계가 발칵 뒤집혔다. 홍콩 당국이 조류 수백 만 마리를 폐사시키는 극단적인 조치를 취했고 사람 사이에 감염 사례는 밝혀지지 않음에 따라 최악의 사태는 피할 수 있었다. 그러나 매년 수십 건이 보고되고 있으며 치사율이 61%나 된다.

AI 바이러스에 감염되어 나타나는 증상은 스페인 독감 바이러스의 경우와 비슷하지만 그 정도가 더 심하다. 바이러스는 순식간에 복제해 수를 늘리고 인체는 급격한 면역 반응, 즉 사이토카인 폭풍을 일으킨다. 그 결과 폐조직이 망가지면서 폐렴이 심해져 사망한다. 특이한 점은 AI 바이러

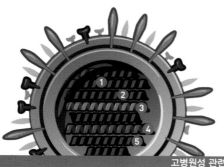

바이러스 변이 자리	효과	스페인 독감 (H1N1)	고병원성 조류독감 (H5N1)	신종 인플루엔자 (H1N1)
❶ PB2 627번째 아미노산	바이러스 유전자 전사를 맡은 중합효소가 627번째 아미노산이 글루탐산(E)이면 전사효율이 높지 않다.	라이신(K)으로 전사효율이 높아 병원성이 크다.	라이신(K)으로 전사효율이 높아 병원성이 크다.	글루탐산(E)
❷ PB1-F2 66번째 아미노산	PB1유전자 일부가 발현돼 만들어지는 단백질로 숙주의 미토콘드리아에 작용해 세포사멸을 유도한다. 대부분은 아스파라긴(N).	세린(S)으로 병원성이 크다.	세린(S)으로 병원성이 크다.	단백질 발견 안 됨.
❸ 헤마글루티닌(HA) 절단부위	숙주세포 안에서 만들어진 HA가 새 바이러스의 표면단백질이 되려면 허파조직에 있는 효소가 HA1과 HA2로 잘라줘야 함.	HA가 일반 인플루엔자보다 잘 잘림. 뉴라미니다제(NA)가 관여하나 정확한 메커니즘은 모름.	HA 절단 부위에 염기성 아미노산서열이 있어 다른 장기에서도 쉽게 잘림.	계절성 인플루엔자와 비슷함.
❹ 뉴라미니다제 (NA) 말단 아미노산서열	HA와 숙주세포막의 시알산 사이의 결합을 끊어 바이러스가 확산하게 하는 효소. 말단 아미노산 10개가 소실되면 병원성이 커진다.	소실 안 됨.	소실됨.	소실 안 됨.
❺ NS1 92번째 아미노산	숙주의 항바이러스 반응을 유도하는 사이토카인 작용을 방해한다. 염증관련 사이토카인 발현에도 관여한다. 대부분 아스파트산(D).	아스파트산(D)임에도 다른 부위 변이로 숙주의 항바이러스 반응을 강하게 억제한다.	홍콩H5N1(1997년)은 글루탐산(E)으로 항바이러스 반응을 강하게 억제한다. 숙주의 사이토카인 폭풍을 유도한다.	아스파트산(D)
치사율		10%	61%	1% 미만
전염성		강함	사람끼리 감염 보고 안 됨.	강함

자료 : 고병원성 AI 팬데믹대응연구단, CDC

스의 경우 감염 부위가 허파에 국한되지 않고 다른 장기로도 퍼져나간다는 점이다. 왜 그럴까?

"원래 AI 바이러스는 철새의 소화기에 주로 살고 있습니다. 철새가 이동하면서 흘린 배설물을 통해 가금류가 감염되는 이유죠."

김우주 교수는 그 비밀이 AI 바이러스의 표면단백질 헤마글루티닌(HA)에 있다고 설명한다. 인플루엔자 바이러스가 숙주의 어떤 장기에서 사는지는 표면단백질인 HA의 구조에 달려있다. HA는 하나의 유전자지만 아미노산 사슬로 번역된 뒤 사슬이 둘로 잘라져야 한다. 이렇게 만들어진 HA1과 HA2가 만나 정교한 결합을 해야 정상적인 표면단백질 기능을 할 수 있다. 그런데 바이러스는 이 부분을 자를 효소가 없기 때문에 숙주 세포의 효소가 이 일을 맡고 있다.

계절성 인플루엔자 같은 H1형 바이러스의 HA는 허파 조직에서만 발현하는 트립타제 클라라(tryptase clara)라는 효소만이 자를 수 있다. 독감의 감염 부위가 폐에 국한된 이유다. 그런데 고병원성 H5형 바이러스의 HA는 이 부분의 아미노산 염기서열이 바뀌어 있고 그 결과 숙주의 몸 대부분에서 발현하는 푸린(furin)이란 효소에 의해서도 잘 잘린다. AI 바이러스가 전신으로 퍼지는 이유다.

고병원성 인플루엔자 바이러스에 대해 많은 사실이 밝혀졌지만 아직까지 그 전모를 파악하지 못하고 있다. 《미국국립과학원회보》 3월 3일자에 AI 바이러스와 스페인 독감 바이러스의 고병원성을 비교한 논문을 발표한 미국 워싱턴대 비교의학과 캐롤 바스킨 박사는 논문 서두에서 "우리는 이들 바이러스가 인체에서 높은 치사율을 일으키는 메커니즘을 아직 잘 이해하지 못하고 있다"고 전제했다.

지금까지의 연구 결과, 평범한 인플루엔자 바이러스가 전염성과 병원성이 높은 바이러스로 바뀌는 데는 그렇게 많은 변이가 필요하지 않은 것으로 보인다. 김우주 교수는 "1918~1919년 겨울 창궐한 스페인 독감 바이러스도 사실 1918년 봄 잠시 유행했다가 사라진 뒤 괴물로 변신해 재등장한 걸로 보인다"고 말했다. 세계보건기구(WHO)가 만약의 사태에 대비해 증상이 심각하지 않은 환자들은 항바이러스제 사용을 자제해달라고 호소하는 이유다.

● 인플루엔자 바이러스 병원성의 진실

신종 플루 궁금증

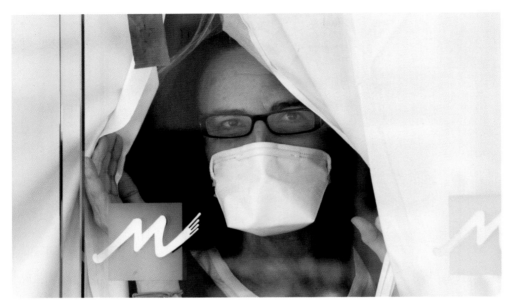

홍콩 정부는 2009년 5월 1일 신종 인플루엔자 감염자가 묵었던 메트로파크 호텔의 투숙객 전부를 1주일간 격리하는 조치를 취했다. 투숙객이 마스크를 쓴 채 창밖을 바라보는 모습이 안쓰럽다.

2009년 신종 인플루엔자 바이러스A(H1N1)가 확산되면서 전 세계가 혼란에 빠졌다. 초기에는 돼지 인플루엔자 바이러스로 불리며 이전에 유행했던 조류 인플루엔자 바이러스에 이어 인수공통질병이 확산되는 게 아니냐는 불안을 불러 일으켰다.

현재 신종 인플루엔자 바이러스를 치료하는 항바이러스제로 타미플루와 릴렌자가 쓰이고 있다. 하지만 두 제품의 재고가 턱없이 부족한 데다가 백신을 개발해도 또다시 약제에 내성을 가진 바이러스가 생기진 않을까 걱정하는 목소리도 들린다. 전문가들 사이에도 인플루엔자 대유행의 전초전이라는 이야기도 나올 정도로 불안감이 확산되었다. 신종 인플루엔자 바이러스에 대한 진실을 살펴본다.

신종 인플루엔자 바이러스는 RNA 바이러스?

바이러스는 DNA 또는 RNA의 형태로 유전 물질을 전달해 유전과 증식, 진화를 한다. 하지만 바이러스는 생명체인 박테리아와 달리 물질 대사에 필요한 단백질을 스스로 합성하지 못하기 때문에 생존에 필요한 모든 물질을 숙주 세포에서 얻는다. 박테리아는 세포막과 세포벽을 갖지만, 바이러스는 중심부의 핵산과 이를 둘러싸고 있는 단백질 껍질이 전부며 세포막과 세포벽이 없다. 숙주 세포 밖에서 결정체로 존재하는 바이러스는 생물과 무생물의 중간단계인 셈이다.

신종 인플루엔자 바이러스는 총 8개의 RNA 절편(각각 HA, NA, NS, M, NP, PB1, PB2, PA 유전자를 담고 있다)을 갖고 있는 RNA 바이러스다. 모든 바이러스는 DNA나 RNA 중 한 가지 핵산을 갖고 있는데, 이를 기준으로 DNA 바이러스와 RNA 바이러스로 나뉜다. 대표적인 RNA 바이러스로는 인플루엔자 바이러스 외에 에볼라 바이러스, 에이즈 바이러스 등이 있다. 천연두 바이러스와 헤르페스 바이러스는 DNA 바이러스다. DNA 바이러스는 돌연변이가 잘 생기지 않지만 RNA 바이러스는 돌연변이가 잘 생겨 예방이 어렵다.

신종 인플루엔자 바이러스A(H1N1)

신종 인플루엔자 바이러스는 총 8개의 RNA 절편을 갖고 있는 RNA 바이러스다. 표면에는 헤마글루티닌(HA)과 뉴라미니다아제(NA)라는 두 가지 당단백질이 있으며, 그 종류에 따라 144가지 아형으로 구분된다.

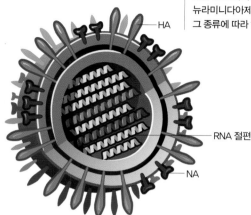

HA

RNA 절편

NA

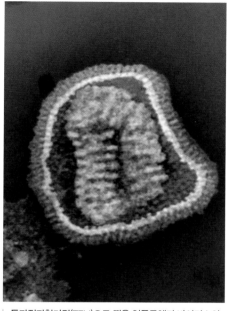

투과전자현미경(TEM)으로 찍은 인플루엔자 바이러스의 사진. 인플루엔자 바이러스는 RNA(보라색 부분)의 형태로 유전 물질을 전달한다.

2 인플루엔자 A형과 H1N1의 의미?

감기 중에서 가장 '독종'인 감기를 독감(influenza 또는 flu)이라고 한다. 의학적으로는 감기를 옮기는 바이러스 중 인플루엔자 바이러스에 의한 감염을 말한다. 독감에 걸리면 39℃ 이상의 고열과 누구한테 얻어맞은 듯한 심한 근육통이 일어난다. 또 사계절 어느 때를 가리지 않고 찾아드는 일반 감기와 달리 주로 가을과 겨울에 찾아드는 것이 독감이다. 그러나 일반적인 증상만 가지고 감기와 독감을 구별하기란 쉽지 않다는 것이 의사들의 견해다.

독감을 옮기는 감기 바이러스에는 인플루엔자 A형, B형, C형 등 3가지 유형이 있다. A형 바이러스 중 일부는 인플루엔자 대유행(팬데믹)과 유행성 독감을 일으키며 B형은 일반적인 독감을 일으킨다. C형은 증세가 약한 감기를 일으킨다. 그러나 인플루엔자는 뛰어난 변신 능력을 가지고 있어 똑같은 인플루엔자는 하나도 없다고 한다. 인플루엔자의 변신은 매년 또는 몇 년마다 조금씩 변하는 '소유행'과 10–15년마다 크게 바뀌는 '대유행'이 있다. 스페인 독감, 홍콩 독감, 일본 독감 등은 이런 유행을 지칭한다.

신종 인플루엔자 바이러스는 A형으로 크기가 약 80~120nm(나노미터, 1nm=10^{-9}m) 정도며 구형이다. 표면에는 헤마글루티닌(HA)과 뉴라미니다아제(NA)라는 두 가지 당단백질이 돌기처럼 솟아 있다. 헤마글루티닌은 H1에서 H16까지 16종류가 있으며, 뉴라미니다아제는 N1에서 N9까지 9종류가 있다. 두 당단백질의 조합에 따라 인플루엔자 바이러스는 총 144가지(16×9) 아형(subtype)으로 구분되며, H3N2, H5N1과 같은 식으로 나타낸다. 이번 신종 인플루엔자 바이러스는 H1N1형이다.

이렇게 이름 붙이는 이유는 두 당단백질이 바이러스의 복제와 증식에 열쇠 같은 역할을 하기 때문이다. 헤마글루티닌은 바이러스가 숙주 세포로 들어갈 때 필요한 열쇠라면, 뉴라미니다아제는 증식된 바이러스가 숙주 세포에서 빠져나올 때 필요한 열쇠다. 헤마글루티닌은 바이러스가 숙주 세포 표면에 있는 시알산과 결합하도록 만든다. 그 뒤 바이러스는 숙주의 세포막과 자신의 외피를 융합시켜 RNA를 숙주세포의 세포질에 넣는다.

숙주세포로 들어간 바이러스의 RNA는 세포핵으로 이동해 복제되며 세포질에서는 새로운 바이러스를 만드는 데 필요한 단백질이 합성된다. 이렇게 RNA와 단백질이 합성되면 숙주 세포 표면에서는 새로운 바이러스를 방출할 준비를 한다. 이때 뉴라미니다아제는 숙주 표면의 시알산에서 바이러스를 분리해 복제된 바이러스를 방출하는 역할을 한다.

신종 플루 궁금증

계절성 독감의 의미?

3 현재까지 발견된 감기 바이러스는 200종이 넘는다. 그 중 겨울철 계절성 독감을 일으키는 건 인플루엔자 바이러스다. 독감은 인플루엔자 바이러스가 코나 목 같은 상부 호흡기와 폐를 포함한 하부 호흡기에 감염을 일으킬 때 발생하며 갑작스런 고열이나 두통, 근육통 같은 증상을 일으킨다.

일반 감기를 일으키는 바이러스에는 리노바이러스나 아데노바이러스, 코로나바이러스 등이 있다. 감기는 코와 목 부분을 포함한 상부 호흡기에 바이러스가 침범할 때 걸리며 바이러스에 따라 콧물, 코막힘, 목 부위의 통증, 기침과 근육통 등 다양한 증상이 나타난다. 감기의 절반 정도는 리노바이러스가 일으키며 콧물이 많이 나는 게 특징이다. 아데노 바이러스는 목감기를 일으킨다.

겨울철 독감에 잘 걸리는 이유는 기온이 낮은 계절이 인플루엔자 바이러스의 생존에 유리하기 때문이다. 게다가 낮은 습도가 독감의 감염을 쉽게 만들어 증상을 악화시키고 전염성을 더 높인다.

미국 오리건주립대 제프리 샤먼 교수팀은 2009년 2월 절대 습도가 낮을수록 독감 발병률과 전염성이 높다는 연구 결과를 《미국국립과학원회보(PNAS)》에 발표했다. 하지만 최근에는 겨울철로 접어든 남반구에서 철새나 오리 등 조류가 북반구로 이동하며 고병원성 인플루엔자 바이러스를 옮기는 일이 늘고 있다. 계절이나 온도와 관계없이 독감이 유행할 가능성이 커진 셈이다. 또한 전문가들은 지구 온난화가 가속되면서 동남아의 열대성 기후에 토착화된 바이러스가 점점 북상하고 있다고 말한다. 계절성 독감이라는 말이 무의미해질 수도 있다는 뜻이다.

왜 돌연변이가 일어날 확률이 큰가?

4 한 번 예방 접종을 하면 항체가 생겨 평생 다시 걸리지 않는 홍역 같은 질병과 달리 독감은 매년 예방 접종을 해야 한다. 신종 인플루엔자 바이러스 역시 기존에 만들어진 독감 예방 백신이 듣지 않는다.

천연두 바이러스 같은 DNA 바이러스는 일단 백신을 개발하면 퇴치하기 쉽다. 돌연변이가 잘 일어나지 않기 때문이다. 세계보건기구(WHO)는 1980년 5월 8일 스위스 제네바에서 열린 제33차 총회에서 지구상에서 천연두 바이러스가 완전히 사라졌다고 선언했다.

하지만 RNA 바이러스는 돌연변이가 DNA 바이러스보다 더 잘 일어나 몸속의 항체나 항바이러스제와 같은 약품에 내성을 갖기에 유리하다. RNA 바이러스는 유전자 복제 오류를 스스로 교정할 능력이 없어 유전 정보인 게놈을 복제할 때 DNA 바이러스보다 돌연변이가 일어날 확률이 10만~1000만 배 크기 때문이다.

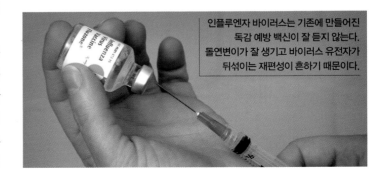

인플루엔자 바이러스는 기존에 만들어진 독감 예방 백신이 잘 듣지 않는다. 돌연변이가 잘 생기고 바이러스 유전자가 뒤섞이는 재편성이 흔하기 때문이다.

돼지나 새가 감염되는 인플루엔자에 사람이 감염되는 이유

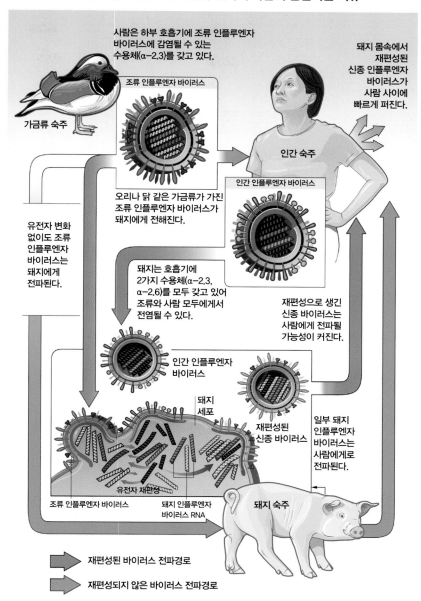

사람은 하부 호흡기에 조류 인플루엔자 바이러스에 감염될 수 있는 수용체(α-2.3)를 갖고 있다.

돼지 몸속에서 재편성된 신종 인플루엔자 바이러스가 사람 사이에 빠르게 퍼진다.

조류 인플루엔자 바이러스

가금류 숙주

인간 숙주

인간 인플루엔자 바이러스

오리나 닭 같은 가금류가 가진 조류 인플루엔자 바이러스가 돼지에게 전해진다.

유전자 변화 없이도 조류 인플루엔자 바이러스는 돼지에게 전파된다.

돼지는 호흡기에 2가지 수용체(α-2.3, α-2.6)를 모두 갖고 있어 조류와 사람 모두에게서 전염될 수 있다.

재편성으로 생긴 신종 바이러스는 사람에게 전파될 가능성이 커진다.

인간 인플루엔자 바이러스

돼지 세포

재편성된 신종 바이러스

일부 돼지 인플루엔자 바이러스는 사람에게로 전파된다.

유전자 재편성

조류 인플루엔자 바이러스

돼지 인플루엔자 바이러스 RNA

돼지 숙주

➡ 재편성된 바이러스 전파경로

➡ 재편성되지 않은 바이러스 전파경로

인플루엔자 바이러스는 RNA 바이러스 중에서도 변이가 특히 심하다. 돌연변이 외에 하나의 숙주 세포에 두 종류 이상의 인플루엔자 바이러스가 동시에 감염될 경우 숙주 세포 안에서 바이러스 유전자가 뒤섞이는 재편성(reassortment)이 일어날 수 있기 때문이다. 신종 인플루엔자 바이러스는 북미 AI 바이러스(PB2, PA)와 인간 인플루엔자 바이러스(PB1), 유라시안돼지 인플루엔자 바이러스(NA, M)에 북미의 전통적인 돼지 인플루엔자 바이러스(HA, NP, NS)까지 4가지 바이러스의 RNA가 뒤섞여 생긴 변종이다. 전문가들은 "돼지에서 각 바이러스가 재편성되면서 생긴 변종으로 보인다"고 설명한다. 초기에 돼지 인플루엔자로 불린 이유는 바로 이 때문이다.

서울대학교 수의대학 김재홍 교수는 "RNA 바이러스가 가진 불안정성도 점변이(point mutation) 같은 돌연변이를 일으키는 원인이 된다"고 설명했다. 점변이는 RNA 복제 과정에서 RNA를 구성하는 뉴클레오티드 1~2개가 뒤바뀌는 현상을 말한다.

예를 들어 원본 RNA의 일부분이 A(아데닌)-T(티민)-G(구아닌)으로 이뤄져 있는데, 복제 과정에서 티민이 들어갈 자리에 U(우라실)이 삽입돼 A-U-G가 되는 식이다.

RNA를 구성하는 5탄당인 리보오스는 DNA를 구성하는 5탄당인 디옥시리보오스보다 히드록시기(-OH) 하나를 더 갖고 있어 상대적으로 불안정하다. 히드록시기의 산소 원자에 있는 2쌍의 비공유전자쌍이 주변의 다른 분자와 반응하려는 성질이 크기 때문이다. 디옥시리보오스는 리보오스의 2번 탄소에 붙어있던 히드록시기가 떨어져나간 형태다.

● 인플루엔자 바이러스 병원성의 진실

신종 플루 궁금증

동물들이 감염되는 인플루엔자에 사람이 왜 감염될까?

5

1997년 조류 인플루엔자(AI)가 닭이나 오리 같은 가금류에서 사람으로 전염돼 심각한 독감을 일으킬 수 있음이 밝혀져 큰 충격을 줬다. 신종 인플루엔자 바이러스도 초기 '돼지 인플루엔자'로 불리며 전 세계를 공포에 떨게 했다. 인수공통질병이 점차 확산되는 게 아닌가하는 우려 때문이었다. 돼지에서 사람으로 전파된 경로가 밝혀지지 않아 명칭을 신종 인플루엔자 바이러스로 바꿨지만 전문가들은 신종 인플루엔자 바이러스가 근래에 돼지에서 사람으로 전파된 것으로 보고 있다. 신종 인플루엔자 바이러스에서 가장 최근에 일어난 변이가 돼지 인플루엔자 유전자끼리 뒤섞여 나타났기 때문이다.

일반적으로 서로 다른 종 사이에는 질병이 잘 전염되지 않는다. 각 동물마다 질병의 수용체가 다르기 때문이다. 이를 종간장벽이라고 한다. 그런데 돼지나 닭이 감염되는 인플루엔자 바이러스에 사람이 왜 감염될까?

일반적으로 조류의 호흡기 상피세포에 있는 인플루엔자 바이러스 수용체(α-2.3)는 포유류가 갖는 수용체(α-2.6)와 다르다. 그런데 사람은 폐 근처의 하부 호흡기에 고병원성 조류 인플루엔자(H5N1) 바이러스에 감염될 수 있는 수용체(α-2.3)를 적은 양이지만 추가로 갖고 있다. 하지만 가까이서 고농도의 H5N1에 노출되지 않을 경우 바이러스가 하부 호흡기까지 도달하지 않기 때문에 조류 인플루엔자에 쉽게 감염되지는 않는다. 충남대학교 수의대학 김철중 교수는 "돼지는 호흡기에 2가지 수용체를 모두 갖고 있어 조류와 사람 모두에게서 전염될 수 있다"며 "돼지는 여러 가지 인플루엔자 바이러스가 섞일 수 있는 중간 숙주인 셈"이라고 말했다.

인플루엔자 바이러스는 호흡기로 전염되며 음식물로는 전파되지 않는다. 바이러스의 수용체가 호흡기에만 존재해 식용으로 섭취하는 살코기 부분이 감염될 확률은 낮기 때문이다. 또한 71℃ 이상의 열로 요리하면 인플루엔자 바이러스는 사멸한다.

인플루엔자 바이러스에 감염되는 일을 막으려면 어떻게 해야 할까? 최선의 방법은 손을 잘 씻는 것이다. 손에 묻은 인플루엔자 바이러스가 코나 입에 닿을 때 감염될 수 있기 때문이다. 가까운 거리는 공기로도 전파되므로 환자는 기침할 때 일회용 티슈나 손수건으로 막아야하며 마스크를 착용해 바이러스를 퍼뜨리지 않도록 해야 한다.

눈에 보이지 않지만 인플루엔자 바이러스는 침에 섞여 공기로도 전파된다. 환자는 기침할 때 일회용 티슈나 손수건으로 막아 바이러스를 퍼뜨리지 않도록 해야 한다.

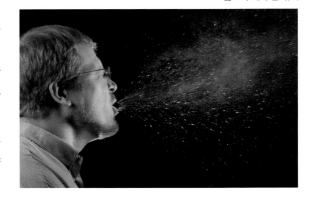

6 타미플루 언제 먹어야 하나?

항바이러스제 타미플루와 릴렌자는 복제된 바이러스가 뉴라미니다아제로 시알산을 끊고 숙주 세포에서 빠져나가는 일을 막는다. 그래서 바이러스가 기관지나 폐로 퍼지기 전에 사용해야 효과가 높다. 몸에서 열이 나기 시작한 뒤 12시간 안에 사용하면 48시간이 지난 뒤 사용했을 때보다 몸속에서 바이러스가 생존하는 기간을 약 3일 정도 줄일 수 있다.

타미플루나 릴렌자를 예방용으로 사용할 경우 효과가 있을까? 신종 인플루엔자 바이러스에 걸리지 않은 건강한 사람이 항바이러스제를 복용할 경우 신종 인플루엔자 바이러스에 걸릴 확률이 70~80%가량 줄어든다. 하지만 전문가들은 항바이러스제를 예방용으로 사용해선 안 된다고 말한다.

타미플루를 복용한 중학생이 아파트 6층에서 투신하는 사건이 발생하면서 타미플루의 부작용에 대한 관심이 커졌다. 타미플루를 복용한 사람들에게서 가장 빈번히 나타난 이상 반응은 투여한 지 이틀째에 많이 발생하는 구역질과 구토 증상이다. 하지만 타미플루 임상 시험에서 드물게 의식 장애나 이상 행동, 환각, 망상, 경련과 같은 정신신경계 이상이 보고됐다.

일본에서도 타미플루를 복용한 10대 청소년이 잇달아 투신하는 사건이 있었다. 일본 후생노동성은 2000년 12월에서 2009년 3월까지 타미플루를 복용한 뒤 환청이나 환각을 경험하거나 '이상 행동'을 한 것으로 보고된 353명을 조사한 결과 총 29명이 건물에서 투신했으며 그중 10대가 23명이나 됐다. 일본 후생노동성은 타미플루와 이상 행동의 연관성을 증명하기 어렵지만 부인할 수도 없다고 결론 내렸다.

이에 따라 보건당국은 미성년자에게 타미플루를 투여할 때 주의를 당부하는 내용의 의약품 안전성 서한을 의·약 단체에 배포했다. 타미플루를 처방받은 미성년자에게서 이상 행동이 발현될 위험이 있으며 환자가 집에서 요양할 경우 사고를 방지하기 위해서 적어도 2일 동안은 혼자 있지 않도록 보호자가 주의를 기울이라는 내용이다. 김창오 교수는 "아직까지 타미플루가 정신계통에 이상을 일으킨다는 연구 결과나 증거가 나오지 않았다"며 "미성년자에게 투약할 때 주의해야 하지만 필연성은 없다고 본다"고 말했다.

게다가 타미플루를 예방 목적으로 사용하려는 사람들이 있어 주의가 필요하다. 신종플루 예방 백신은 몸에 항체를 형성시켜 앞으로 6개월간 체내에 침입하는 바이러스를 무력화시킨다. 하지만 타미플루는 예방제가 아니라 치료제. 물론 타미플루를 복용하는 동안은 인플루엔자 바이러스에 대한 예방 효과가 있지만 약을 사용하는 동안에만 예방 효과가 지속된다. 전문가들은 "인플루엔자 바이러스가 해당 지역에서 대유행할 만한 징후가 있을 경우에 한해 타미플루를 예방에 사용해야 한다"고 입을 모은다.

2009년 5월 WHO의 백신 전문가인 신도 니키 박사는 "신종 인플루엔자 바이러스 감염자 중 약 10%만 타미플루나 릴렌자를 사용해야 할 환자들"이라며 "예방용으로 항바이러스제를 사용하지 말 것"을 각국에 요청했다. 신종 인플루엔자 바이러스가 전 세계로 빠르게 퍼졌지만 병원성이 약해 휴식을 취하며 물을 충분히 먹으면 낫기 때문에 타미플루를 과처방하지 말 것도 권고했다. 예방용으로 사용할 경우 정작 사태가 악화됐을 때 약제가 부족할 수 있을 뿐만 아니라 내성을 가진 바이러스가 출현할 가능성도 배제할 수 없다. 또한 언제 신종 인플루엔자에 걸릴지 모르는데 계속 약을 먹을 수도 없는 일이다. 미국 로스앤젤레스 캘리포니아대(UCLA)의 전염병 전문가인 스코트 래인 박사는 "항바이러스제를 남용하는 것은 내성을 가진 바이러스를 선발하는 일이나 마찬가지"라고 경고했다. 내성을 갖지 못한 바이러스는 모두 사라지고 돌연변이로 내성을 갖게 된 바이러스만 살아남기 때문이다.

타미플루는 바이러스가 기관지나 폐로 퍼지기 전 12시간 안에 복용해야 효과가 높다.

● 인플루엔자 바이러스 병원성의 진실

신종 플루 궁금증

7 타미플루와 릴렌자가 신종 인플루엔자 바이러스를 무력하게 만드는 메커니즘은?

타미플루가 뉴라미니다아제의 활성부위와 결합하려면 활성 부위의 일부 아미노산이 재배열되면서 구조가 변해야 한다. 활성부위의 E276이라는 아미노산이 회전하면서 아미노산 R224와 결합하면 타미플루의 곁사슬이 결합할 수 있는 구조로 바뀐다. 그런데 일부 바이러스는 뉴라미니다아제 활성 부위의 아미노산에 변이(H274Y, R292K, N294S)가 생겼으며 그 결과 아미노산 E276이 회전하지 않아 타미플루는 더 이상 뉴라미니다아제와 결합할 수 없게 된다.

활성 부위에 있는 아미노산인 발린과 물 분자가 결합해 타미플루가 결합하는 일을 막는 변이(E119V)도 나타났다. 하지만 이런 변이는 릴렌자가 활성부위와 결합할 때는 영향을 미치지 않는다. 릴렌자는 활성부위 구조의 변화가 없어도 바로 결합할 수 있기 때문이다. 이렇게 높은 비율로 내성을 갖는 바이러스가 나타난 이유는 무엇일까? 전문가들은 "불충분한 양을 복용해 인플루엔자 바이러스를 뿌리 뽑는 데 실패했을 뿐 아니라 증상이 심하지 않은 환자에게도 항바이러스제를 남용했기 때문"이라고 말했다.

8 신종 인플루엔자 팬데믹 될까?

전문가들은 신종 인플루엔자가 전 세계로 계속 퍼져 나가며 대유행(팬데믹)이 되지 않을까 우려하고 있다. 발생 초기보다 사망자 수나 전파속도는 줄었지만 쉽게 사라질 조짐이 보이지 않기 때문이다. 고려대학교 의과대학 감염내과 김우주 교수는 "신종 인플루엔자가 1918년 스페인 독감 때처럼 한 번 유행한 뒤 겨울철에 다시 찾아올 가능성도 배제할 수 없다"고 경고했다.

다행히 초기 우려와 달리 신종 인플루엔자는 독성이 그다지 크지 않은 것으로 드러났다. 신종 인플루엔자 발생 초기에 멕시코에서 사망자가 많았던 이유는 위생 환경이 좋지 않은 곳에 살며 영양 상태가 좋지 않은 환자들이 폐렴 등 2차 질병으로 사망한 경우가 많았기 때문이다. 의료 환경도 좋지 않아 적절히 항생제로 치료를 받지 못한 환자가 대부분이었다.

팬데믹을 판별하는 3가지 기준은 '바이러스가 많은 변이를 일으켜 종간장벽을 뛰어 넘었는가', '인체 감염시 얼마나 치명적인가', '인간에서 또 다른 인간으로 바이러스가 전파되는가'이다. 현재까지 인류에게 가장 큰 피해를 입힌 인플루엔자 바이러스는 스페인 독감(H1N1)으로 사망률이 10%가 넘었다. 1918년에서 1919년 사이에 약 5억 명의 사람이 감염돼 그중 약 5000만 명의 사람들이 사망했다.

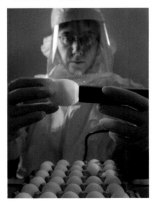

하지만 신종 인플루엔자 바이러스는 스페인 독감과 H1N1으로 아형은 같지만 병원성과 전파성이 다르다. 신종 인플루엔자는 스페인 독감보다 전파성은 높지만 병원성은 떨어진다. 각 유전자가 가진 염

유정란에 바이러스를 접종시켜 백신을 대량 생산하는 데 필요한 종자 바이러스를 증식시킨다.

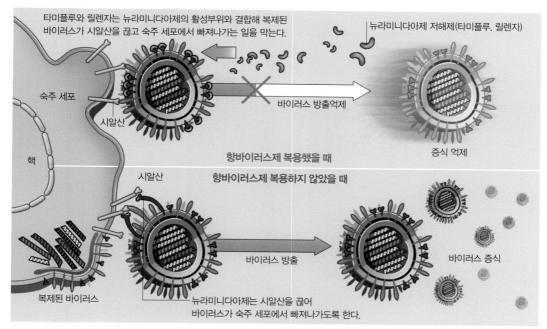

타미플루와 릴렌자는 뉴라미니다아제의 활성부위와 결합해 복제된
바이러스가 시알산을 끊고 숙주 세포에서 빠져나가는 일을 막는다.

뉴라미니다아제 저해제(타미플루, 릴렌자)

숙주 세포

시알산

핵

바이러스 방출억제

증식 억제

항바이러스제 복용했을 때

시알산

항바이러스제 복용하지 않았을 때

바이러스 방출

바이러스 증식

복제된 바이러스

뉴라미니다아제는 시알산을 끊어
바이러스가 숙주 세포에서 빠져나가도록 한다.

타미플루와 릴렌자가 신종 인플루엔자를 치료하는 원리.
항바이러스제 타미플루와 릴렌자는 복제된 바이러스가 숙주
세포에서 빠져나가지 못하게 한다.

기 서열이 스페인 독감과 다르기 때문이다. 신종 인플루엔자 바이러스의 염기 서열 분석 결과 스페인 독감이나 조류 인플루엔자(H5N1)처럼 고병원성 바이러스의 HA 유전자에서 나타나는 이염기 아미노산이 없고 NS1과 PB2 유전자에도 병원성 관련된 변이가 없는 것으로 드러났다.

그러나 전파력이 강한 신종 인플루엔자 바이러스가 동남아 지역에 퍼져 조류 독감을 일으킨 H5N1과 뒤섞일 경우 병원성이 강하면서 동시에 전파력이 강한 신종 바이러스가 나타나는 최악의 시나리오를 배제할 수 없다.

동남아 지역은 비록 기온이 높다고 하지만 닭이나 오리, 돼지의 서식지가 사람이 사는 곳과 분리 되지 않고 마당에서 함께 사는 경우가 많아 바이러스가 뒤섞일 가능성이 크기 때문이다.

서울대학교 수의대학 김재홍 교수는 "바이러스는 종간장벽이 있어 다른 종에 쉽게 전파되지 않지만 일단 종간장벽이 깨지면 급격히 변이가 일어나면서 병원성이 커지고 숙주의 범위를 확대할 수 있다"며 "그 결과 바이러스가 급격히 퍼질 가능성이 있다"고 설명했다. 팬데믹을 막기 위해서는 뉴라미니다아제의 기능을 막는 타미플루나 릴렌자에만 의존해서는 안 된다. 바이러스의 생활사를 정확히 이해해 여러 부분을 타깃으로 삼는 치료제를 다양하게 개발해야 한다. 여러 가지 치료제에 대한 내성을 한꺼번에 지닌 바이러스는 출현하기 어렵기 때문이다.

이와 함께 앞으로 팬데믹을 초래할 수 있는 미지의 신종 인플루엔자 바이러스가 나타날 경우 이를 예방할 수 있는 백신을 신속히 생산할 수 있는 국가 시스템을 갖추는 일이 필요하다.

현재 정부와 녹십자가 합작해 전남 화순에 신축한 독감 백신 공장도 유사시 독감 백신 생산 시스템에서 팬데믹 인플루엔자 백신을 생산하겠다는 전략이 담겨 있다. 더 나아가 백신 생산 기술을 확보할 수 있는 다양한 차원의 연구도 필요하다.

● 정신 건강에 소홀한 한국인

정신 질환 권하는 경쟁 사회

40분에 1명씩, 하루 평균 35명. 1년에 1만 2858명.

2009년 한 해 동안 한국에서 자살한 사람 수다. 언제 인기가 떨어질까 염려하는 연예인, 사업에 실패한 사업가, 오르지 않는 성적을 비관하는 청소년, 인생을 바쳐 자식을 키우고 내조했지만 가족에게 인정을 받지 못하는 50대 주부……. TV에서 누가 자살했다는 뉴스가 나와도 감정이 무뎌질 만큼 자살하는 사람이 많아졌다. '죽으면 그만'이라는 잘못된 생각과 건강하지 못한 정신 탓이다. 물질주의와 경쟁의식이 만연한 현대 사회에서 한국인은 갖가지 정신 질환과 인격 장애로 시름시름 앓고 있다. 오랫동안 분노를 참다가 생긴 '화병'부터 자기만의 슬픈 세계에 갇혀버린 '우울증', 지나친 음주로 인한 '알코올 중독', 삶에 여유가 사라져버린 '불면증', 날로 증가하는 강력 범죄와 함께 확률이 높아진 '트라우마'까지 위험이 도사리고 있다. 이 질환들은 쉽게 자각하기 어려운데다, 가볍게 넘기다가 큰 병으로 키우기 쉽다.

사람들은 종합 검진을 통해 몸에 병이 있는지 수시로 관찰한다. 평소에도 몸에 좋은 음식을 먹거나 운동을 꾸준히 해 건강을 지키려고 노력한다. 그런데 정신 건강을 지키기 위해 평소부터 노력하고, 전문의를 찾아가 정기적으로 관찰하는 사람은 몇이나 될까? 정신과를 드나들면 미친 사람으로 보는 사회 분위기 때문에 정신에 문제가 있는 게 아닌지 의심이 들더라도 쉽게 방문하기 어렵다. 정신 건강을 위해 특별히 신경 쓰는 사람도 많지 않다. 그만큼 한국인들은 정신 건강에 소홀하다.

정신 질환이라고 하면 대개 정상적인 생활이 불가능해 사회로부터 격리시켜야 하는 '심각한 정신 분열'을 떠올린다. 그러나 정신 질환은 드라마나 영화에서 나오는 광적인 모습뿐이 아니다. 전문의들은 "정신 질환이 있는지 여부조차 알 수 없거나 병원에 가지 않아도 정상적으로 사는 것처럼 보이는 것이 많다"며 "이런 경우 오히려 병을 키우다가 안타까운 죽음(자살)을 맞는다"고 꼬집었다. 복잡하고 경쟁이 극심한 세상에서 현대인은 다양한 정신 질환에 노출돼 있다. 내 자신과 사랑하는 가족, 친구의 행복한 삶을 위해 어떤 정신 질환이 사회에 '있는 듯 없는 듯이' 만연하고 있는지 알아둘 필요가 있다. 대한신경정신의학회는 현대인이 흔히 앓는 정신 질환을 홈페이지에 소개했다. 그중 한국 사회에서 정신 질환인지 자각하지 못하거나, 병원을 찾지 않고 가볍게 여겨 병을 키울 가능성이 많아 '빨간 비상등'이 켜진 5가지를 소개한다.

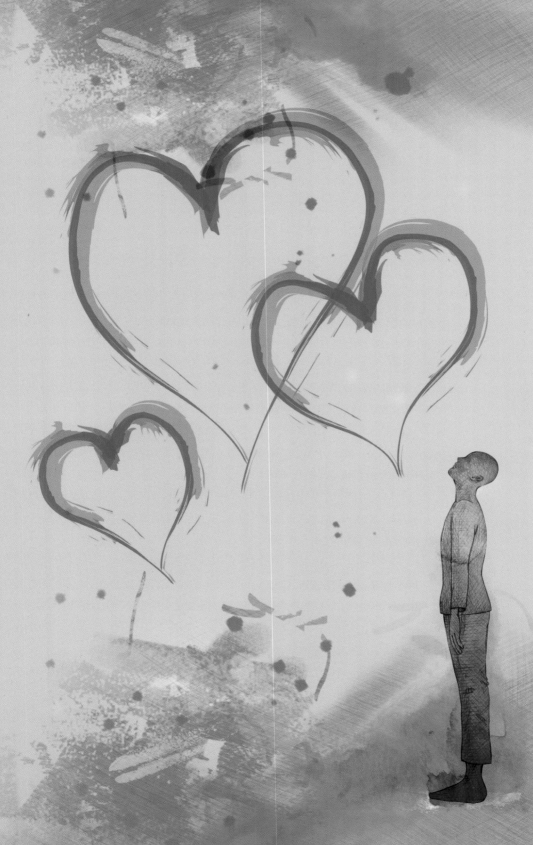

● 정신 건강에 소홀한 한국인

> 올해로 58세인 A씨는 과거에 사랑받는 막내딸이었지만 결혼과 동시에 인생이 달라졌다.
> 남편은 사업이 힘들다는 핑계로 술을 달고 살며 행패를 부리거나 아예 들어오지 않았다. A씨는 남편 없는
> 집에서 아이들 뒷바라지 하느라 청춘을 다 보냈다. 3년 전 남편이 사망한 뒤 시어머니는 매일 A씨 탓에
> 아들이 죽었다며 쓴 소리를 한다. 힘들게 키운 아이들은 가난이 싫다며 뛰쳐나가 연락이 끊긴 지 오래다.
> 최근 A씨가 자주 하는 말이 있다. "에휴. 속 터져! 억울해서 못살아. 이렇게 살아 뭐해?"

'화 누르며 살아가는 한국 엄마' 폭발 직전, 화병

화가 나도 꾹꾹 참으며 겉으로는 아무렇지 않게 사는 사람이 많다. 그런데 화를 오랫동안 참으면 화병(火病)이 된다. A씨처럼 평생 가족을 위해 희생한 며느리, 며느리 눈치를 보며 살아온 시어머니, 잘난 형제들 틈에서 무시당하며 사는 막냇동생 등 분노를 참는 사람은 많다. 화병은 특히 중년 여성에게서 많이 나타난다.

과거 화병은 우울증이나 스트레스 관련 정신 장애와 혼용돼 왔다. 한국자연의학종합연구원의 이시형 원장과 정신과 종합전문병원인 서울 은평병원 민성길 원장은 화병이 독립적인 정신 질환이라는 사실을 국내외 학계에서 인정받도록 노력해왔다. 마침내 민 원장은 2009년 "화가 나더라도 참는 것이 미덕이며, 자식을 위해 어머니가 인생을 희생하는 것이 도리인 한국 사회에서는 특별한 스트레스 관련 장애가 나타나는데, 이것이 화병"이라고 ≪세계 문화 정신의학≫에 발표했다. 국제 학계에서 화병을 하나의 정신질환(Hwabyung)으로 인정받은 것이다.

화가 나서 참는 행동이 모두 화병은 아니다. 화는 지극히 정상적으로 감정을 표출하는 방법이기 때문이다. 화가 나더라도 시간이 흐르면 흥분이 가라앉고 마음이 평온해진다. 그런데 화병은 수년에서 수십 년간 화를 참아서 병이 생긴다.

화병에 걸린 사람은 가슴에 응어리가 진 듯이 답답하고 통증이 느껴진다. 그러나 병원을 찾아가 X선 촬영이나 컴퓨터단층(CT) 촬영 검사를 해봐야 아무 문제가 없다는 말만 듣는다. 사실 화병 환자가 몸이 아픈 이유는 심리적 원인이다. 도파민이나 세로토닌 같은 신경 전달 물질의 균형이 깨졌기 때문이다. 특히 세로토닌이 부족하면 우울증까지 생기기 쉽다. 민 원장은 "우리나라에서는 화병만 치료해도 우울증이 많이 예방될 것"이라고 말했다.

전문가들은 "화병을 막으려면 화난 상태를 오래 놓아두거나 미움을 키우지 말고 분노를 빨리 긍정적으로 삭이라"고 조언한다. 피해 의식을 줄이고, 상황을 객관적으로 살펴 대처하는 것도 좋다. 부정적인 생각과 분노를 축적하면 정신 건강이 상하는 건 결국 나 자신이다. 자기 속마음을 터놓을 수 있는 가까운 사람에게 내면의 이야기를 솔직하게 해보는 것도 좋다. 화병 환자가 자기 얘기를 어렵게 꺼냈을 때, 주변 사람은 꼭 해답을 줄 필요는 없다. 그 사람의 말을 들어주고 힘든 감정을 이해해주는 것만으로도 힘을 얻기 때문이다.

> 목이 뻣뻣해질 정도로 머리에 힘을 주고 꿈에서 겨우 빠져나왔다. 여기저기서 살려달라는 고함, 파도가 심하게 출렁이는 소리, 뼛속까지 시리게 하는 바닷물, 온몸을 감싸는 공포……. 분명 아까까지 침몰하는 배에 있었는데, 깨어보니 뻣뻣한 이불 속이다. T군은 군함을 타고 나라를 지키겠다는 생각에 해군에 자원입대했다. 한 번도 후회한 적이 없었다. 알 수 없는 폭발로 같은 배에 타고 있던 동료 중 절반이 바다에 가라앉은 그날 밤까지는. 그 뒤로 T군은 배를 타기는커녕 수영도, 목욕조차 하기 무섭다. 물만 보면 그날의 악몽이 다시 되살아나기 때문이다.

영혼 갉아먹는 저승 문턱에 대한 기억, 트라우마

타고 있던 배가 침몰했다거나, 백화점이 무너졌다거나, 강도를 당했다거나……. 대형 사건 사고가 일어났을 때 '죽음의 위협'을 강렬하게 느낀 사람들은 외상 후 스트레스 장애(트라우마)가 생길 수 있다. 대개 재난이 끔찍할수록, 피해자의 감성이 예민할수록 심각한 후유증이 따른다.

사람들의 약 55%는 살면서 충격적인 사건을 경험하지만 트라우마가 발병할 확률은 6.7%에 지나지 않는다. 하지만 대형 사건 사고를 겪으면 전문의와 상담하는 게 좋다. 이 질환이 사람에 따라 수십 년이 지난 뒤에도 발생할 수 있기 때문이다. 과거에 받았던 심리적인 충격이 해결되지 않았다가 현재 비슷한 일을 겪어 떠오르거나, 나쁜 기억이 반복적으로 떠오르면서 자극적으로 발달한다.

전문가들은 트라우마의 생리적 원인으로 "뇌에서 도파민과 노르아드레날린이 비정상적으로 활성화되어 혈압과 심장박동수가 증가된 상태로 지속되기 때문"이라고 설명했다. 그래서 작은 충격에도 쉽게 흥분하고, 사건이 일어나던 장면이 생생하게 환각과 환청으로 나타나며 수면장애에 시달린다. 사건에 대한 기억을 억지로 잊으려고 노력하다가 극도로 긴장해 예민한 상태가 되기도 한다. 동료들의 거의 다 죽고 자기 혼자 살아남았다는 이유로 죄책감에 빠지는 사람도 있다. 결국 불안 장애나 우울증, 정신 분열 같은 다른 정신 질환이 생길 수 있다.

트라우마를 조기에 발견했거나 증상이 가볍다면 단기간 동안 항우울제나 항불안제, 자율신경계 조절 약물로 치료할 수 있다. 하지만 오랫동안 지속되거나 상태가 심각할 경우 입원해 질환에 대한 치료 외에도 사회에 다시 적응하기 위한 재활치료와 인지행동치료 등을 받아야 한다.

강력 범죄가 날로 증가하면서 사람들이 충격적인 사건을 겪고 트라우마에 시달릴 가능성도 높아졌다. 민성길 원장은 "성폭력을 당한 피해자는 각별히 신경 써야 한다"고 말했다. 성폭력 피해자는 생명의 위협과 동시에 자존심에 큰 상처를 입었기 때문이다. 민 원장은 "성폭력 피해자가 상황을 객관적으로 인정하도록 돕고, 더 이상 비슷한 일이나 관련된 일이 일어나지 않을 것이란 확신을 줘야 한다"고 설명했다. 그는 "범인을 검거하는 데 열중해 피해자를 여러 차례 심문해서는 안 될 것"이라고 강조했다.

● 정신 건강에 소홀한 한국인

> 차가운 바람이 머리카락을 흩날리는 아파트 옥상, 어두운 밤하늘에는 별빛 하나 보이지 않고 발밑에는 깜깜한 화단이 지옥처럼 보인다. 얼마 전 남자친구로부터 결별을 통보받은 B양은 죽기로 결심했다. 그녀가 '볼 품 없는 여자'라는 사실이 온 세상에 알려졌기 때문이다. 어려서부터 남들보다 못생긴 외모 탓에 그녀는 스스로 전염병 환자라도 되는 듯이 친구 한명 못 사귀었다. 그러다가 20살 때 그를 만났다. 그와 함께 할 미래에 대한 꿈에 부풀어 살았지만 결국 그도 B양을 떠나버렸다. B양이 죽은 다음날, 주변 사람들은 이렇게 수군댔다. "정말 안됐긴 한데, 어떻게 남자친구랑 헤어진 일로 자살까지 할까."

열등감이 파 놓은 '죽음의 구덩이', 우울증

자살을 보도하는 뉴스에 우울증이란 단어는 꼭 따라온다. 평소에 우울증을 앓다가 감정을 억제하지 못해 일을 저질렀다는 것이다. 하지만 '자살한 이유'를 들어보면 이해하기 어려운 경우가 많다. 민성길 원장은 "우울증 환자가 자살하도록 조종한 범인은 대부분 '열등감'"이라고 말했다. 자기가 만든 열등감을 이기지 못해 죽음을 택했다는 뜻이다.

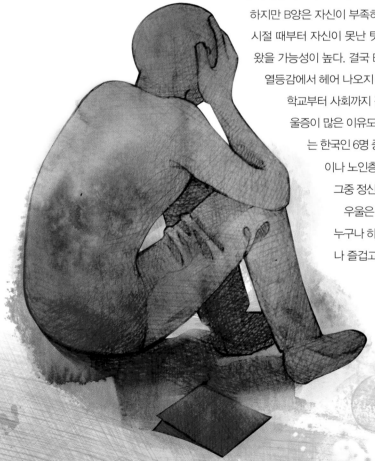

위 사례를 객관적으로 생각하면 B양은 단순히 남자친구와 헤어진 것뿐이다. 하지만 B양은 자신이 부족하고 못생겨서 남자가 떠났다고 생각했다. 학창 시절 때부터 자신이 못난 탓에 주변 친구들이 자기를 싫어한다고 생각해 왔을 가능성이 높다. 결국 B양은 이별의 슬픔 때문이 아니라 자기가 만든 열등감에서 헤어 나오지 못해 삶을 포기했다고 볼 수 있다.

학교부터 사회까지 경쟁 의식이 지나치게 만연한 한국 사회에서 우울증이 많은 이유도 열등감에서 찾을 수 있다. 대한신경정신의학회는 한국인 6명 중 1명이 우울증을 경험하고 있으며, 최근 청소년이나 노인층에서 급속도로 증가하고 있다고 보고하고 있다. 그중 정신과 상담 치료를 받는 수는 25%밖에 되지 않는다.

우울은 누구나 느낄 수 있는 정상적인 감정이다. 사람은 누구나 하루에도 몇 번씩 기분이 좋았다가 나빠진다. 그러나 즐겁고 슬픈 감정(조울)의 변화가 크지 않으며 안정한 상태를 유지한다. 큰 실패와 좌절을 경험했을 때는 더 우울해지지만 '시간이 약'이라는 말처럼 일정 시간이 지나면 원래대로 돌아온다.

반면 우울증 환자는 '시간이 독'이다. 슬픈 일들이 자기 때문에 일어났다는 부정적인 생각을 반복하기 때문이다. 우울증을 치료하지 않으면 만성적으로 지속되고 점점 심해진다.

학계에서 아직까지 명확한 원인은 밝혀지지 않았지만 세로토닌 같은 뇌 속 신경전달물질과 호르몬의 균형이 깨져 우울증을 지속시킨다는 주장이 우세하다.

'프로작'은 1988년 개발된 뒤 지금까지 전 세계에서 해마다 130억 달러(약 18조 원)라는 어마어마한 돈을 벌어들이는 우울증 치료제이다. 이 '프로작'이라는 알약을 먹으면 세로토닌이라는 신경 전달 물질의 양이 늘어난다. 세로토닌은 대뇌에서 분비되는데, 우리 몸에 세로토닌 양이 늘면 행복감을 느끼게 된다. 반대로 세로토닌이 줄면 사회성이 떨어지고 근심걱정은 많아지고 충동적인 성향도 커지게 된다.

2003년 세계적 과학저널인 《네이처》에 흥미로운 논문이 한 편 실렸다. 이 논문은 우울증이 유전적인 영향을 받는다고 주장하고 있다. 세로토닌 전달에 관여하는 단백질인 5-HTT 유전자에는 두 종류가 있는데, 이 중 한 형질(s형)을 지닌 사람은 다른 형질(l형)을 지닌 사람에 비해 자살할 확률이 3~5배 이상 높은 것으로 나타났다. 게다가 현재까지 조사된 결과에 따르면 우울증을 가진 사람은 그렇지 않은 사람에 비해 자살할 위험이 20배나 높다. 자살한 사람들에 대해 심리학적 부검을 해보면 많게는 88%까지 우울증을 갖고 있었다는 연구 결과도 있다.

우울증으로 인해 고통 받는 사람이 자살로 죽는 경우는 6명 중 1명꼴이다. 15%가 넘으니 굉장히 높은 수치이다. 하지만 자살한 이들 중 우울증을 치료하려고 병원에 다닌 사람은 3분의 1도 채 안 된다. 자신이 병에 걸렸다고 미처 깨닫지 못하는 사람도 있고, 개인사를 시시콜콜히 얘기하기 싫어 꺼리기도 하고, 병원을 찾는 일이 어색해 차일피일 미루기도 하다 보니 병원에 가기가 쉽지가 않다. 그런데 자살을 시도한 경험이 있는 사람이라도 치료를 계속하면 80%까지 자살 충동을 줄일 수 있다고 한다.

전문의들은 "본인이나 주변 사람이 우울증이라고 인지했을 때는 되도록 빨리 병원을 찾아 상담과 치료를 받으라"고 조언한다.

환자의 의지도 중요하지만, 주변 사람들이 환자를 많이 이해하려고 노력해야 한다. 다친 마음을 위로받고자 하는 심리가 환자에게 있기 때문이다. 예를 들어 우울증 환자가 먹기를 거부하는 행동에 대해 민원장은 "살아야겠다는 무의식이 발동한 결과"라고 설명했다. 자기가 굶으면 주변 사람들이 관심을 갖고 억지로라도 먹게 해 최소한 굶어죽는 결과는 막을 것이라는 심리 때문이다.

우울증 환자의 가족은 증상에 대해 비난하지 말아야 하며, 환자의 어려움을 듣고 공감을 하되 섣부른 충고는 하지 말아야 한다. 환자가 치료를 받도록 적극적으로 권유하고 약을 잘 먹도록 신경 쓰는 일도 중요하다.

우울증 체크리스트

아래 항목 중 5개 이상 증상이 적어도 2주동안 나타난다면 주요 우울 장애를 앓을 가능성이 있다.

☐ 하루 대부분을 우울하게 보낸다.
☐ 즐겁고 행복한 감정이 눈에 띄게 준다.
☐ 식욕이나 체중, 또는 둘 모두 급속도로 줄거나 는다.
☐ 거의 매일 잠을 못 이루며 불면증에 시달리거나 반대로 너무 많이 잔다.
☐ 초조하거나 감정에 변화가 없다.
☐ 무기력하고 피곤하다.
☐ 항상 죄책감이 들거나 한심한 존재라고 생각한다.
☐ 한 가지 일에 집중하기 힘들다.
☐ 죽음이나 자살을 계속해서 생각한다.

● 정신 건강에 소홀한 한국인

C씨는 퇴근하자마자 약속이라도 한 듯이 회사 옆 호프집으로 향한다. 그의 동기들은 사이가 너무 좋아 매일 저녁 맥주를 마신다. C씨는 요즘 위가 쓰려 그냥 집에 갈까 고민했다. 하지만 시원하고도 알싸한 맥주 맛이 그립고 동기들이 쏟아낼 재미난 이야기가 궁금했다. "딱 한잔만 마시지, 뭐." 술김에 팀장 탓도 하고 자책도 하다 보니 어느덧 맥주를 세 잔째 들이켜고 있었다. 건강 걱정은 이미 잊었다. C씨는 아직 젊고 팔팔한 30대이기 때문이다.

술 권하는 사회에서 '놀 줄 아는' 당신은 알코올 중독

한국주류산업협회에 따르면 지난 1~2월 국내 소주 판매량은 1752만 5000상자로 작년 같은 기간보다 8.1%나 증가했다. 전문의들은 한국 직장인의 약 25%가 알코올에 의존하는 성향이 있으며 과음 비율도 다른 선진국가의 4배나 된다고 말한다. 한국인이 알코올 중독에 취약한 이유는 사무적으로 처리할 일도 '술 한 잔' 대접하면서 해결하는 사회 관습과 사람을 만날 때 술이 빠지면 안 된다는 화끈한 음주 문화 때문이다. '술 먹으면 개가 되는' 사람들만 알코올 중독자가 아니다. 정신과 전문의들은 술을 습관처럼 마시는 사람들, 예정했던 양보다 많이 마시는 사람들, 기억이 자주 끊기는 사람들, 술 없이는 못 살 것 같은 사람들을 모두 알코올 중독으로 진단한다. 술 잘 마시기로 정평이 나 있는 사람은 대인 관계가 원만한 인기인이 아니라 술 권하는 사회에 살고 있는 수많은 알코올 중독자 가운데 한 명일 뿐이다. 또 술이 센 사람일수록 마음 놓고 마시기 때문에 알코올 중독이 될 가능성이 높다.

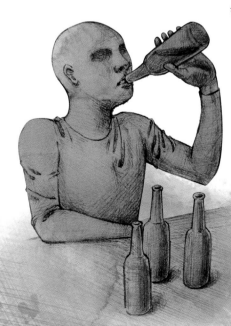

왜 술은 다른 음료와 달리 중독되기 쉬울까? 술을 마시면 뇌에서 도파민이 분비되어 쾌감을 느끼게 한다. 이것이 반복되면 도파민에 의존하게 되고 점점 더 큰 자극을 원한다(내성). 술뿐 아니라 마약, 도박에 중독되는 현상도 도파민과 관련 있다. 결국 알코올 중독자는 술을 12시간 이상 못 마시면 손이 떨리거나 일에 집중을 못하고, 머릿속이 온통 술 생각으로 가득 찬다(금단 현상). 알코올 금단 현상으로 온몸을 떨면서 환각을 보거나(섬망) 간질 대발작을 일으키는 합병증을 보이는 사람도 있다.

알코올 중독은 다른 정신 질환을 일으킬 수도 있다. 가장 흔한 것이 '필름이 끊긴다'고 표현하는 일시적 기억 상실이다. 일시적 기억 상실이 반복되면 뇌세포는 평소에도 새로운 기억을 등록하는 기능이 떨어진다(알코올성 치매). 술 때문에 우울증이 생기기도 한다. 반대로 음주가 우울증의 한 증상일 수도 있다. 그래서 스트레스와 분노를 해소하려고 술을 마시면 오히려 부작용을 낳는다.

정신과 전문의들은 술을 '만성 자살'이라고 부른다. 민성길 원장은 "되도록이면 술은 적게 마셔야 하며, 술자리는 친근한 담소를 하다가 헤어지는 정도로 가볍게 즐기는 것이 좋다"고 조언했다.

"아얏〜!" D군은 오늘도 선생님이 던진 분필을 이마에 맞고 깨어났다. 그는 반에서 '잠탱이'로 통한다. 수업 시간마다 곯아떨어지기 때문이다. 영어 시간에 잠이 들었다가 수학 시간에 깨어난 적도 있다. 하지만 D군과 부모님은 그다지 걱정하지 않는다. 공부는 방과 후에 독서실에서 하면 되기 때문이다. 밤이 되면 D군은 수험 스트레스를 게임으로 해소한다. 2시쯤 자리에 눕는데 좀처럼 잠이 오지 않는다. 결국 내일도 학교에서 졸 것을 예상하며 3시까지 뜬눈으로 지새운다.

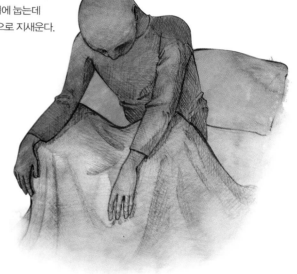

성적 걱정에 밤새 잠들기가 어렵다면, **불면증**

사당오락(四當五落)이라는 '국민 징크스'에 빠져 오늘도 수많은 청소년이 잠을 잊는다. 학창시절 때부터 잠도 안자고 공부하는 습관이 든 직장인은 새벽까지 일을 한다. 공부나 일을 하지 않는 밤에도 일찍 자는 것에 대한 불안과 이미 굳어진 습관 탓에 잠이 오지 않는다.

불면증 환자는 대부분 자신이 불면증이라는 사실조차 깨닫지 못한다. 잠에 들기까지 오래 걸리거나, 밤새 여러 번 깨어나고 다시 잠들기가 어려우면 불면증이다. 7〜8시간 정도 잤는데도 여전히 피곤하다. 잠을 잔 시간보다 깊이가 중요하기 때문이다. 새벽잠이 없어져 일찍 깨는 중년의 습관도, 전문의들은 불면증으로 판단한다.

대한신경정신의학회에 따르면 한국인 3명 중 1명은 일생 동안 1번 이상 불면증을 겪는다. 불면증은 남성보다 여성에게서 1.3배 많이 나타나며, 65세 이상에서는 그 이하보다 1.5배 정도 많다. 또 건강보험심사평가원에서 분석한 결과 2005년에 비해 2009년 수면장애를 겪고 있는 사람이 2배 이상 증가했다. 문제는 단 5%정도만 전문의를 찾는다는 사실이다.

아예 자지 못하는 것도 아닌데, 굳이 병원을 가야 할까. 사람은 잠을 자면서 에너지를 재충전하고 하루 동안 생각났던 것을 정리해 필요한 기억만 남긴다. 그래서 잠을 충분히 자지 않으면 생체 리듬이 깨진다. 각종 호르몬이 분비되는 시간과 양이 틀어진다.

서울대학교 생명과학부 김경진 교수팀의 연구 결과에 따르면 스트레스를 없애는 호르몬(코티졸)을 만드는 세포가 낮과 밤을 구별하는 생체 리듬 분자를 갖고 있다. 코티졸은 낮에는 왕성히 분비되다가 밤이 되면 현저하게 감소한다. 생체 리듬이 깨지면 코티졸이 제대로 분비되지 못해 불면증이 생긴다.

불면증이 길어지면 기억력과 집중력, 판단력이 떨어지고, 신경이 예민해져 불안장애나 우울증 같은 다른 질환을 일으킬 확률이 50%나 된다. 2010년 8월 가천의과학대학교 길병원 정신과 이유진, 김석주 교수팀은 "국내 중고생의 10.3%가 수면 시간이 4시간이 채 안 된다"며 "청소년기에 수면 시간이 부족하면 우울증과 주의력과잉결핍장애(ADHD)가 나타날 위험성이 높다"고 경고했다.

그렇다고 오지 않는 잠을 술로 불러들이는 습관은 좋지 않다. 밤새 몸이 알코올을 분해하는 탓에 잠을 자도 여전히 피곤하기 때문이다. 수면제는 종류가 많고 각자에게 맞는 처방이 있기 때문에 전문의의 처방을 받아 사용해야 한다. 불면증을 앓고 있다면 전문의와 상담을 하고 수면다원 검사 같은 정밀 검사를 통해 정확한 원인을 찾아야 한다. 민성길 원장은 "낮에 아무리 졸리더라도 깨어 있고, 밤에 잘 수 있도록 규칙적인 생활을 해야 한다"고 강조했다.

잠을 잊은 당신, 건강한가?

24시간 굴러가는 도시

거리를 질주하는 택시 기사, 응급실의 간호사와 의사, 환하게 불 밝힌 공장과 건설현장의 노동자, 편의점의 아르바이트생, 그리고 '잠을 잊은' 독서실의 수험생. 우리 주위엔 의외로 낮밤을 가리지 않는 사람들이 많다. 그런데 몸에 무리는 없을까?

인천 근로자건강센터 김인아 실장(연세대학교 보건대학원 연구교수)은 교대 근무를 연구한 국내 몇 안 되는 전문가다. 자동차 공장을 비롯해 국내 생산직 노동자들의 교대 근무와 건강을 조사했다.

김 교수는 "우리나라에서 4조 3교대를 하는 곳은 공공기관 정도이다. 대부분은 더 힘든 3조 3교대(하루를 3부분으로 나눠서 3조가 근무) 근무를 하거나 주야 맞교대(주간조–야간조로 나눠서 1주일씩 바꿔가며 근무하는 2조 2교대)를 하고 쉴 틈조차 없다. 최근 사회 이슈가 됐던 유성기업이 맞교대였다"라고 설명한다.

세상에는 교대 근무와 밤샘 근무가 의외로 많다. 정확히 얼마나 되는 사람들이 교대 근무나 밤샘 근무를 하고 있을까?

우리나라에는 정확한 통계조차 없다. 경제협력개발 기구(OECD)에 보고하기 위해 실시하는 고용노동부의 근로시간실태조사에도 구체적인 교대 근무 정보를 묻는 항목이 없다. 2010년에 정부는 처음으로 교대제 상세 조사 항목을 추가하기로 발표했다. 취업자근로환경조사나 국민건강영향조사 등의 통계를 종합해 보면 임금노동자의 10~20% 사이로 나온다.

하지만 이 수치에는 아르바이트나 단기 파견 등이 포함되지 않았다. 따라서 실제로는 더 많은 사람들이 교대 근무를 하고 있을 가능성이 높다. 참고로, 북유럽과 함께 교대 근무 연구에 가장 적극적인 캐나다의

'노동수입동향조사(SLID)' 자료에 따르면 1996년부터 2006년까지 캐나다 노동자의 66%만이 정상적인 주간 근무를 했다. 전체의 3분의 1은 어떤 형태로든 야간 또는 교대 근무를 하고 있다는 뜻이다. 미국과 유럽에서는 약 20%의 사람들이 교대 근무를 하고 있다고 보고 있다.

대부분의 교대 근무는 24시간 운영을 위해 있기 때문에 밤샘 근무가 포함돼 있다.

교대 근무가 건강에 영향을 미치는 원인은 크게 두 가지다. 불규칙적인 시간대가 불러일으키는 '하루주기리듬'의 파괴와, 밤샘 근무가 일으키는 작업 부담이다. 김인아 교수는 "의학적으로 보면 오전 7시, 오후 7시 이후의 작업이 포함된 근무는 모두 교대 근무에 해당한다"며 "꼭 조를 짜고 시간을 바꿔야만 교대 근무는 아니다"라고 강조했다. 일상적인 낮근무 외의 근무는 모두 건강에 무리가 간다는 뜻이다. 늦은 밤 야근이나 새벽까지 이어지는 학생들의 공부 모두 몸에는 무리다.

2010년 4월 캐나다 산업보건연구소가 주최한 '교대근무와 건강영향' 심포지움에 참석한 스웨덴 스톡홀름대학교 스트레스연구소 토뵈른 애커슈테트 교수는 작업 중 졸음에 빠지는 두 번째로 많은 요인으로 교대 근무를 꼽았다. 수면부족도 문제다. 김인아 교수가 2004년 현대자동차, 두원정공, 만도 등의 교대 근무 노동자들을 대상으로 한 조사 결과에서도 교대 근무자가 주간 근무자에 비해 불면증 비율이 최고 2.4배 높았다. 애커슈테트 교수도 "교대 근무의 가장 큰 폐해는 수면 부족과 피로"라고 밝히고 있다.

암과의 관련성도 주목 받고 있다. 국제암연구소(IARC)는 이미 2007년 밤샘 근무를 발암 물질 등급 가운데 두 번째로 높은 2A에 올렸다. 최근 화제가 된 휴대전화보다 높은 등급이다. 하루주기리듬을 깨트려서 수면 패턴을 파괴하고 만성적인 수면 장애를 일으키며 멜라토닌 생성을 억제한다는 것이 주 이유였다. 멜라토닌이 줄어들면 에스트로겐 농도가 높아지는 등 호르몬 교란을 일으켜 암 발생률을 높인다. 대표적인 예가 유방암이다.

하지만 IARC의 결정조차 전문가 집단의 의심을 해소하지는 못했다. 2009년 3월 의학저널 《란셋》은 사설에서 유방암을 세계 최초로 '직업성 암'으로 인정한 덴마크의 사례를 소개하며 "아직 과학적 근거가 불충분한데도 직업성 암으로 규정해서 놀랍다"고 말했다. 한국노동안전보건연구소가 2008년 펴낸 연구서 〈교대제, 무한이윤을 위한 프로젝트〉도 "야간 근무가 암 발생을 증가시킨다고 결론을 내릴만큼 증거가 충분하지는 않다"고 밝히고 있다.

[코로나 2년] 최전선 지킨 의료진

중증 환자들이 들고 나는 대학병원은 감염 위험은 물론이고 병상 부족, 열악한 근무 환경 등 말그대로 사투를 벌이고 있다. 서울대병원 재난의료본부 정혜민 교수는 "2020년 4월에 6개월 기한으로 만든 임시 조직이 6개월씩 연장되면서 올해 4월이면 2주년을 맞는다."고 했다.

늘 병상 걱정을 하다 보니 개인적인 일상은 포기한 지 오래다. 그는 "다른 연구는 하나도 못하고 있다. 코로나와 관련해 연구하고 논문을 쓰고 싶어도 공부할 시간이 부족하다."며 "직원들이 1년씩 고생하고 가는데 환송회도 못한다."고 말했다. 같은 병원 코로나19 중증 환자 치료 병동에서 일하는 이은준 수간호사도 이곳 생활이 벌써 2년째인데, 이곳에 오는 환자는 의식이 없거나 위중한 경우라 애가 타는 보호자가 의료진에게 상처를 주는 언행을 하는 일도 잦다고 했다. 이 간호사는 "동료끼리 서로 의지하면서 버틴다. 체력적으로 힘든데도 끝까지 하겠다며 같이 견뎌주는 직원들에게 정말 고맙다."고 말했다. 서울적십자병원에서 근무하는 김보현 간호사는 "아무 탈 없이 퇴원하는 분들에게 가장 감사하다."며 "공공병원 특성이 있어서 코로나 환자가 발생하면 무조건 다 수용하다 보니 환자가 많고, 물론 사명감으로 일하고 있지만 파견 간호사와 급여 체

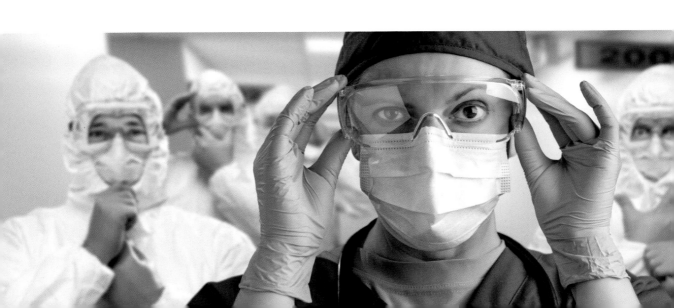

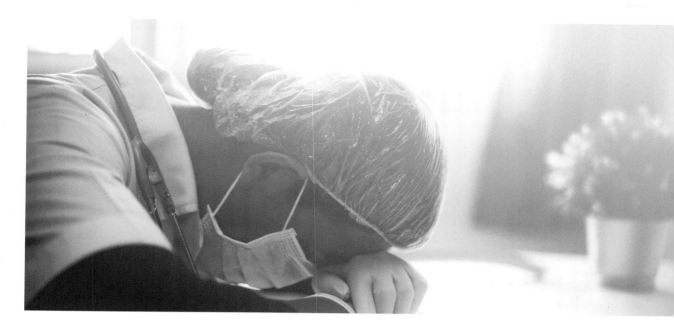

계에서 차이가 크다 보니 회의가 들 때도 있다."고 말했다. 그러면서도 "환자분이 완쾌되어 퇴원하시면서 저희가 앉아 있는 곳을 향해 손을 흔들며 잘 있다 간다고 하실 때는 보람을 느낀다."고 하였다.

일반 병원에서 감염병 전담 기관이 된 곳은 세트업부터 새로 하느라 지난 2년이 더욱 고단했다. 송파그랜드요양병원 정성자 간호팀장은 "일반 의료기관이었는데 확진자가 90명 나오면서 코로나 전담 병원이 됐다."며 "행정적인 지원이 따라 주지 않을 때 힘들었다. 초반에는 방역 물품도 모자라 야전병원에서 일하는 느낌이었다."고 말했다. 또한 "보호자가 환자 상태를 궁금해하더라도 그 요구를 100% 충족해 주기에는 한계가 있는데, 면전에서 폭언을 할 때는 간호사 40년 경력에도 자괴감이 들었다."고 했다. "오전 8시부터 자정까지 근무하고, 밥은 코로 먹는지 입으로 먹는지 모른다. 마트도 제대로 못 가고 가정생활은 사라졌다."며 "이 상황에서 어떻게 적응해야 할지 나름대로 계속 고민하면서 앞으로 나아가고 있다."고 했다.

방역 최전선에 있는 선별진료소 역시 '번아웃' 된 지 오래다. 노원구보건소에서 병상 배정 업무를 담당하는 조현지 님은 매일 부족한 병상을 따내느라 전쟁을 치른다. 그는 "빨리 병상 배정을 해드리고 싶은데 언제 확보되냐는 민원 전화가 1분에 한 번씩 올 때 정말 힘들다."고 말했다. "일이 폭증할 때의 스트레스가 제일 힘들다. 하지만 퇴원하면서 감사 인사를 주시는 분이 있어 버틴다."고 말했다. 늘 마스크와 방호복으로 무장 중이기에 "코로나가 끝나면 마스크 좀 벗고, 가까운 곳에라도 여행 가고 싶다."고 덧붙였다. 같은 곳에서 역학조사관으로 일하는 이지은 님은 "온종일 전화기를 붙들고 있다 보니 청력 저하가 생겼다."고 호소했다. 그는 확진자가 발생하면 동선을 파악하고, 밀접 접촉자를 조사해 통보하는 일을 한다. "확진자가 폭증하면 당일 역학조사를 바로 하지 못하는데 그러면 민원이 폭주한다."며 "보건소 강당에 임시로 업무공간을 만들다 보니 너무 춥고 환기도 어렵다. 업무 환경도 열악해 만성피로에 시달린다."고 했다.

방역 최전선에 선 의료진과 관계자는 추위에 수시로 손 소독을 하느라 살갗이 벗겨지는 일이 부지기수지만 "그만두고 싶다."는 말을 하는 사람은 한 명도 없었다.

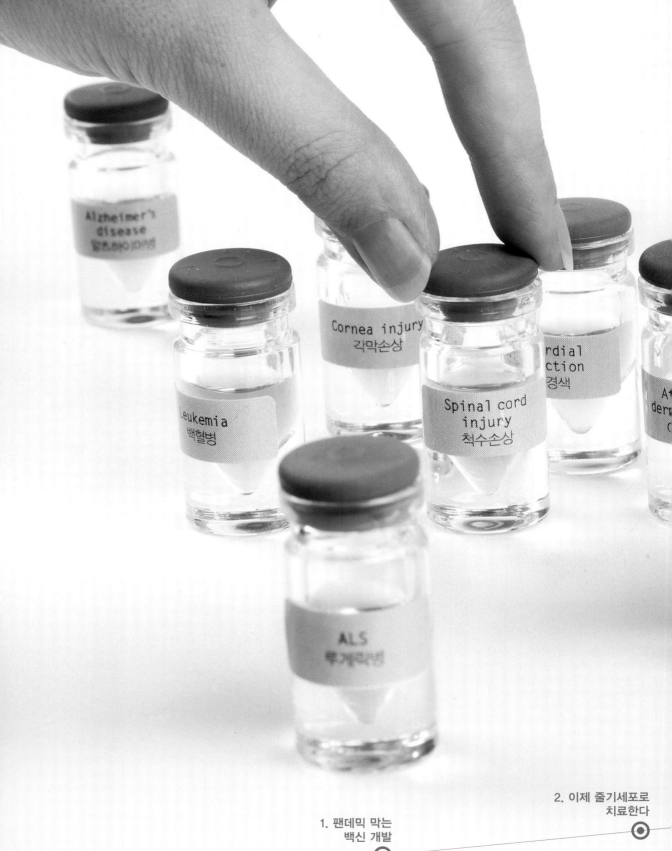

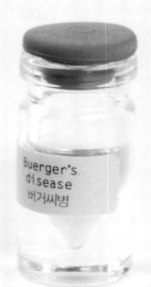

[Ⅲ] 미래 건강 책임지는 과학자의 꿈

과학 기술이 발달하면서 질병을 치료하거나 예방하는 수준도 발전하고 있다.
역학 조사로 전염병 확산 경로를 추적하며 그 원인과 결과를 밝혀 내기도 하고,
질병을 바라보는 관점도 점점 세분화 되어 이제는 분자 수준에서의 치료법이
일반화 단계에 다가와 있다. 다양한 세포로 분화될 수 있는 만능 배아줄기세포,
면역 반응을 유도하지 않아 훨씬 안정적인 RNA 앱타머, 이식받을 장기가
부족한 환자들을 위한 이종장기이식 실현을 위한 미니 복제 돼지 지노 등
좀 더 과학적이고 본질적인 방법으로 인간의 질병에 접근하는 치료법이 소개되어
많은 환자들에게 희망을 심어주고 있다.
현대 의료 기술 발전의 선두에 있는 과학자들의 역할이 더욱 강조되고 있다.

건강과 과학

6. 짠맛 조절물질 개발

5. 불치병의 희망

4. 미래의 의학 기술

3. 풍선과 파스의 변신

● mRNA 백신 기술

코로나19 백신 개발에서
진가 발휘한 mRNA 기술

신종 코로나바이러스 감염증(코로나19) 사태 이후 1년여 만에 백신으로 개발돼 접종된 메신저리보핵산(mRNA)이 독감(인플루엔자)과 말라리아, 암, 에이즈 바이러스 백신과 치료제로 영역을 확장하고 있다. 팬데믹의 반전을 가져온 인류 첫 mRNA 백신이 코로나19로 성공을 거두자 주요 제약사들과 연구기관들이 다양한 질환에 mRNA 기술을 적용하는 연구와 임상에 적극 나서고 있는 것이다.

mRNA는 체내에서 단백질을 합성하는 유전물질이다. 단백질 합성의 설계도인 셈이다. mRNA를 백신이나 치료제로 활용하자는 아이디어는 1990년대 이후 나왔다. 하지만 mRNA를 이물질로 인식한 체내 면역세포의 공격으로 염증을 유발하는 문제가 있었다.

2000년대 중반 드루 와이즈먼 미국 펜실베이니아대 교수와 커털린 커리코 박사 연구진이 mRNA 분자 하나를 바꿔 면역세포가 공격하지 않는다는 사실을 알아내면서 mRNA 설계 기술은 암 치료 등에 시도됐다. 미국 바이오 벤처 '앨나이람'이 개발한 유전성 말초신경병증 치료제 '파티시란(제품명 온파트로)'이 mRNA 기술을 이용한 최초의 치료제로 2018년 미국 식품의약국(FDA)로부터 승인받았고 화이자와 바이오엔테크, 모더나가 코로나19 백신을 처음 개발한 것이다.

백신은 병원체 단백질을 체내에 집어넣어 진짜 병원체가 체내에 들어올 때 이를 막는 면역반응을 유도해 항체를 생성하는 원리로 작동한다. 코로나19 mRNA 백신은 독성을 없앤 바이러스를 직접 주입하거나 무해한 바이러스(벡터)에 넣어 주입하는 방식, 항원 단백질을 합성해 주입하는 방식과 달리 항원 단백질을 체내에서 직접 합성할 수 있는 유전물질인 mRNA를 활용한

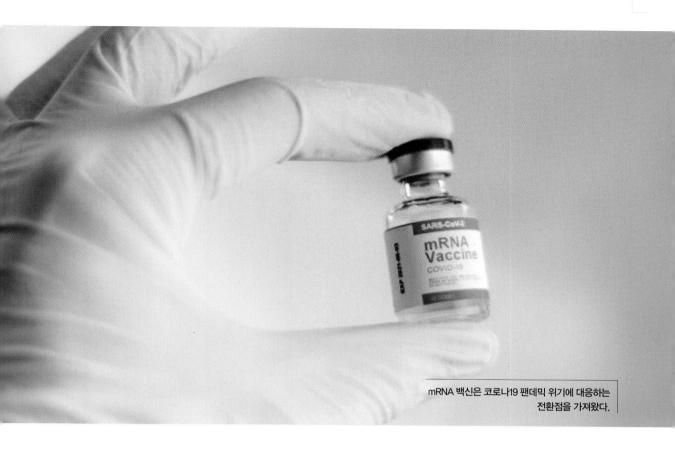

mRNA 백신은 코로나19 팬데믹 위기에 대응하는 전환점을 가져왔다.

다. 지속적으로 변이를 일으키는 바이러스에 빠르게 대응할 수 있는 게 장점이다. 변이바이러스의 유전체 분석이 이뤄지면 그에 맞는 mRNA를 신속히 설계할 수 있기 때문이다.

현재 접종이 이뤄지는 독감 백신의 경우 매년 2월 세계보건기구(WHO)가 다음 겨울철에 유행할 4종의 독감 바이러스를 지목하면 백신 생산기업들이 6개월 동안 백신을 생산한다. 보통 유정란이나 동물세포에서 백신 원료를 배양하는 데 6개월이 소요되기 때문이다. 예방 효과는 10%∼60% 수준으로 낮다. 과학자들이 유행할 것으로 예측한 독감 바이러스와 실제 유행 바이러스가 다를 수 있기 때문이다.

mRNA를 활용하면 얘기가 달라진다. 겨울철에 유행하는 독감 바이러스에 대응하는 mRNA를 빠르게 설계해 백신을 개발할 수 있다. 2023년 임상

을 목표로 10여종의 독감 바이러스에 한꺼번에 대응하는 mRNA 독감백신을 개발중인 노버트 파르디 미국 펜실베이니아대 교수는 "광범위한 독감 백신 균주로부터 보호받을 수 있는 백신이 될 것"이라고 말했다. 모더나는 변이를 일으키지 않는 독감 바이러스 단백질을 합성하는 mRNA 기반의 독감 백신 동물 실험에서 효능을 보였다고 밝혔다.

허버트 킴 라일리 듀크대 교수 연구진은 내년 말기 유방암 환자를 위한 mRNA 백신에 대한 임상에 나선다. 유방암의 종양이 특정 유전자의 변이로 항암 치료제 효과가 감소하는 현상을 막기 위한 mRNA 물질을 설계하고 있다. 암세포에만 존재하는 단백질을 합성하는 mRNA를 인체에 전달해 암세포를 공격할 항체를 만드는 원리의 면역 항암 mRNA 백신 개발도 시도되고 있다.

미국 예일대 의대와 영국 옥스퍼드제너백신연구소 연구진은 mRNA를 활용한 말라리아 백신을 개발, 이르면 내년 임상에 나설 예정이다. 리처드 부칼라 예일대 교수는 "mRNA는 면역력을 회피하는 바이러스의 능력에 빠르게 대응하는 새로운 말라리아 백신에 대한 기회를 열어주고 있다"고 말했다.

● mRNA 백신 기술

코로나19 mRNA 백신,
새해엔 국내서도 개발될까

질병청 국립보건원은 국내에서 임상이 진행 중인 코로나19 백신 8개 중 임상 3상인 SK바이오사이언스의 합성항원백신에 대해 이번 주부터 중화항체 분석 효능평가를 시작하겠다고 21일 밝혔다. 중화항체는 바이러스의 능력을 중화시켜 감염을 예방하는 항체다. 중화항체가 많이 생길수록 감염 예방 효과가 높다고 볼 수 있다.

SK바이오사이언스는 올해 상반기 식품의약품안전처의 품목 허가를 받는 것을 목표로 하고 있다. 국립보건원과 국제백신연구소(IVI)는 이미 허가를 받아 사용 중인 아스트라제네카(AZ) 백신을 대조 백신으로 사용해 SK바이오사이언스의 백신 효능을 심사한다. AZ백신의 효능과 비슷하거나 이를 뛰어넘는 수준이면 백신 효능을 인정받게 된다.

이유경 국립감염병연구소 백신연구개발총괄과장은 이날 브리핑에서 "전체 임상시험 대상자 4000명 중 절반 정도가 면역원성 분석 대상"이라며 "현재 400건 정도의 검체가 수집됐다"고 설명했다. 이 과장은 "백신 효능평가 결과는 내년 상반기 중 나올 예정이며, 계속해서 검체가 들어오기 때문에 신속하게 분석을 마쳐 SK바이오사이언스 쪽에 전달하고 최종 결과를 수립할

것"이라고 설명했다.

그는 "백신을 사용하는 목적은 감염 예방 외에도 중증화 예방"이라며 "국민의 안전을 지키기 위해서라도 국산 기술을 이용한 백신 개발과 이를 통한 백신 주권 확보가 필수적"이라고 말했다.

이 과장은 "특히 이번에 SK바이오사이언스에서 개발 중인 백신은 기존 B형간염 백신 등에서 사용 중인 방식으로 장기간의 안전성이 확보된 기술"이라면서 "최종 허가가 난다면 더 안전한 백신을 국민들이 사용할 수 있는 선택의 폭이 넓어질 것으로 전망한다"고 말했다.

권준욱 국립보건연구원장은 "국내 첫 코로나19 백신의 상용화를 위한 마지막 단계이자 가장 중요한 과정이 시작됐다"며 "민·관 공조체계를 통해 끝까지 지원하겠다"고 밝혔다.

국립보건연구원은 그동안 국산 코로나19 백신을 개발하기 위해 임상시험 검체 분석에 필수적인 기반시설과 인력을 지원해 왔다. 이번 임상 3상 결과의 공신력을 확보하기 위해 지난 8월에는 국제백신연구소와 업무협약을 체결하고 코로나19 백신의 중화항체 시험법에 대한 표준화와 검증을 공동으로 진행했다.

현재 국내에서 개발 중인 코로나19 백신은 지난 15일 기준 SK바이오사이언스의 합성항원백신 외에 유바이오로직스의 합성항원, HK이노엔의 합성항원, 제넥신의 DNA백신, 진원생명과학의 DNA백신, 큐라티스의 mRNA(메신저리보핵산) 백신, 아이진의 mRNA 백신, 셀리드의 바이러스벡터 백신 등 8종이다. 이중 SK바이오사이언스의 백신이 임상 3상 진행 중으로 가장 앞섰다.

기업명	플랫폼	개발 단계
SK바이오사이언스	합성항원	● 임상 1, 2상 완료 ● 임상 3상 진행 중
유바이오로직스	합성항원	● 임상 1/2상 진행 중
HK이노엔	합성항원	● 임상 1상 진행 중
제넥신	DNA	● 임상 1/2a상 진행 중 ● 국외 임상 2/3상 진행 중
진원생명과학	DNA	● 임상 1/2a상 진행 중
큐라티스	mRNA	● 임상 1상 진행 중
아이진	mRNA	● 임상 1/2a상 진행 중
셀리드	바이러스벡터	● (AdCLD−CoV19−1) 임상 1상 ● (AdCLD−CoV19) 임상 1/2a상

자료: 2021.12.15일 기준 국내 기업이 개발 중인 코로나19 백신.

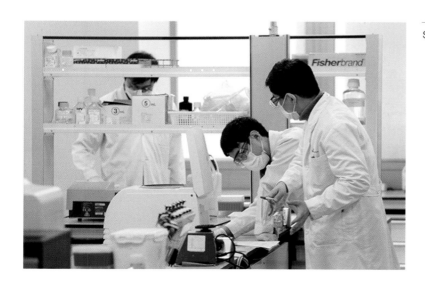

SK바이오사이언스에서 연구진이 코로나19 백신, 치료제 개발을 하고 있다.

● 1. 배아줄기세포, 이제 병원으로 간다

국내도 배아줄기세포 치료 임상 허가

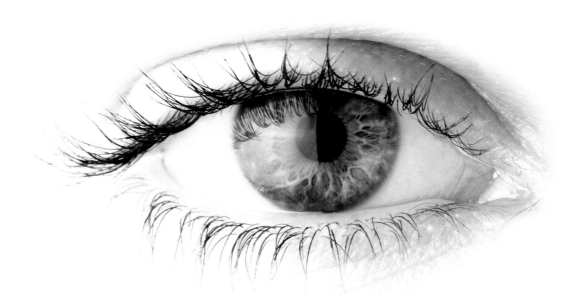

"지금 만반의 준비가 돼 있습니다. 스타가르트병과 노인성황반변성에 대해 12명씩 환자를 확보했고 미국 로스앤젤레스의 병원에서 수주 내 임상을 개시합니다."

2010년 4월 서울 메리어트호텔에서 열린 '제3차 국제 줄기세포 심포지엄'에서 연단에 오른 미국의 바이오업체 ACT사의 로버트 란자 최고과학경영자(CSO)는 배아줄기세포를 이용한 임상 시험이 임박했다고 목소리를 높였다.

차의과학대학교 줄기세포치료연구소와 한국파스퇴르연구소가 공동 개최한 이번 심포지엄에는 란자 박사를 비롯해 줄기세포 분야에서 내로라하는 석학들이 모여 줄기세포 연구의 최신동향을 소개하고 미래를 전망했다.

ACT사는 2001년 세계 최초로 핵치환방법을 써서 인간복제배아를 만드는 데 성공해 주목을 받았던 회사다. 당시 연구자들은 핵을 없앤 난자에 체세포의 핵을 넣은 뒤 전기와 화학 자극을 줘 체세포핵을 머금은 난자가 수정란처럼 발생 과정을 시작하게 하는 데 성공했다. 그러나 세포 6개까지 분열된 뒤 멈춰 줄기세포를 얻지는 못했다.

2004년 황우석 서울대학교 교수팀은 같은 방법을 써서 복제배아줄기세포주를 확립하는 데 성공했다고 발표해 센세이션을 불러일으켰다. 면역 거부 반응이 없는 자신의 체세포로 만능세포인 배아줄기세포를 만들 수 있다는 건 '환자맞춤형 줄기세포 치료'가 가능하다는 뜻이다. 그러나 황 교수팀의 논문이 조작으로 밝혀지자 난자채취 등의 문제가 있는 복제배아 연구는 더 이상 진행되지 않았다.

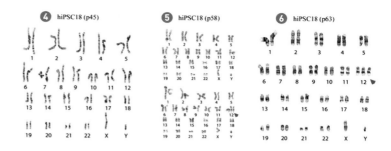

④ hiPSC18 (p45)   ⑤ hiPSC18 (p58)   ⑥ hiPSC18 (p63)

유도만능줄기세포가 배아줄기세포에 비해 불안정하다는 연구 결과가 나오고 있다.
④ 유도만능줄기세포의 45번째 계대배양(세포가 포화됐을 때 일부를 새로운 배양접시에서 배양하는 방식)까지는 염색체 수가 정상이다.
⑤ 58번째 계대배양에서 12번 염색체가 3배수인 이상 세포가 나타났다.
⑥ 63번째 계대배양에서는 이상 세포가 대부분을 차지한다.

❶ 1998년 최초로 확립된 인간배아줄기세포의 현미경 사진.
❷ 배아줄기세포를 분화시켜 만든 망막색소상피세포. 조만간 사람을 대상으로 임상 시험에 들어간다.
❸ 미국 ACT사의 CSO 로버트 란자 박사는 4월 29일 열린 심포지엄에서 줄기세포를 분화시켜 만든 망막색소상피세포가 안전하다고 강조했다.

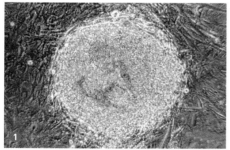

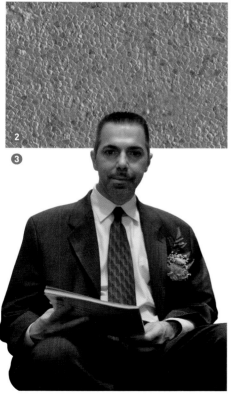

지난 수년 동안 ACT사는 미국 정부에서 연구를 허용한 배아줄기세포주(인공수정시술에서 쓰고 남아 폐기될 예정인 수정란에서 얻은 배아줄기세포)를 특정한 세포로 분화시켜 세포 치료를 할 수 있는 수준까지 만드는 연구에 전념해왔다. 그 결과 배아줄기세포를 망막색소상피세포로 분화시켰고 적혈구로 만드는 데도 성공했다.

망막색소상피세포는 망막의 광수용세포에 영양을 공급하는 유모다. 미국 식품의약품안전청(FDA)은 2010년 11월 이 세포를 이용해 스타가르트병(청소년 때 실명이 되는 병)과 건성 노인성황반변성에 대한 임상 시험을 허용했다. ACT사와 공동연구를 진행하고 있는 국내 바이오업체인 차바이오&디오스텍도 스타가르트병 국내임상을 신청해 2011년 5월 4일 한국 식약청 승인을 받았다.

특히 배아줄기세포 치료제 개발 경쟁에서 한국과 경쟁을 벌여온 미국 기업 제론(Geron)사가 임상 시험을 중단하면서 한국 기업이 배아줄기세포 치료제 개발의 선두에 서게 되었다.

그러나 배아줄기세포로 만든 세포를 믿을 수 있을까? 아무리 완벽하다고 해도 배아줄기세포 가운데 미분화한 세포가 암세포로 바뀔 가능성은 있지 않을까? 또 타인의 세포이므로 면역 거부 반응은 일어나지 않을까?

"저희는 분화된 세포 100만 개에 들어 있는 미분화 세포 하나를 찾아내는 기술을 갖고 있습니다. 참고로 보통 치료에는 세포 5만 개 정도가 쓰입니다. 세포를 주입받은 실험 동물 200마리 가운데 암이 발생한 경우는 한 건도 없었죠."

란자 박사는 망막의 경우 면역 거부 반응이 거의 없다며 우려할 일이 아니라고 단언했다. 그리고 앞으로 배아줄기세포주를 계속 늘려나가 면역타입별로 세포 은행을 만든다면 다른 많은 영역으로도 배아줄기세포 치료를 확장해나갈 수 있다고 설명했다. 1

이제 줄기세포로 치료한다

1. 배아줄기세포, 이제 병원으로 간다

실험 동물 대체할
유도만능줄기세포

골수이식처럼 성체줄기세포를 그대로 쓰는 방법이 '1세대 줄기세포 치료'라면 배아줄기세포를 쓰는 방법은 '2세대 줄기세포 치료'라 할 수 있다. 2010년대는 2세대 줄기세포 치료가 본격화되는 시점인 셈이다. 그렇다면 환자맞춤형 줄기세포 치료, 즉 자신의 체세포로 줄기세포를 만들어 이를 분화시킨 세포로 치료를 받는 '3세대 줄기세포 치료'는 언제 시작될까?

"핵치환을 이용한 복제배아줄기세포 연구는 어렵겠지만 유도만능줄기세포(iPSC)로는 가능합니다."

2006년 세계 최초로 체세포에 배아줄기세포의 특성을 유지하는데 필요한 유전자 4개를 도입해 배아줄기세포처럼 전분화능을 갖는 유도만능줄기세포를 만드는 데 성공한 일본 교토대학교 야마나카 신야 교수의 말이다. 실제로 유도만능줄기세포는 지난 5년 간 줄기세포 분야에서 스포트라이트를 한 몸에 받고 있다. 사실 복제배아줄기세포 연구가 사라진 이유도 유도만능줄기세포의 등장 때문이다.

그런데 당장 맞춤형 줄기세포 치료 시대를 열 줄 알았던 유도만능줄기세포가 생각보다 갈 길이 멀다는 사실이 속속 밝혀지고 있다. 유도만능줄기세포를 똑같은 전분화능을 갖는 배아줄기세포와 비교했을 때 분화된 세포의 겉모습은 비슷해 보여도 염색체의 구조나 발현된 유전자의 패턴이 다르다는 게 확인됐기 때문이다.

이번 심포지엄에 참석한 독일 막스플랑크분자생의학연구소 한스 쉘러 소장은 "배아줄기세포와는 달리 유도만능줄기세포는 여전히 체세포 시절을 '기억'하고 있다"며 "따라서 원래의 체세포와 전혀 다른 계열의 체세포로 분화될 경우 문제가 있을 수 있다"고 말했다. 이미 나이가 든 성체세포(주로 섬유아세포)로 만들다보니 유도만능줄기세포 자체가 노화된 상태라는 문제점도 있다. 따라서 출산 뒤 얻을 수 있는 제대혈 같은 조직을 보관해 여기에서 유도만능줄기세포를 얻는 방법도 한 대안이 될 수 있다.

또 배아줄기세포의 특성을 갖게 하는 유전자를 바이러스에 실어 세포에 넣어주기 때문에 바이러스로 인한 위험성도 잠재되어 있다. 지난 2009년 미국 하버드대학교 김광수 교수팀이 유전자 대신 단백질을 직접 넣어 이런 문제를 해결하는 방법을 제시했지만 아직은 효율이 너무 낮다. 유도만능줄기세포가 치료에 쓰이려면 궁극적으로 이 문제를 해결해야 할 것이다.

유도만능줄기세포를 임상에 적용하기까지는 갈 길이 멀지만 당장 효과적으로 쓸 수 있는 분야도 있다. 2011년 5월 12일자 ≪네이처≫에는 유도만능줄기세포를 이용한 정신분열증 모델링에 대한 연구 결과가 실렸다.

인구의 1%가 앓는 것으로 추정되는 신경 질환인 정신분열증은 유전성이 80~85%로 매우 높은 것으로 알려져 있다. 따라서 유전적으로 정신분열증 가능성이 있는 사람의 뇌구조나 뇌세포의

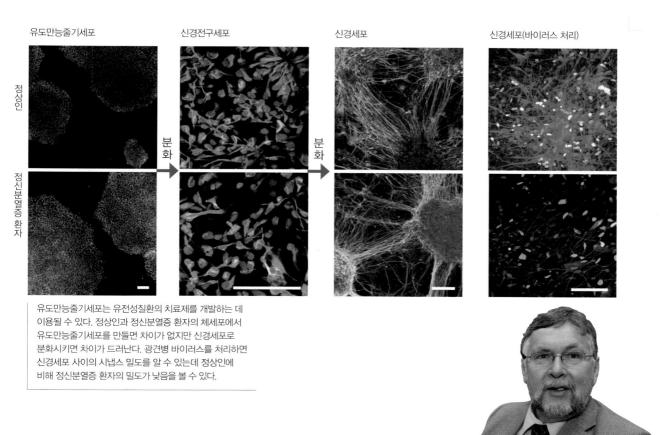

유도만능줄기세포　　　　신경전구세포　　　　　　신경세포　　　　　　신경세포(바이러스 처리)

정상인

정신분열증 환자

분화　　　　　분화

유도만능줄기세포는 유전성질환의 치료제를 개발하는 데
이용될 수 있다. 정상인과 정신분열증 환자의 체세포에서
유도만능줄기세포를 만들면 차이가 없지만 신경세포로
분화시키면 차이가 드러난다. 광견병 바이러스를 처리하면
신경세포 사이의 시냅스 밀도를 알 수 있는데 정상인에
비해 정신분열증 환자의 밀도가 낮음을 볼 수 있다.

한스 쉘러는 배아줄기세포와는 달리
유도만능줄기세포는 여전히 체세포 시절을 기억하고
있기 때문에 원래의 체세포와 전혀 다른 계열의
체세포로 분화될 경우 문제가 있을 수 있다고 말한다.

형태는 그렇지 않은 사람과 다를 것으로 추정된
다. 실제로 사후부검을 해보면 정신분열증인 사
람의 뇌는 해부학적으로 상당히 다르다. 따라서
이런 측면을 면밀히 연구하면 정신분열증 치료제
를 개발하는 데 큰 도움이 되겠지만 살아 있는 사
람의 뇌 속을 들여다보면서 연구하기는 사실상
불가능하다.

미국 소크연구소 프레드 게이지 박사팀은 정상
인과 정신분열증 환자의 피부를 역분화시켜 유도
만능줄기세포를 만든 뒤 이를 신경세포로 분화시
켰다. 줄기세포는 서로 구분할 수 없었지만 여기
서 만든 신경세포는 두 집단에서 뚜렷한 차이가

났다. 즉 정신분열증 환자의 신경세포는 신경돌기의 숫자가 적었고 신경세
포 사이를 연결하는 시냅스의 숫자도 적었다.

연구자들은 배양한 신경세포에 다양한 약물을 넣어 어떤 약물이 효과가
있는지도 조사해봤다. 그 결과 기존의 항정신병 약물 5가지 가운데 록사핀이
라는 약물이 뉴런의 연결빈도를 증가시킨다는 사실을 발견했다.

세포응용연구사업단 김동욱 단장(연세대학교 의과대학 교수)은 "유도만능
줄기세포는 유전성 질병에 대한 모델을 만들고 약물을 찾는 데 매우 유용한
도구가 될 것"이라며 "현재 6가지 질병에 대한 유도만능줄기세포주를 확립해
줄기세포은행에 등록하는 절차를 진행하고 있다"고 덧붙였다. 김 단장은 "많
은 질병이 실험 동물로는 재현하기 어렵고 그렇다고 사람을 대상으로 연구할
수도 없기 때문에 이를 바탕으로 한 치료제 개발 연구가 효과적이지 못했다"
며 "이제 뇌세포를 시험관에서 연구하는 시대가 열린 셈"이라고 덧붙였다. 1

● 1. 배아줄기세포, 이제 병원으로 간다

줄기세포까지 갈 필요 없는 직접교차분화

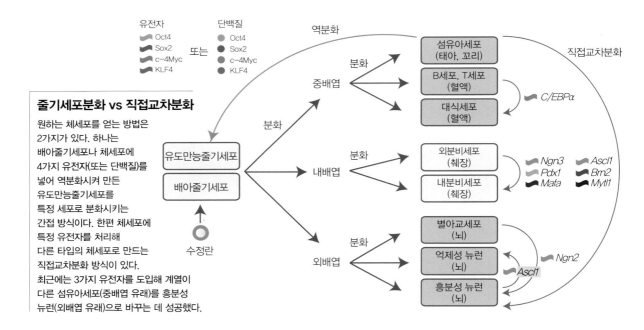

줄기세포분화 vs 직접교차분화

원하는 체세포를 얻는 방법은
2가지가 있다. 하나는
배아줄기세포나 체세포에
4가지 유전자(또는 단백질)를
넣어 역분화시켜 만든
유도만능줄기세포를
특정 세포로 분화시키는
간접 방식이다. 한편 체세포에
특정 유전자를 처리해
다른 타입의 체세포로 만드는
직접교차분화 방식이 있다.
최근에는 3가지 유전자를 도입해 계열이
다른 섬유아세포(중배엽 유래)를 흥분성
뉴런(외배엽 유래)으로 바꾸는 데 성공했다.

2010년 2월 25일자 ≪네이처≫에는 유도만능줄기세포 발표만큼은 아니
지만 역시 큰 주목을 받은 연구결과가 실렸다. 피부세포인 섬유아세포를
줄기세포를 거치지 않고 신경세포로 직접 바꾸는데 성공했다는 것이다. 완
전히 분화된 세포가 역분화를 거쳐 미분화된 뒤 다시 원하는 타입으로 분화
하는 게 아니라 그 상태에서 바로 다른 타입으로 분화된 것이다. 이를 직접교
차분화(direct conversion)라고 부른다.

사실 교차분화가 완전히 새로운 현상은 아니다. 다만 이전에는 서로 비슷
한 세포로 분화시키는 정도였다. 예를 들어 신경교세포를 신경세포로 바꾼
다던지(둘 다 외배엽에서 유래한 세포이다) 섬유아세포를 근육세포로 바꾸

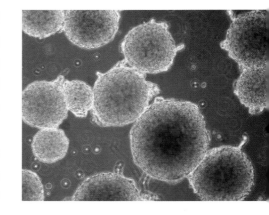

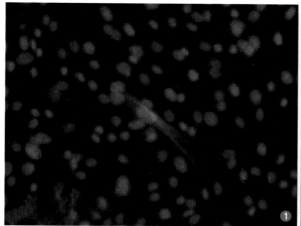
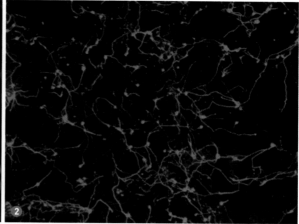

베르니히 교수팀은 섬유아세포(❶)에 3가지 유전자를 도입해 줄기세포를 거치지 않고 신경세포(❷)로 분화시키는 '직접교차분화'에 성공했다.

는(둘 다 중배엽에서 유래한 세포이다) 정도였다. 배아는 발생초기 내배엽, 중배엽, 외배엽으로 나뉜 뒤 각각의 계열에 따라 여러 세포로 분열한다.

따라서 중배엽 계열인 섬유아세포에서 외배엽 계열인 신경세포를 만들려면 먼저 3가지 배엽으로 나뉘기 이전의 상태인 유도만능줄기세포(배아줄기세포 수준)로 간 뒤 다시 분화시키는 게 상식이었다.

미국 스탠퍼드대학교 마리우스 베르니히 교수팀은 신경세포의 발생이나 기능에 관여하는 전사인자의 유전자 가운데 19개를 추린 뒤 이 유전자들을 섬유아세포에 넣어줄 때 어떤 일이 일어나는지 지켜봤다. 그 결과 세포의 형태가 바뀌면서 신경세포처럼 변했다. 연구팀은 집어넣는 유전자의 숫자를 줄여봤는데 최종적으로 단 3개의 유전자만 넣어도 신경세포로 바뀔 수 있다는 사실을 발견했다.

직접교차분화는 미분화된 줄기세포로 갔다가 다시 분화시키는 기존 유도만능줄기세포보다 훨씬 간단하다. 또 줄기세포를 썼을 때 내재되어 있는 미분화세포로 인한 발암 가능성이 없다는 장점도 있다.

다만 체세포에서 체세포로 가는 것이기 때문에 세포 수가 늘어나지 않는다는 단점이 있다. 따라서

많은 세포가 필요한 치료용으로는 부적합하다. 반면 역분화 방법은 줄기세포로 만들어 세포를 잔뜩 증식시킨 뒤 재분화시키기 때문에 수를 쉽게 늘릴 수 있다.

한편 유전성 질환을 갖는 환자에서 섬유아세포 같은 체세포를 얻어 직접교차분화를 이용해 원하는 세포로 분화시킨 뒤 약물을 처리해 질병에 걸린 세포로 만들어 질병의 메커니즘을 연구하거나 약물을 스크린하는 용도로 쓸 수 있다. 예를 들어 정신분열증 환자의 경우 모든 약을 먹어보지 않아도 섬유아세포에서 질병이 걸린 신경세포로 분화시킨 뒤에 약물을 넣어 가장 약효가 좋고 부작용이 적은 걸 선별할 수 있다.

UNIST(울산과학기술대학교) 한스쉘러줄기세포연구소 김정범 소장(나노생명화학부 교수)은 유도만능줄기세포와 직접교차분화세포의 장점을 결합한 방향의 연구를 진행하고 있다. 즉 체세포를 원하는 체세포의 바로 윗단계의 성체줄기세포까지만 역분화시킨 뒤 이를 원하는 체세포로 다시 분화시키는 방법이다. 즉 이편 계곡에서 저편 계곡으로 넘어가는 데 산꼭대기(유도만능줄기세포)까지 올라간 뒤 내려가거나 산등성이(직접교차분화)을 넘는 대신 저편 계곡으로 이어지는 중간 산봉우리(성체줄기세포)까지만 가서 내려가겠다는 것이다.

김 소장은 "이 방법은 어느 정도 분화의 방향이 결정된 성체줄기세포까지만 역분화하는 것이므로 미분화세포로 인한 발암 가능성 등 부작용이 낮을 것"이라며 "또 성체줄기세포를 증식시키면 환자 치료에 쓸 수 있는 충분한 양의 분화된 세포를 얻을 수 있다"고 설명했다.

1998년 인간배아줄기세포가 발견된 지 13년 만에 본격적인 '2세대 줄기세포 치료'의 시대가 막 열리고 있다. 2006년 선을 보인 유도만능줄기세포나 지난해 발표된 직접교차분화 역시 10년쯤 지나면 '3세대 줄기세포 치료'의 시대로 이어지지 않을까?

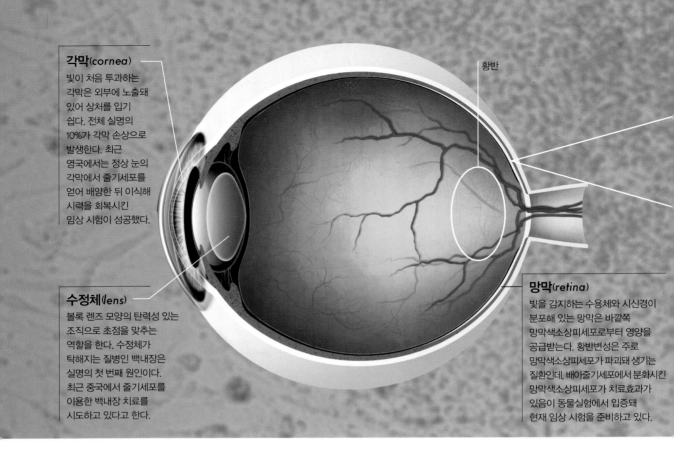

각막(cornea)
빛이 처음 투과하는 각막은 외부에 노출돼 있어 상처를 입기 쉽다. 전체 실명의 10%가 각막 손상으로 발생한다. 최근 영국에서는 정상 눈의 각막에서 줄기세포를 얻어 배양한 뒤 이식해 시력을 회복시킨 임상 시험이 성공했다.

황반

수정체(lens)
볼록 렌즈 모양의 탄력성 있는 조직으로 초점을 맞추는 역할을 한다. 수정체가 탁해지는 질병인 백내장은 실명의 첫 번째 원인이다. 최근 중국에서 줄기세포를 이용한 백내장 치료를 시도하고 있다고 한다.

망막(retina)
빛을 감지하는 수용체와 시신경이 분포해 있는 망막은 바깥쪽 망막색소상피세포로부터 영양을 공급받는다. 황반변성은 주로 망막색소상피세포가 파괴돼 생기는 질환인데, 배아줄기세포에서 분화시킨 망막색소상피세포가 치료효과가 있음이 동물실험에서 입증돼 현재 임상 시험을 준비하고 있다.

이제 줄기세포로 치료한다

● 2. 실명도 줄기세포로 치료한다

배아줄기세포로 만드는 망막색소상피세포

차바이오&디오스텍 정형민 사장은 2009년 11월 차바이오&디오스텍의 미국 현지 법인이 미국 식품의약품안전청(FDA)에 배아줄기세포로 만든 망막색소상피세포로 임상 시험을 신청했다는 보도가 난 뒤 많은 사람들에게 임상시험참여를 원한다는 요청을 받고 있다. 그 중 황반변성으로 시력을 서서히 잃어가는 아들이 임상시험에 참여할 수 있게 해달라고 간절히 부탁하는 아버지도 있었다.

배아줄기세포를 망막색소상피세포로 분화시키는 연구는 2006년에 이미 성공했지만 이렇게 만든 세포를 실제 임상에 적용하는 단계까지 이르게 하는 건 전혀 다른 이야기이다. 매년 획기적인 항암제 후보 물질이 발견됐다는 뉴스가

나와도 수년 뒤 추적을 해보면 대부분 흐지부지되어 있듯이 실험실에서 배아줄기세포를 다른 세포로 분화시키는 데 성공했다 하더라도 막상 동물에 적용해 보면 종양 발생이나 면역 거부 반응 같은 부작용이 나오는 경우가 많기 때문이다.

차바이오&디오스텍이 망막색소상피세포에 먼저 주목한 이유는 이 부분이 다른 조직이나 장기와 달리 면역 거부 반응이 거의 없기 때문이다. 따라서 타인에게서 유래한 줄기세포인 배아줄기세

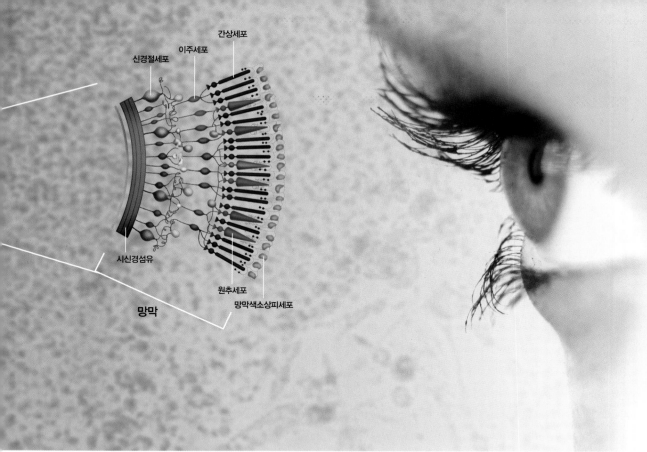

신경절세포 이주세포 간상세포

사신경섬유

망막

원추세포

망막색소상피세포

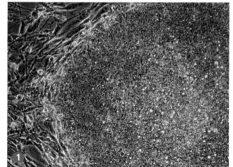

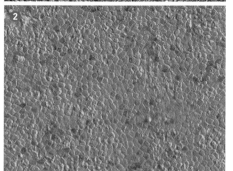

배아줄기세포(**❶**)를 망막색소상피세포(**❷**)로
분화시키는 데 성공함에 따라 망막색소상피세포가
파괴돼 시력을 잃는 황반변성 같은 질환을 줄기세포로
고칠 수 있는 가능성이 열렸다.

포 이식 시 문제가 되는 면역 거부 반응은 걱정하지 않아도 된다. 망막색소상피세포는 망막에 있는 빛 수용체 세포를 지탱하는 층을 이룬다. 망막색소상피세포가 파괴되면 빛 수용체 세포에 필요한 비타민A가 공급이 안돼 시력을 잃는다. 이는 세포가 파괴됨에 따라 유리창에 잉크를 뿌린 것처럼 상이 보이지 않는 부분이 점차 넓어지면서 결국 실명하게 되는데 전체 실명의 8.7% 정도를 차지한다. 하지만 성체줄기세포로는 망막색소상피세포를 만들 수 없기 때문에 전(全)분화능이 있는 배아줄기세포가 현재로서는 유일한 대안이라고 할 수 있다.

황반변성
황반은 망막 중심부에 있는 신경조직으로 시력에 중요한 부위로 변성이 일어나 시력장애가 생긴 질환이 황반변성이다. 원인은 여러 가지나 망막색소상피세포의 파괴가 주원인이다.

임상 시험
환자를 대상으로 치료제의 안전성과 유효성을 검증하는 과정으로 1, 2, 3상의 단계를 거친다. 먼저 소규모로 1상(안전성)과 2상(유효성)을 각각 진행하는데, 둘을 동시에 진행하기도 한다(1/2상). 1, 2상을 통과하면 규모를 늘려 평가하는 3상을 실시해 허가 여부를 최종 결정한다.

2. 실명도 줄기세포로 치료한다

성체줄기세포 임상 시험 진행 중

골수이식 수술이 최초로 성공한 해가 1979년이므로 성체줄기세포 치료의 역사는 40년이 훌쩍 넘었다. 그러나 우리 몸속 곳곳에 성체줄기세포가 있고 이를 추출해 증식시켜 치료에 이용할 수 있다는 사실을 알게 된 건 불과 10여 년밖에 안 된다. 전 세계적으로 성체줄기세포를 이용한 임상 시험이 수백 건이 넘고 우리나라만 해도 수십 건이 진행되고 있다.

배아줄기세포뿐 아니라 성체줄기세포 연구도 함께 진행하고 있는 세포응용연구사업단 김동욱 단장(연세대학교 의과대학 교수)은 지금까지 환자 400명 이상이 임상시험에 참여해 줄기세포 치료를 받았다고 말했다. 증상도 다양해 허혈성 뇌손상과 척수 손상, 심근경색, 신경계 질환 등이 망라되어 있다.

사업단 소속인 연세대학교 의과대학 박국인 교수팀은 대개 미숙아가 태어나는 과정에서 발생하는 허혈성 뇌손상, 즉 뇌에 피가 안 통해 산소가 부족해져 뇌세포 일부가 죽어 생기는 손상을 줄기세포로 회복시키는 연구를 진행하고 있다. 허혈성 뇌손상은 뇌성 마비나 정신 지체, 간질 등으로 이어진다.

연구자들은 합법적으로 유산시킨 태아의 뇌에서 신경줄기세포를 얻어 미분화증식을 한 뒤 뇌에 주사하는 방법을 시행했다. 뇌세포는 면역 거부 반응이 거의 없기 때문에 다른 사람의 신경줄기세포를 넣어줘도 별 문제가 없다.

아직까지 부작용도 없고 줄기세포가 신경세포로 분화하면서 뇌의 기능이 많이 회복되고 있다.

박 교수는 환자들이 어리기 때문에 뇌가 성장하고 있어 2년 이상 관찰해야 최종 결론을 내릴 수 있지만 지금까지는 결과가 희망적이라고 말한다. 교통사고로 목뼈골절 같은 중상을 입어 척수가 손상된 환자들에 대해서도 신경줄기세포를 넣어주는 임상을 진행하고 있는데, 역시 증상이 호전되는 결과를 얻고 있다.

한편 박 교수는 "줄기세포 치료 개념이 처음 나왔을 때 전신 마비인 사람이 뛰어다닐 수 있게 될 거라는 과장된 이미지를 심어준 측면이 있다"며 "전신 마비가 1, 정상이 10이라면 줄기세포 치료로 보통 2~3(손가락을 움직이는 정도)이나 잘하면 4~5(보조 기구를 써서 걷는 수준)로 나아진다"고 말했다. 물론 줄기세포 치료가 없다면 이런 개선도 기대하기 어렵다.

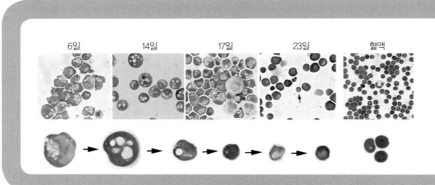

6일　14일　17일　23일　혈액

배아줄기세포에서 적혈구로 분화하는 과정

배아줄기세포를 특정한 조건에서 배양하면 적혈구로 분화한다. 시간이 지남에 따라 세포가 점점 작아지고 핵(파랗게 염색된 부분)이 사라지는 모습을 볼 수 있다.

국내 줄기세포 치료제 상업화 임상 현황 (2017년 기준)

연번	제품명(코드명)	기업명	대상질환	분류	단계
1	MSC-1	파미셀	급성뇌경색	자가/골수	3상 시험 중
2	세레셀그램-Spine		만성척수손상	자가/골수	2/3상 시험 중
3	리버셀그램		간경변	자가/골수	2상 완료(?)
4	카티스템	메디포스트	퇴행성관절염	동종/제대혈	품목허가(2012) 미국 1/2a상 진행 중
5	뉴모스템		기관지폐이형성증	동종/제대혈	2상 진행 중 미국 1/2상 진행 중
6	뉴로스템		치매	동종/제대혈	1/2a상 진행 중
7	프로모스템		조혈모세포이식보조	동종/제대혈	1/2상 완료
8	ANTG-ASC	안트로젠	복잡성치루	자가/지방	2상 진행 중
9	ALLO-ASC		크론성누공	동종/지방	2상 진행 중
10	ALLO-ASC		변실금	동종/지방	연구자 임상시험 진행 중
11	뉴로나타-알주	코아스템	무산소성 뇌손상	자가/골수	연구자 임상시험 진행 중
12	CS20AT04		루푸스	동종/골수	1상 진행 중
13	CS10BR05		다계통위축증	자가/골수	1상 IND 신청 중
14	바스코스템	네이처셀	버거씨병	자가/지방	1/2상 완료
15	아스트로스템		척수손상	자가/지방	1상 완료
16	아스트로스템		뇌성마비	자가/지방	연구자 임상시험 진행 중
17	조인트스템		퇴행성관절염	자가/지방	2b/3상 진행 중
18	조인트스템-알로		골관절염	동종/지방	1상 진행 중
19	퓨어스템-AD	강스템바이오텍	아토피	동종/제대혈	1/2상 진행 중
20	퓨어스템-CD		크론씨병	동종/제대혈	1상 진행 중
21	퓨어스템-CD		판상형 건선	동종/제대혈	1상 진행 중
22	퓨어스템-RA		류마티스 관절염	동종/제대혈	1상 진행 중
23	SCM-CGH	SCM생명과학	만성 이식편대숙주질환	동종/골수	2상 IND 준비 중
24	SCM-AGH		급성 이식편대숙주질환	동종/골수	2상 IND 준비 중
25	SCM-AP		급성췌장염	동종/골수	1/2a상 준비 중

각막손상 환자 8명 줄기세포로 시력 찾아

영국 북동잉글랜드줄기세포연구소(NESCI) 프랜시스코 피구에이레도 박사(사진 오른쪽)팀은 화학 약품이 묻는 사고 등으로 각막이 손상돼 시력을 잃은 눈에 정상 눈의 각막에서 얻은 각막윤부줄기세포를 배양한 뒤 이식해 시력을 회복시켰다. 이 과정을 기술한 논문은 줄기세포 저널인 ≪스템셀스(Stem Cells)≫에 실렸다. '눈의 창'이라고 할 수 있는 각막은 외부에 노출돼 있어 상처를 입기 쉽다. 또 혈관이 없기

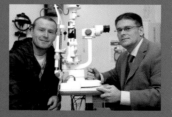

임상 시험 참여자의 한 사람인 러셀 턴불 씨(사진 왼쪽)는 23살 때인 1994년 어느 날 두 남자가 싸우는 걸 구경하다 한 사람이 뿌린 암모니아에 한쪽 눈 각막이 손상됐다. 그 뒤 힘든 삶을 살던 그는 줄기세포 치료로 시력을 회복해 다시 인생을 즐길 수 있게 됐다며 의료진에게 감사해 했다.

때문에 각막의 둘레에 있는 각막윤부줄기세포에서 계속 각막상피세포를 만들어 공급해줘야 한다. 화학 약품이 묻어 각막윤부 줄기세포가 완전히 파괴될 경우 손상된 각막이 회복되지 않기 때문에 시력을 잃는다. 피구에이레도 박사는 "전체 실명의 10%가 각막에 문제가 생겨 발생한다"며 "줄기세포 치료는 단순히 증상을 개선하는 게 아니라 완치를 목표로 한다"고 말했다. 현재 연구진은 24명의 환자에 대한 추가 임상시험을 진행하고 있다. 또 양쪽 각막이 다 손상된 환자를 위해 배아줄기세포를 이용한 연구도 병행하고 있다.

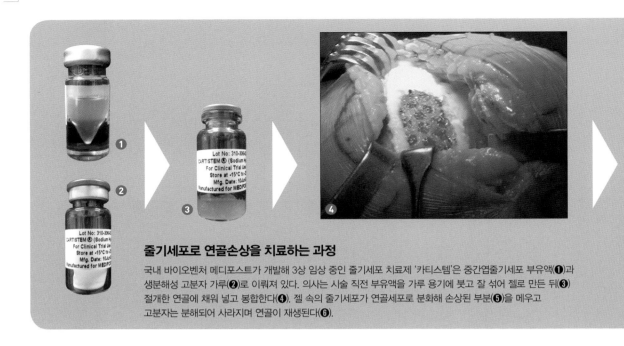

줄기세포로 연골손상을 치료하는 과정

국내 바이오벤처 메디포스트가 개발해 3상 임상 중인 줄기세포 치료제 '카티스템'은 중간엽줄기세포 부유액(❶)과 생분해성 고분자 가루(❷)로 이뤄져 있다. 의사는 시술 직전 부유액을 가루 용기에 붓고 잘 섞어 젤로 만든 뒤(❸) 절개한 연골에 채워 넣고 봉합한다(❹). 젤 속의 줄기세포가 연골세포로 분화해 손상된 부분(❺)을 메우고 고분자는 분해되어 사라지며 연골이 재생된다(❻).

줄기세포로 여는 새로운 세상

제대혈에는 두 가지 유형의 줄기세포가 있는데, 각종 혈액을 만드는 조혈 모세포와 다양한 세포로 분화하는 중간엽줄기세포가 그것이다. 제대혈(탯줄에 들어 있는 피)에서 얻은 줄기세포를 전문적으로 연구하고 있는 바이오벤처 메디포스트는 중간엽줄기세포에 주목했다. 분화능과 다양한 세포인자의 분비능도 우수할 뿐 아니라 면역반응을 억제하는 작용이 있기 때문이다.

"성체줄기세포는 주로 골수, 지방, 제대혈에서 얻을 수 있습니다. 그 가운데 제대혈이 가장 원시적인 성격을 지니고 있어 면역 거부 반응이 거의 없고 오히려 면역 조절 기능이 관찰되었습니다."

메디포스트는 제대혈에서 분리한 중간엽줄기세포를 미분화증식시키는 공정을 확립하고 동물 실험을 통해 안전성과 유효성을 확인한 뒤 2005년 국내 최초로 퇴행성관절염 치료제 상업임상(1/2상)을 시작했다. 학술적인 목적이 우선인 연구임상의 허가가 비교적 쉽게 나는 반면, 상업임상은 조건이 까

다롭다. 기업체의 제품화가 주관심사이기 때문에 문제가 생겼을 때 허가를 내준 식약청도 책임이 무겁기 때문이다. 현재 우리나라에서 줄기세포 상업임상을 진행하는 업체는 메디포스트를 포함해 5곳(건수로는 11건)이다. 증식력이 왕성한 배아줄기세포와는 달리 중간엽줄기세포는 12~13계대 정도 되면 세포 노화가 온다. 계대는 세포가 증식하면 배지를 옮기는 과정이다. 세포 활성과 안전성을 생각해 5계대까지 배양한 세포로 치료제를 만드는데, 제대혈 하나당 500명분의 치료제를 만들 수 있다.

현재 치료제는 줄기세포배양부유액과 생분해

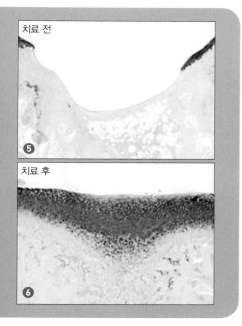

치료 전

치료 후

성 고분자 가루가 세트로 되어 있는데, 의사가 시술 직전 세포부유액을 고분자를 담은 용기에 넣고 풀어 젤을 만든 뒤 시술 부위를 절개해 손상된 관절의 연골부위에 시멘트 모르타르를 바르듯 발라준다. 그 뒤 봉합하면 줄기세포가 연골세포로 분화함과 동시에 연골재생을 유도하고 고분자는 서서히 사라진다. 오 소장은 "1/2상 결과 연골이 재형성돼 환자들의 보행이 개선되고 통증이 줄었을 뿐 아니라 부작용이 전혀 없었으며, 손상된 부위의 연골이 재생된 치료효과가 MRI로도 입증됐다"며 "조만간 뇌졸중과 치매, 폐질환 등에도 치료제 상업 임상 시험을 신청할 예정"이라고 밝혔다.

세포응용연구사업단 김동욱 단장은 "현재 국내외에서 상당히 많은 상업화 임상이 진행되고 있기 때문에 1~2년 내에 줄기세포 치료제가 나올 것이고 몇 년 지나면 다양한 제품이 등장할 것"이라고 예상했다. 의학 분야의 혁명으로 불리는 줄기세포 치료의 서막은 이미 올라가고 있다.

헌혈이 사라질 수도…….

에이즈, 인간 광우병, 신종 플루. 이런 전염병들이 대중의 주목을 끌 때마다 병원에서는 피가 부족해 난리다. 사람들이 헌혈을 꺼리기 때문이다. 인간 광우병이 휩쓸고 간 영국은 물론 캐나다 같은 나라도 외국에서 피를 수입하고 있다. 우리나라 역시 적정 혈액 재고량(7일분)의 20~30%에 머무르는 수준으로 그나마 군인의 헌혈이 있기에 버티고 있다.

"지금 배아줄기세포로 혈액(적혈구와 혈소판)을 대량 생산하는 연구를 진행하고 있습니다. 세계 최초로 경기도 판교에 혈액을 만드는 공장을 가동시킬 계획입니다."

차바이오&디오스텍 정형민 사장은 배아줄기세포가 치료 뿐 아니라 현대 의학 시스템이 굴러가는 데 동력이라고 할 수 있는 혈액을 만드는 수준에 이르렀다고 말했다. 인공 혈액을 만들려는 시도는 수십 년 전부터 있었지만, 진짜 적혈구처럼 미묘한 농도 차이에 따라 산소와 붙었다 떨어지고 좁은 모세 혈관을 뚫고 지나가며 면역계를 자극하지 않는 특성을 갖는 대안을 찾는 데는 여전히 실패하고 있다.

"2008년 저희와 미국의 바이오벤처인 ACT가 공동으로 설립한 회사 스템인터내셔널에서 확립한 배아줄기세포를 혈액혈관형성모세포(hemangioblast)로 분화시키는 기술을 바탕으로 상업화 연구를 하게 됐죠."

배아줄기세포를 핵이 없는 적혈구까지 가게 만드는 기술은 전 세계에서 스템인터내셔널만 보유하고 있다. 미국의 과학월간지 ≪디스커버≫는 2009년 1월호에서 '2008년 100대 테크놀로지'에 '배아줄기세포로 만든 적혈구'를 포함시키기도 했다. 이 회사는 누구에게나 수혈할 수 있는 O형이면서 Rh⁻형인 혈액을 만드는 배아줄기세포를 선별했다.

보통 혈액 1파인트(470cc)는 미국에서 200달러(약 22만 원), 우리나

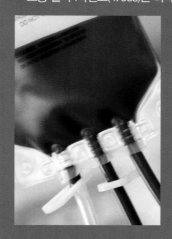

라에서 약 10만 원 정도다. 현재 기술로는 혈액 1파인트를 만드는 데 1000만 원 정도 들어간다. 따라서 혈액제조 비용을 100분의 1 수준으로 낮춰야 상업성이 있다. 정 사장은 "지금은 플라스크에서 세포를 배양하는 정도까지 규모를 키웠다"며 "앞으로 100~500L 용기에 배양하는 기술을 확립할 예정"이라고 밝혔다.

3. 죽은 세포 되살리는 기적의 주사

세계 첫 줄기세포 치료제

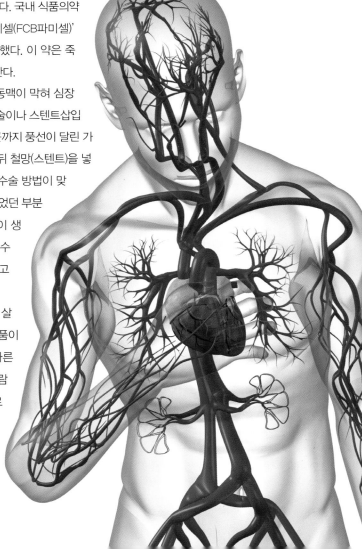

2010년 국내에서 세계 첫 줄기세포 치료제가 탄생했다. 국내 식품의약품안전청(이하 식약청)은 바이오기업 '에프씨비파미셀(FCB파미셀)'이 개발한 '하티셀그램-AMI(이하 하티셀그램)'을 허가했다. 이 약은 죽은 심장세포를 재생시키는 방식으로 심장질환을 치료한다.

심근경색은 심장에 산소와 영양분을 공급하는 관상동맥이 막혀 심장 조직이나 세포가 죽는 병이다. 병원에서는 심혈관성형술이나 스텐트삽입술 등을 이용해 심근경색을 치료한다. 혈관에서 막힌 곳까지 풍선이 달린 가느다란 관(카테터)을 넣고 풍선을 부풀려 혈관을 넓힌 뒤 철망(스텐트)을 넣어 넓어진 혈관을 고정한다. 하지만 환자에 따라 이런 수술 방법이 맞지 않거나, 수술을 성공적으로 끝냈더라도 스텐트를 넣었던 부분에 핏덩어리(혈전)가 생겨 다시 혈관이 막히는 부작용이 생길 수 있다. 전문가들은 죽은 심장 근육을 살리면 기존 수술의 한계나 부작용을 해결할 수 있을 것이라 생각하고 줄기세포를 이용해 세포를 재생시키는 연구를 해 왔다.

줄기세포 치료제는 다른 세포 치료제와 마찬가지로 살아 있는 세포를 추출해 배양 증식한 뒤 제조하는 의약품이다. 환자의 몸에서 추출한 세포(자가 세포치료제)나 다른 사람의 몸에서 추출한 세포(동종 세포치료제), 또는 사람이 아닌 다른 동물에서 추출한 세포(이종 세포치료제)로 만들 수 있다. 대개 세포 치료제는 피부나 연골, 심장, 뼈, 신경, 근육세포 등 몸을 구성하는 조직을 재생하거나 림프구 등 면역세포를 이용해 암 같은 질환을 치

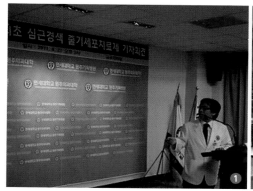

❶ 2010년 6월 FCB파미셀에서는 기자회견을 열어
심근경색 줄기세포 치료제에 대해 설명했다.
❷ 제대혈을 보관하는 모습. 제대혈에는
성체줄기세포가 들어 있다.
❸ 환자의 골반뼈에 주삿바늘을 찔러 넣어
골수를 뽑고 있다.
❹ FCB파미셀에서 세계 최초로 만든
줄기세포 치료제, 하티셀그램.

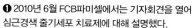

다음 단핵세포만 분리한다. 단핵세포를 37℃
세포배양기에서 5~7일간 배양하면 중간엽줄
기세포가 배양 용기에 붙으면서 무리(1000만
~1억 개)를 형성한다. 이때 중간엽줄기세포를
환자의 체중에 비례하는 양만큼 회수해 주사
기에 넣으면 치료제가 완성된다. 그래서 하티
셀그램에는 중간엽줄기세포와 세포 현탁 용액 외에 다른 물질
은 들어 있지 않다.

하티셀그램을 사용하는 방법은 기존의 심근경색 수술과 비슷하다. 주사
기에 카테터를 연결해 관상동맥에서 막힌 부분까지 넣은 다음 약물을 주입
하면 된다. 약물에 포함된 중간엽줄기세포가 심근을 보호하는 생리 활성 인
자를 분비하고, 세포를 재생시켜 혈관과 심장 근육을 되살린다. 회사 관계자
들은 심근경색 환자에게 이 치료제를 주입하면 손상된 조직이 일부 되살아
나면서 심장이 수축하는 정도가 평균 5.9% 씩 높아지는 것을 확인했다고 밝
혔다. 심근경색 환자의 심장 기능을 꽤 회복시켜주는 수준이라는 게 회사 측
주장이다.

전문가들은 줄기세포를 이용하면 심장 질환뿐 아니라 치매와 뇌졸중(뇌신
경세포 재생), 빈혈과 백혈병(조혈모세포재생), 퇴행성관절염(연골세포 재생),
당뇨병(췌장세포 재생), 동맥경화(혈관상피세포 재생) 등을 치료하고 피부와
뼈를 이식할 수도 있을 것으로 기대하고 있다. 또 서울 아산병원에서는 손상
된 척추를 되살리는 줄기세포 치료제를 개발해 2008년 3월부터 임상시험을
하고 있다. 일각에서는 줄기세포 치료제에 대해 우려하기도 한다. 환자마다
자기 몸에서 줄기세포를 추출해 고유한 치료제를 만들어 가격이 비싸다는 것
이다. 하티셀그램은 1회 1800만원 정도 할 것으로 보인다. 또 경제성과 안전
성을 엄격하고 신중하게 평가하는 미국, 독일과 달리 국내 식약청이 너무 빨
리 허가한 것이 아니냐는 의견도 있다.

료하려는 목적으로 만든다. 특히 줄기세포는 아직
특정한 세포로 분화되지 않은 상태기 때문에 신경
이나 혈액, 연골처럼 몸을 구성하는 모든 종류의
세포로 분화할 수 있다. 하지만 지금까지 줄기세
포 치료제 개발은 더뎠다. 모든 종류의 세포로 분
화가능한 건 수정한 지 14일이 안된 수정란(배아)
에서 뽑아낸 줄기세포인데(배아줄기세포), 이것을
연구나 의료 목적으로 사용하기에는 윤리적인 난
관에 부닥칠 수밖에 없었다. 그 대신 성인의 몸 여
러 조직(골수와 지방세포, 제대혈 등)에 존재하는
성체줄기세포는 윤리적인 논란이 없어 치료제 개
발이 좀 더 활발했다. 이번에 탄생한 하티셀그램
은 성체줄기세포의 일종인 중간엽줄기세포(뼈나
인대, 근육으로 분화되는 줄기세포)를 이용했다.

이 치료제는 어떻게 만들까? 환자의 골반뼈에
골수흡입침을 꽂아 골수를 5~10mL 정도 채취한

1. 천식, 치매까지 치료하는 파스

약효와 편리성,
두 마리 토끼

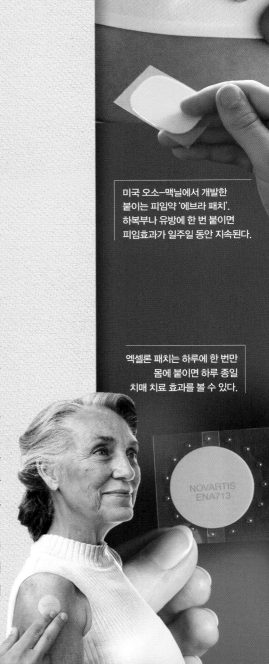

미국 오소-맥닐에서 개발한 붙이는 피임약 '에브라 패치'. 하복부나 유방에 한 번 붙이면 피임효과가 일주일 동안 지속된다.

엑셀론 패치는 하루에 한 번만 몸에 붙이면 하루 종일 치매 치료 효과를 볼 수 있다.

2009년 가장 큰 이슈였던 신종 플루의 치료약은 무엇일까? 사람들은 대부분 '타미플루'라고 답할 것이다. 스위스 제약회사 로슈에서 생산하는 타미플루는 전 세계적으로 유명한 신종 플루 치료약이다. 그런데 혹시 '리렌자'라는 약에 대해 들어본 적이 있는가. 영국의 글락소스미스클라인(GSK)에서 개발한 '리렌자' 역시 신종 플루 치료에 쓰이지만 왠지 생소하다. 둘의 가장 큰 차이는 약의 제형이다. 타미플루는 간편히 먹을 수 있는 알약 형태인 반면, 리렌자는 별도의 흡입기에 넣어 빨아들여야 하는 분말 형태다. 결국 약의 '편리성'이 관건인 셈이다.

최근 약의 편리성을 높인 제품들이 많이 출시되고 있다. 그중에서도 파스의 활약은 단연 돋보인다. 간단히 몸에 붙여 천식을 치료하는 '호쿠날린 패치'부터 치매를 치료하는 '엑셀론 패치'까지. 그동안 파스를 관절염 치료제나 금연 보조제로만 생각했던 사람들에게는 놀라운 소식이다. 이런 특별한 파스를 일컫는 '스마트 패치'라는 표현도 생겼다.

스마트 패치가 일반 파스와 다른 점은 약물이 침투하는 범위다. 사실 연고나 겔, 스프레이, 에어로졸 같은 제품도 피부를 통해 약물을 흡수시킨다는 원리는 마찬가지다. 그런데 결리거나 욱신거리는 자리에 붙이는 단순 찜질용 파스는 파스에 들어 있는 멘톨 성분이 피부 각질층에만 작용한다. 이 경우 특별히 치료 효과는 없지만 피부에 시원하다는 느낌을 줄 수 있다. 반면 스마트 패치에 들어 있는 약물은 표피를 통과해 진피까지 확산된다.

확산된 약물은 진피 전체에 퍼져 있는 모세 혈관에 흡수된다. 일단 혈관에 흡수된 뒤부터는 일반 약물과 똑같이 작용한다. 먹는 약이 소화 기관을 거쳐 소장 융털의 모세 혈관을 만나 들어가거나, 폐로 흡입한 약이 폐포의 모세 혈

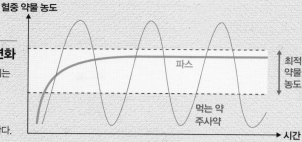

파스와 먹는 약의 혈중 약물 농도 변화

파스는 약효가 서서히 나타나 일정하게 유지되는
반면, 먹는 약이나 주사약은 약효가 즉시
나타났다가 금세 사라진다. 따라서 약물이
최적으로 작용하는 농도를 유지하기 위해서는
먹는 약이나 주사약은 주기적으로 투여해야 한다.

관으로 흡수되거나, 약물이 주사기를 통해 혈관에 직접 주입되거나 약효를 발휘하는 과정은 거의 차이가 없다는 얘기다.

하지만 파스의 가장 큰 장점은 약효를 일정한 수준으로 원하는 시간만큼 지속시킬 수 있다는 점이다. 먹는 약이나 주사약은 효과가 즉각적으로 나타나지만 약효를 일정하게 유지하려면 주기적으로 약을 먹거나 주사를 맞아야 한다. 그런데 파스는 몸에 붙여두기만 하면 일정 시간 동안 약물이 서서히 방출되면서 혈중 약물 농도가 유지된다. 먹는 약에 비해 약물의 농도가 낮아도 약효를 비슷하게 낼 수 있는 이유다. 또 먹는 약이 소화 기관을 거치면서 간에서 일부 분해되는 것과 달리, 파스는 약물이 혈관으로 바로 흡수되기 때문에 약효가 더 잘 나타난다. 따라서 파스를 이용하면 약물을 더 적게 사용하고도 약의 효능을 볼 수 있다.

파스의 장점을 잘 살린 대표적인 예가 1998년 일본 애보트에서 개발한 천식 치료용 파스 '호쿠날린 패치'다. 일반적으로 천식 발작은 새벽 4시에 가장 심하다. 이 때문에 환자가 새벽에 일어나 천식 치료제를 '흡입'해야만 하는 불편함이 있다.

그런데 호쿠날린 패치는 기존의 천식 치료제와 동일한 툴로부테롤 약물을 이용하면서도, 파스를 붙이고 난 4시간 뒤부터 약물이 서서히 방출되고 다시 그로부터 4시간 뒤에 약효가 최대가 되도록 설계됐다. 환자가 저녁 8시에 파스를 붙이고 잠자리에 들면 새벽 4시에 혈중 약물 농도가 최대에 이르는 셈이다. 호쿠날린 패치는 흡입형 치료제를 두려워하는 어린이 환자들에게도 유용하다.

국내 제약회사도 이와 유사한 천식 치료용 파스를 개발하고 있다. 신신제약 중앙연구소 이태완 연구소장은 "피부, 혈액, 맥박 등 체내 환경을 그대로 재현한 뒤 파스의 효능을 실험했을 때, 현재 개발 중인 파스가 호쿠날린 패치와 거의 비슷한 약효를 냈다"면서 "마지막 단계로 인체에서 효능을 보이는지만 입증하면 빠른 시일 내에 제품으로 생산할 수 있을 것"이라고 밝혔다.

미국 노바티스제약에서 2007년 미국 식품의약국(FDA)으로부터 승인을 받은 치매 치료용 파스 '엑셀론 패치'도 환자들 사이에서 인기가 높다. 1997년에 개발된 치매 치료용 알약 '엑셀론'에 비해 사용하기 편하고 부작용도 적기 때문이다.

엑셀론 패치에는 엑셀론 알약과 마찬가지로 '리바스티그민'이라는 약물이 들어 있다. 치매는 신경 전달 물질인 아세틸콜린의 농도가 낮아지면서 인지 능력과 기억력이 떨어지는 질병인데, 리바스티그민은 아세틸콜린을 만드는 콜린 세포의 분해를 억제해 체내 아세틸콜린 농도를 유지시킨다.

엑셀론 패치는 하루 두 번 잊지 않고 복용해야 하는 알약의 단점을 보완해 하루에 한 번 몸에 붙이는 형태로 개발됐다. 작은 차이지만 치매 환자가 약을 잊지 않고 챙겨 먹기가 쉽지 않다는 현실을 고려하면 약의 사용이 획기적으로 편리해졌다. 파스형 치료제는 약물 사용 여부를 눈으로 확인할 수 있다는 장점도 있다. 엑셀론 패치는 구토나 울렁거림 같은 부작용도 3분의 1 수준으로 감소시켰다. 한 번에 높은 농도의 약물을 공급하는 알약과 달리, 낮은 농도의 약물을 24시간 동안 지속적으로 방출하기 때문에 위장이 약한 노인 환자들에게 나타나는 부작용을 줄일 수 있었다.

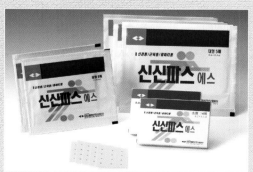

효능이 같은 파스라도
크기, 모양, 사용
방법이 다양하다.

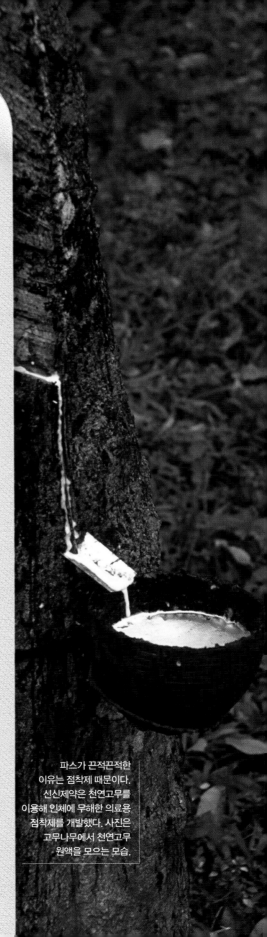

● 1. 천식, 치매까지 치료하는 파스

'스마트'한 파스의
개발 원리

최근 기존 약물을 대신하는, 아니 능가하는 스마트 패치들이 많이 개발됐다. 2005년 미국 왓슨제약에서 옥시부티닌 약물로 개발한 요실금 치료제 '옥시트롤', 같은 해 미국 노벤제약에서 메틸페니데이트 약물로 개발한 과잉행동발달장애(ADHD) 치료제 '데이트라나'도 스마트 패치다. 얼마 전엔 일본 심바이오가 구토 억제 효과가 있는 그라니세트론 약물을 주성분으로 구토 억제용 파스 'AB-1001'를 개발했다. 파스는 점점 더 '스마트'해지고 있다.

'스마트'한 파스를 개발할 때 가장 신경 쓰는 부분은 '어떤' 약물을 넣는가 보다는 '어떻게' 약물을 넣는가이다. 이미 개발된 약물을 전달 경로만 바꿔도 효능을 획기적으로 높일 수 있기 때문이다. 이 소장은 "파스에 들어 있는 약물은 저마다 몸속으로 들어가는 속도가 다르다"며 "약효를 최대로 끌어올리기 위해서는 흡수촉진제와 점착제를 적절히 혼합해 약물 흡수 속도를 조절해야 한다"고 설명했다.

파스의 끈적끈적한 부분에는 약물 외에도 흡수촉진제와 점착제 같은 첨가물질이 섞여 있다. 그중에서 흡수촉진제는 단어 그대로 약물의 흡수를 돕는 물질이다. 피부는 각질 세포가 벽돌처럼 쌓여 있는 조직이다. 벽돌과 벽돌 사이는 지질성분이 메우고 있는데, 지질성분은 일종의 '모르타르'인 셈이다.

흡수촉진제는 지방산, 지방알코올, 계면활성제, 글리콜, 탄화수소처럼 지질성분과 친화력 있고 인체에 안전한 물질로 만들어진다. 이것이 지질 성분에 스며들어 세포 사이를 벌리기도 하고 직접 지질층을 타고 피부를 통과하기도 한다. 이때 약물은 흡수촉진제와 함께 이동한다. 약물에 따라 조금씩 차이가 있지만 보통 흡수촉진제를 이용하면 흡수율을 25~35%까지 높일 수 있다.

파스가 끈적끈적한 이유는 점착제 때문이다. 신신제약은 천연고무를 이용해 인체에 무해한 의료용 점착제를 개발했다. 사진은 고무나무에서 천연고무 원액을 모으는 모습.

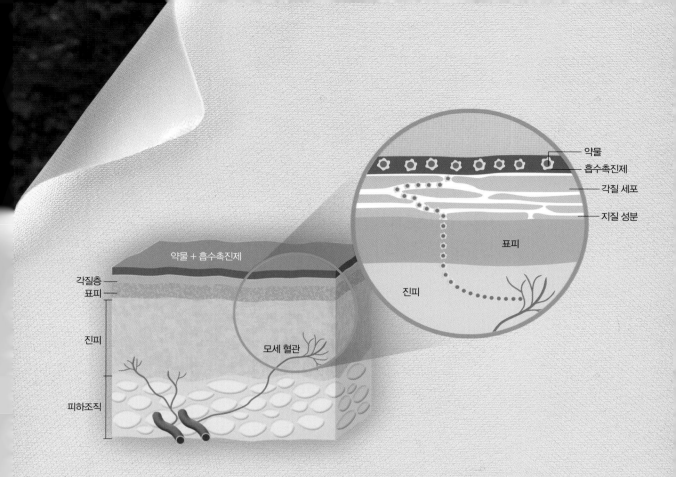

약물

흡수촉진제

각질 세포

지질 성분

표피

진피

약물 + 흡수촉진제

각질층

표피

진피

모세 혈관

피하조직

약물이 피부를 통해 흡수되는 과정

파스의 끈적끈적한 부분에는 약물과 흡수촉진제가
함께 녹아 있다. 흡수촉진제는 지질성분과 친화력이
크기 때문에 지질성분에 녹아 피부를 통과한다.
이때 약물도 함께 이동한다. 표피를 통과한 약물은
진피에 퍼져 있는 모세 혈관에 흡수된다.

어떤 경우에는 약물이 흡수되는 속도를 늦춰야 할 때도 있다. 예를 들어 니
코틴은 피부에 확산되는 속도가 굉장히 빨라서 몇 초 내에 뇌까지 전달되기
때문에 어지러움을 유발하기도 한다. 이럴 땐 약물과 점착제를 섞어 피부에
흡수되는 속도를 떨어뜨릴 수 있다. 점착제는 파스를 피부에 고정시키는 역
할도 하지만, 점착제 자체가 갖는 화학적 성질을 응용해 약물과 결합시키면
약물 방출 속도를 늦추는 작용을 할 수 있다.

실제 파스를 개발할 땐 여러 가지 흡수촉진제, 점착제를 이용해 수백 차례
실험을 한 뒤, 원하는 농도로 약물을 방출시키는 물질을 선택한다. 약물마다
체내에서 분해되는 속도가 다르고, 다른 첨가제가 작용해 실제 약물이 투과
되는 정도는 달라질 수 있기 때문이다. 실험 기간은 짧게는 1년, 길게는 5년
까지도 걸린다.

이 소장은 "약의 효능도 중요하지만, 그보다 더 중요한 것은 안전"이라며
"파스에 첨가한 물질들이 체내에서 특별히 다른 반응을 보이지 않도록 만들
어야 한다"고 말했다. 또 그는 "이런 물질들은 약물과 잘 섞이면서도, 물리ㆍ
화학적으로 안정하고, 피부에 자극이 없어야 한다"고 덧붙였다. 신신제약은
1969년 국내 최초로 천연고무를 이용한 의료용 점착제를 개발했다. 천연고
무는 화학적인 반응성이 낮아 인체에 무해한 것으로 알려져 있다.

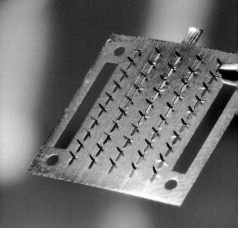

풍선과 파스의 변신

● 1. 천식, 치매까지 치료하는 파스

나노 반도체,
마이크로 바늘 이용한
미래형 패치

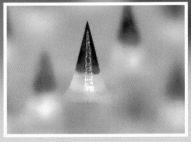

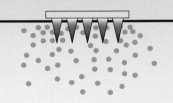

마이크로 바늘 패치

길이가 수백μm인 미세한 주사바늘 끝에
약물이 들어 있다. 이 주사바늘은
찔러도 통점이 있는 부분에 닿지 않기
때문에 아프지 않다.

최근에는 흡수촉진제나 점착제 같은 화학 물질을 추가로 쓰지 않고도 약물의 흡수 속도를 조절할 수 있는 방법이 연구되고 있다. 하루에 몇 번씩 인슐린 주사를 맞아야 하는 당뇨 환자들을 위한 인슐린 패치가 대표적이다. 인슐린 패치는 하루에 한 번만 부착하면 하루 종일 인슐린을 지속적으로 방출한다.

특히 2007년에 유럽의 반도체 회사 ST마이크로일 렉트로닉스와 스위스의 의료장비 전문업체인 디바이 오텍이 공동으로 개발한 1회용 인슐린 패치는 '나노 펌프'라고 불리는 손톱 크기의 소형 반도체 칩이 부착되어 있다. 이 칩은 인슐린이 췌장에서 자연적으로 분비되는 것과 최대한 유사하게 방출되도록 인슐린 주입량을 미세하게 조절한다. 크기도 기존 인슐린 패치에 사용되는 칩의 4분의1 수준으로 작아 패치를 피부에 부착했을 때 눈에 잘 띄지 않는다.

전극을 이용해 극성을 가진 약물을 흡수시키는 패치도 있다. 그중 잘 알려진 것이 미백 기능성 화장품인 비타민 C 패치다. 비타민 C 패치는 종이처럼

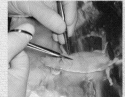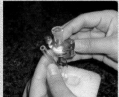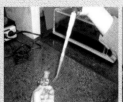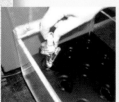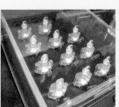

파스에서 약물이 방출되는 정도를 알아보는 실험.
실제 쥐의 피부를 벗겨 혈액, 맥박 등 체내 환경을 그대로 재현한
비커에 씌우고 그 위에 파스를 붙인다. 일정 시간이 지난 뒤
비커에 녹아든 약물의 농도를 측정한다.

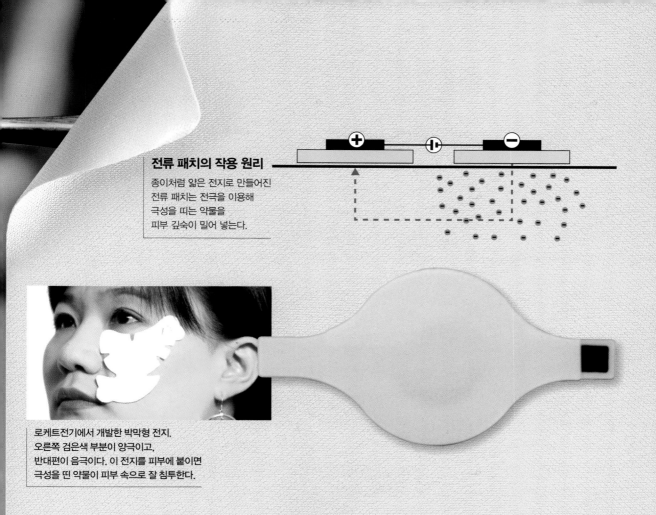

전류 패치의 작용 원리

종이처럼 얇은 전지로 만들어진 전류 패치는 전극을 이용해 극성을 띠는 약물을 피부 깊숙이 밀어 넣는다.

로케트전기에서 개발한 박막형 전지. 오른쪽 검은색 부분이 양극이고, 반대편이 음극이다. 이 전지를 피부에 붙이면 극성을 띤 약물이 피부 속으로 잘 침투한다.

얇고 구부릴 수 있는 박막형 전지로 만들어져 표면에 미세한 전류가 흐른다. 비타민 C는 물에 녹으면 수소 원자를 방출하면서 음전하를 띤다.

따라서 비타민 C를 녹인 용액을 피부에 바른 뒤 그 위에 패치를 붙이면 패치가 가진 음극과 비타민 C 사이에 서로 밀어내는 힘이 작용한다. 덕분에 비타민 C 성분이 피부 속 깊이 빠르게 침투하게 된다. LG 생활건강, 태평양, 에스티로더 같은 유명 화장품 회사에서 실제로 제품을 출시한 적이 있으며 제품에 따라 패치 한쪽 면에 비타민 C 용액이 발라져 있는 형태도 있다.

한편 주삿바늘을 그대로 사용하면서도 통증은 없앤 마이크로 바늘 패치도 있다. 모기 침에서 힌트를 얻어 개발한 이 패치에는 길이가 수백 μm(마이크로 미터, $1μm = 10^{-6}m$)인 미세 주사바늘이 수백 개 붙어 있다. 이 바늘들은 워낙 작아서 찔려도 통점이 있는 부분까지 깊숙이 박히지 않기 때문에 통증을 일으키지 않는다. 바늘 끝에는 약물이 들어 있다.

바늘은 다른 형태로 제작되기도 한다. 바늘 자체를 약물 원료로 제작해 바늘이 몸속에서 녹아 약물로 작용하도록 만들기도 하고, 미세한 주삿바늘로 피부에 구멍을 뚫고 그 구멍 위에 패치를 붙여 약물을 주입하는 방식도 있다. 이런 방식들은 공통적으로 물리적인 힘을 이용해 약물을 직접 피부에 침투시키기 때문에 흡수촉진제가 없어도 효과가 확실하다.

그 밖에도 초음파 진동으로 피부 조직의 배열을 순간적으로 변화시켜 약물을 침투시키는 방식, 고압용 가스로 피부에 약물을 밀어 넣는 방식 등 새로운 패치의 가능성은 무궁무진하다. 변신에 변신을 거듭하며 치료 영역을 넓혀 가는 파스. 언젠가는 세상의 모든 질병이 '스마트'한 파스 한 장으로 해결되는 날이 오게 될지도 모른다. 그때는 주사가 무서워서 도망쳤던 일, 우는 아이에게 억지로 약을 먹이려고 고생했던 일, 아침, 점심, 저녁이라고 적힌 약봉지를 챙겨 다니던 일이 모두 아련한 추억이 되지 않을까.

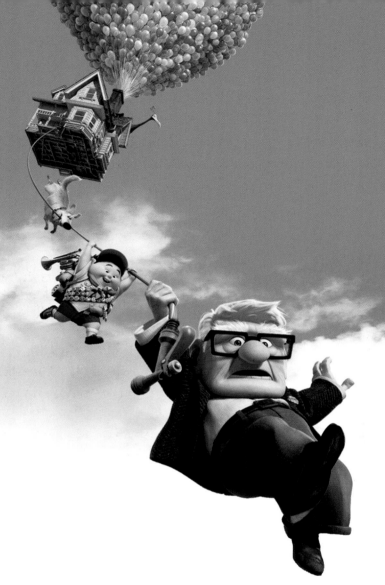

애니메이션 '업'의 한 장면.
하늘을 나는 환상적인 꿈에
자주 등장하는 풍선은
질환을 진단하거나
치료하는 데 사용될 수 있다.

알록달록, 금방이라도 터져버릴 듯 잔뜩 부풀어 오른 풍선 수천 개가 두둥실 하늘을 날고 있다. 커다란 풍선 다발과 함께 나무로 지은 집도 함께 떠올랐다. 평생 위대한 모험을 하고 싶어 하는 칼 할아버지가 드디어 풍선 다발에 집을 매달고 하늘 여행을 시작한 것이다.

2009년에 개봉한 애니메이션 '업'의 하이라이트이자 가장 즐거운 장면이다. 풍선에 매달려 하늘을 나는 일은 어린 시절 누구나 한 번쯤은 상상해봤을 것이다.

아직도 풍선은 사람들에게 환상적인 꿈을 이뤄주는 매개체가 되고 있다. 같은 해 2월 스페인에서 살고 있는 10대 청소년 4명은 교사와 함께 '우주 사진 프로젝트'를 진행했다. 그들은 지름이 2m나 되는 커다란 풍선을 헬륨 가스로 채운 다음, 디지털 카메라를 매달아 하늘에 띄웠다. 풍선은 고도 30km 정도의 성층권에 도착했고 결국 풍선을 이용해 지구 사진을 찍는 데 성공했다.

하늘을 나는 일 외에도 풍선으로 이룰 수 있는 꿈이 있지 않을까? 전문가들은 "실제로 의학계에서는 풍선을 이용하는 수술이 이뤄지고 있다"며 "풍선만이 갖고 있는 특성 덕분에 가능하다"고

풍선과 파스의 변신

2. 사람 살리는 풍선

풍선을 이용하는
풍선척추성형술

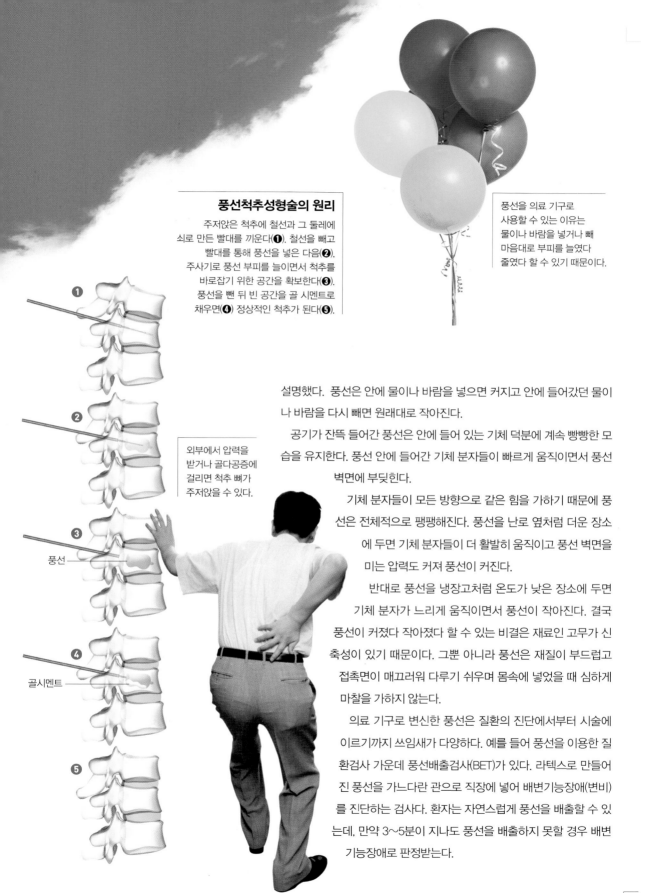

풍선척추성형술의 원리

주저앉은 척추에 철선과 그 둘레에 쇠로 만든 빨대를 끼운다(❶). 철선을 빼고 빨대를 통해 풍선을 넣은 다음(❷), 주사기로 풍선 부피를 늘이면서 척추를 바로잡기 위한 공간을 확보한다(❸). 풍선을 뺀 뒤 빈 공간을 골 시멘트로 채우면(❹) 정상적인 척추가 된다(❺).

풍선을 의료 기구로 사용할 수 있는 이유는 물이나 바람을 넣거나 빼 마음대로 부피를 늘였다 줄였다 할 수 있기 때문이다.

❶

❷

외부에서 압력을 받거나 골다공증에 걸리면 척추 뼈가 주저앉을 수 있다.

❸

풍선

❹

골시멘트

❺

설명했다. 풍선은 안에 물이나 바람을 넣으면 커지고 안에 들어갔던 물이나 바람을 다시 빼면 원래대로 작아진다.

공기가 잔뜩 들어간 풍선은 안에 들어 있는 기체 덕분에 계속 빵빵한 모습을 유지한다. 풍선 안에 들어간 기체 분자들이 빠르게 움직이면서 풍선 벽면에 부딪힌다.

기체 분자들이 모든 방향으로 같은 힘을 가하기 때문에 풍선은 전체적으로 팽팽해진다. 풍선을 난로 옆처럼 더운 장소에 두면 기체 분자들이 더 활발히 움직이고 풍선 벽면을 미는 압력도 커져 풍선이 커진다.

반대로 풍선을 냉장고처럼 온도가 낮은 장소에 두면 기체 분자가 느리게 움직이면서 풍선이 작아진다. 결국 풍선이 커졌다 작아졌다 할 수 있는 비결은 재료인 고무가 신축성이 있기 때문이다. 그뿐 아니라 풍선은 재질이 부드럽고 접촉면이 매끄러워 다루기 쉬우며 몸속에 넣었을 때 심하게 마찰을 가하지 않는다.

의료 기구로 변신한 풍선은 질환의 진단에서부터 시술에 이르기까지 쓰임새가 다양하다. 예를 들어 풍선을 이용한 질환검사 가운데 풍선배출검사(BET)가 있다. 라텍스로 만들어진 풍선을 가느다란 관으로 직장에 넣어 배변기능장애(변비)를 진단하는 검사다. 환자는 자연스럽게 풍선을 배출할 수 있는데, 만약 3~5분이 지나도 풍선을 배출하지 못할 경우 배변기능장애로 판정받는다.

2. 사람 살리는 풍선

주저앉은 척추 세우는 비결은
풍선 카테터

풍선척추성형술을 할 때는 주저앉은 척추 뼈 안에
쇠로 만든 빨대(❶)와 철선를 넣고 통로를 넓힌 다음.
철선(❷)을 뺀다. 그 자리에 풍선이 달린 철선(❸)을 넣고
압축 피스톤을 돌리면 주사기(❹) 안에 식염수가 들어가면서
풍선이 점점 부풀어 오른다. 풍선이 달린 철선과
거기에 연결된 커다란 주사기를 '풍선 카테터'라 부른다.

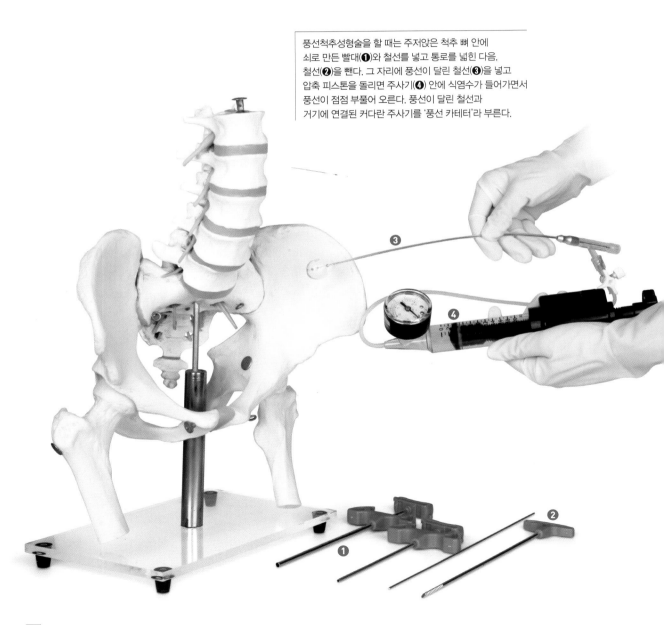

풍선으로 질환을 진단할 뿐 아니라 수술도 할 수 있다. 풍선을 이용하는 수술 가운데 가장 대표적인 방법은 바로 '풍선척추성형술'이다. 척추를 이루는 뼈가 부러지거나 주저앉았을 때 빈 공간에 골 시멘트를 채워 척추를 원래 모습대로 세우는 치료법이다. 이 과정에서 골 시멘트가 들어갈 자리를 부풀어 오른 풍선으로 만드는 게 특징이다.

척추는 뇌와 함께 중추신경계를 구성하며 신경세포들이 모여 있는 척수를 둘러싸고 있다. 뼈가 일렬로 늘어선 척추에는 뼈가 몇 개나 있을까? 전문가들은 머리뼈와 등뼈 사이에 있는 납작한 목뼈(경추) 7개, 가슴 부분에 있고 등 쪽으로 볼록한 가슴뼈(흉추) 12개, 다른 척추 뼈에 비해 크고 무거운 허리등뼈(요추) 5개, 총 24개의 등뼈를 척추라고 부른다.

척추뼈는 무척 단단하다. 하지만 교통사고처럼 외부에서 힘이 가해지거나 나이가 들면서 뼈의 밀도가 줄어들고 약해지는 골다공증이 생기면 부러지고 주저앉을 수 있다. 주저앉은 뼈를 세워 고정시키고 척추를 원래대로 만드는 데 척추성형술이 사용된다. 주저앉거나 찌그러진 뼈 부분을 마취하고 2~3mm 두께의 바늘을 넣은 다음, 골 시멘트로 채우는 방법이다. 부러진 척추뼈 하나를 치료하는데 20여 분밖에 걸리지 않고 통증이 없다.

하지만 가천의과대학교 길병원 정형외과 전득수 교수는 "척추뼈 내에 별도의 공간을 확보하지 않은 채 높은 압력을 가하며 골 시멘트를 넣기 때문에 골 시멘트가 척추 뼈 바깥으로 새어나갈 위험이 있다"며 "새어나간 골 시멘트가 신경이나 혈관으로 들어가면 신경이 손상되거나 혈관을 막아버리는 색전증을 일으킬 수 있다"고 말했다.

인천 적십자병원 정형외과 이긍배 박사는 "풍선을 이용하는 풍선척추성형술은 골 시멘트가 척추 뼈 바깥으로 새어나가는 부작용을 줄인다"며 "철선을 통해 풍선을 넣어 주저앉은 뼈를 회복시

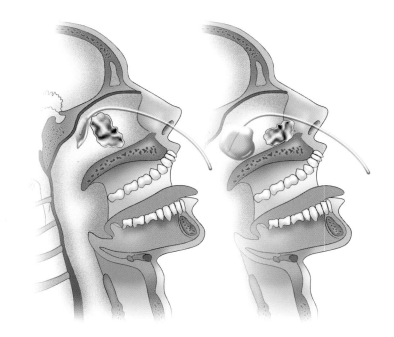

풍선으로 콧속 이물질 제거

풍선 카테터 끝에 말려 있는 풍선을 콧속 이물질보다 안쪽으로 넣은 다음, 풍선을 부풀려 바깥으로 당기면 이물질이 빠져 나온다.

킨 다음, 낮은 압력으로 골 시멘트를 삽입하기 때문"이라고 설명했다. 풍선으로 뼈 안에 있는 공간을 확실하게 넓힌 뒤 골 시멘트를 천천히 넣기 때문에 골 시멘트가 척추 바깥으로 새어나오지 않는다는 뜻이다.

병원에서 몸속으로 풍선을 넣는 기구는 '풍선 카테터'라고 부른다. 식염수가 들어 있는 커다란 주사기에 기다란 플라스틱 빨대가 연결되어 있고 그 끝에 가는 대롱처럼 생긴 철선이 이어진다. 철선 끝에는 풍선이 달려 있는데, 평소에는 말려 접혀 있다가 주사기 피스톤을 천천히 누르면 풍선 안으로 식염수가 이동하면서 풍선이 점점 커진다. 풍선은 재질이 대개 실리콘이나 라텍스라, 주먹 크기나 그 이상까지 부풀려도 절대 터지지 않을 만큼 튼튼하다. 풍선이 몸속에서 그렇게 크게 늘어날 필요가 없기 때문에 몸속에서 풍선이 터지지 않을까 걱정할 필요는 없다.

풍선 카테터로 풍선을 넣어 주저앉은 뼈를 세우는 시술의 원리는 간단하다. X선 영상을 보면서 뼈가 주저앉은 자리에 철선을 넣은 다음, 철선 둘레에 쇠로 만든 얇은 빨대를 넣어 통로를 조금 넓혀준다. 이때 빨대 안에 들어있는 철선를 빼고 그 자리에 말려 접혀 있는 풍선이 달린 철선를 넣어준다.

풍선이 뼈 안에 있는 빈 공간에 자리를 잡으면 주사기를 이용해 풍선 안에 액체를 넣어 부풀려준다. 척추 뼈가 정상적인 크기와 모양으로 돌아올 때까지 풍선을 부풀린 다음, 풍선을 빼고 그 자리에 골 시멘트를 넣으면 된다.

2. 사람 살리는 풍선

막힌 혈관 뚫거나
태아 분만을 돕는 풍선

주저앉은 뼈를 세울 때만 풍선을 사용하는 것은 아니다. 풍선으로 좁아진 혈관을 넓혀주는 풍선혈관확장술도 일반 병원에서 풍선척추성형술만큼 많이 쓰인다. 혈관 안에서 비정상적으로 피가 뭉치거나 나이가 들면서 동맥경화가 진행되면 핏덩어리나 지방덩어리를 제거해야 한다.

특히 동맥경화는 나이가 들면서 동맥 안에 콜레스테롤 같은 지방덩어리가 끼면서 생기기 시작한다. 동맥 안에 쌓이는 지방덩어리 양이 많아지면 동맥 두께가 비정상적으로 두꺼워지고 피가 지나갈 수 있는 통로가 좁아진다.

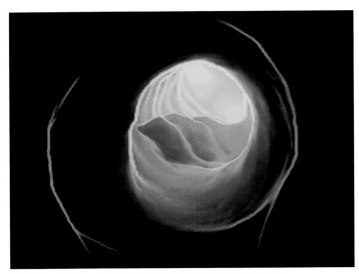

동맥경화가 진행된 동맥의 CT사진. 혈관에 지방이 쌓이면 피가 지나가는 통로가 좁아지면서 뇌출혈, 심근경색 같은 질환을 유발할 수 있다. 이때 풍선으로 지방덩어리를 빼내는 시술을 한다.

동맥경화가 70% 정도 진행되면 다른 증상이 나타난다. 즉 뇌에서 동맥경화가 일어나면 혈관이 터지는 뇌출혈이 일어날 수 있고, 심장에서 동맥경화가 일어나면 심장에 피가 충분히 전달되지 않아 통증(협심증)을 느끼거나 심하면 쇼크 상태(심근경색)에도 빠질 수 있다.

혈관을 확장시킬 때도 풍선 카테터를 이용한다. 일단 심혈관조영술로 혈관이 좁아진 위치와 지방덩어리가 쌓인 모양을 확인한다. 그 자리에 가느다란 철선를 넣어 자리를 잡고 풍선 카테터를 넣는다. 주사기 피스톤을 천천히 누르면서 혈관의 크기에 따라 mm 단위로 풍선을 부풀려 막힌 혈관을 넓힌다. 그 뒤 철로 만든 작은 그물(스텐트)을 설치하면 혈관을 확장한 대로 유지할 수 있다.

하지만 풍선혈관확장술에는 한계가 있다. 넓어진 혈관이 일정 시간이 지나면 다시 좁아지는 혈관재협착이 일어날 수 있기 때문이다. 혈관이 다시 좁아지는 이유는 풍선혈관확장술을 할 때 생긴 작은 상처에 세포가 증식하기 때문이다. 혈관 재협착 증상에 현재까지 뚜렷한 치료제가 없다. 다행히 최근 경북대학교병원 순환기내과 이인규

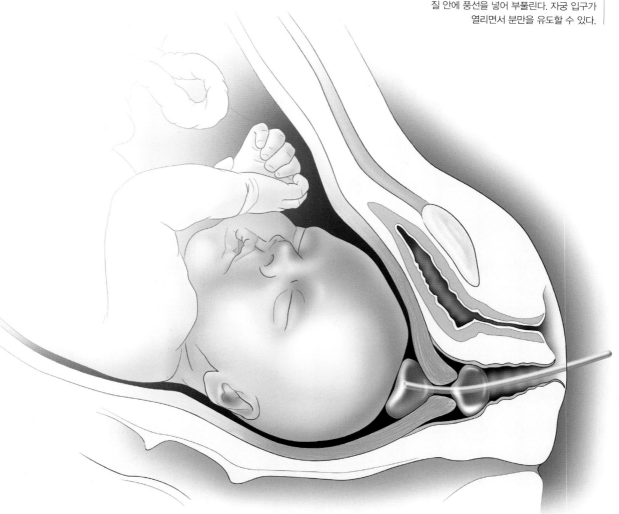

아기가 나오는 자궁 문 여는 풍선

분만예정일이 지났는데도 아기가 안 나올 경우
질 안에 풍선을 넣어 부풀린다. 자궁 입구가
열리면서 분만을 유도할 수 있다.

교수팀은 'MB12066'이라는 물질을 넣으면 종양 억제 유전자인 p53이 활성화하면서 세포 증식을 억제해 혈관이 다시 막히지 않는다는 사실을 발견했다. 이 교수는 "최대 90%까지 혈관재협착을 막을 수 있다"고 밝혔다.

이외에도 쓸개즙이 간에서 만들어져 쓸개로 갈 때 지나가는 통로(담도)에 돌멩이(담석)가 생겼을 때도 풍선을 사용한다. 내시경으로 담석의 위치를 확인하고 풍선을 넣어 크게 부풀리면 담도가 넓어

지면서 담석이 자연스럽게 십이지장으로 빠져나와 대변을 통해 배출된다.

풍선을 일정 기간 동안 몸속에 넣어 치료하는 경우도 있다. 임산부가 분만 예정일이 지났는데도 자궁이 수축하는 분만 징후가 없는 경우에 풍선을 사용하기도 한다. 임산부에게 자궁을 수축시키는 약물을 먹이고 질 안에 풍선을 넣어 부풀리면 자궁 입구가 열리면서 태아의 분만을 유도할 수 있다.

어린이들이 가지고 노는 장난감이나 이벤트를 화려하게 꾸미는 장식용으로만 생각됐던 풍선이 질환을 진단하는 역할부터 치료하는 역할까지 다양한 의학 용도로 쓰이고 있다. 앞으로도 사람 살리는 슈퍼맨, 풍선의 대활약이 기대된다.

● 주삿바늘 없는 독감 백신

아프지 않은 주사

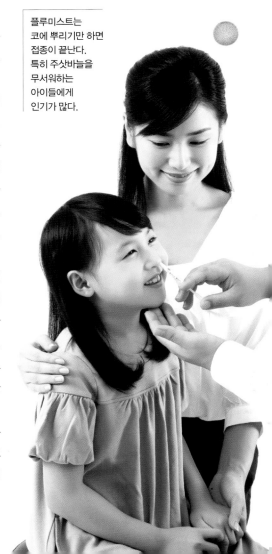

플루미스트는
코에 뿌리기만 하면
접종이 끝난다.
특히 주삿바늘을
무서워하는
아이들에게
인기가 많다.

대구시 보건환경연구원은 2010년 7월 14일, 채집한 모기 중 일본뇌염 매개모기인 작은빨간집모기 2마리가 처음으로 발견됐다고 발표했다. 일본뇌염은 치사율이 30%나 되는 무서운 병으로 7~20일의 잠복기를 거쳐 고열, 두통, 구토 등의 증세를 나타내고 심할 경우 혼수상태에 빠질 수 있다.

그러나 미리 예방 주사를 맞으면 뇌염을 걱정하지 않아도 된다. 뇌염 외에도 많은 질병을 백신 주사로 예방할 수 있다. 독감 백신으로 인플루엔자 바이러스를 막을 수 있고 간염 바이러스를 예방할 수 있는 백신도 있다. 최근에는 자궁경부암을 일으키는 인유두종바이러스에 대항하는 백신도 나왔다. 이제 암도 주사로 예방할 수 있는 날이 온 것이다. 그러나 주사 맞기는 어린이뿐 아니라 성인에게도 달갑지 않은 일이다. '주사공포증'을 가진 사람도 있다. 주사를 맞다가 구토를 하거나 혈압이 급격히 떨어져 쇼크에 빠지는 병으로, 이들이 무서워하는 것은 바로 뾰족한 주삿바늘이다.

주삿바늘 없이도 몸속에 약물을 넣는 방법은 없을까? 많은 과학자들이 이 방법을 개발하고 있다. 2007년 9월 미국의 컴퓨터회사 HP는 주사바늘을 지름 1µm(마이크로미터, 100만분의 1미터)로 눈에 보이지 않게 제작했다. 이 바늘을 여러 개 박아 패치를 만들면 피부에 붙이기만 해도 약물이 들어간다. DPT(디프테리아, 백일해, 파상풍) 백신은 피부에 바를 수 있는 크림 형태로 만들고 있다. 유전자 조작 기술이 발달하며 과일이나 채소 속에 백신 성분을 넣는 방법도 개발 중이다.

얼마 전 국내에서도 바늘 없는 주사기가 나왔다. 서울대학교 기계항공공학부 여재익 교수는 레이저를 이용해 약물을 분사하는 방법을 새로 개발했다. 여 교수가 만든 '무통주사기'의 용기 중간에는 고무막이 있고 위쪽에는 물이, 아래에

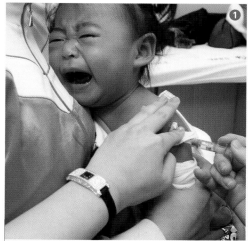

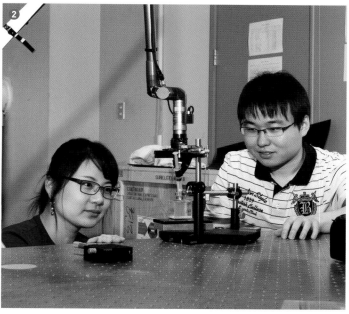

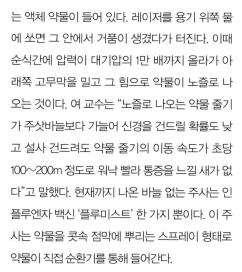

❶ 어린시절 주사 맞기를 무서워 했던 기억은 누구에게나 있다. 성인이 돼서도 주삿바늘을 두려워 하는 사람도 있다.
❷ 서울대학교 기계항공공학부의 여재익 교수팀은 레이저를 이용해 약물을 몸속에 넣을 수 있는 방법을 개발했다.

는 액체 약물이 들어 있다. 레이저를 용기 위쪽 물에 쏘면 그 안에서 거품이 생겼다가 터진다. 이때 순식간에 압력이 대기압의 1만 배까지 올라가 아래쪽 고무막을 밀고 그 힘으로 약물이 노즐로 나오는 것이다. 여 교수는 "노즐로 나오는 약물 줄기가 주삿바늘보다 가늘어 신경을 건드릴 확률도 낮고 설사 건드려도 약물 줄기의 이동 속도가 초당 100~200m 정도로 워낙 빨라 통증을 느낄 새가 없다"고 말했다. 현재까지 나온 바늘 없는 주사는 인플루엔자 백신 '플루미스트' 한 가지 뿐이다. 이 주사는 약물을 콧속 점막에 뿌리는 스프레이 형태로 약물이 직접 순환기를 통해 들어간다.

플루미스트는 주삿바늘 없이도 독감을 예방할 수 있어 특히 아이들에게 좋다. 이희정(경기 성남시 서현동, 30세)씨는 "그동안 주사를 보면 아이들이 무서워 우는 통에 예방 접종 때마다 곤란했는데 이제 바늘을 쓰지 않는 백신이 개발돼 예방 접종이 훨씬 수월해졌다"며 "다른 백신도 주삿바늘 없이 쓸 수 있게 만들었으면 좋겠다"고 말했다.

스프레이 백신은 기존 주사제형 백신보다 약효가 좋다. 주사제형 백신의 경우 바이러스를 불활성화해 만든 사(死)백신인 반면 플루미스트는 바이러스를 약화시켜 약물로 쓰는 151생(生)백신이다. 살아 있는 바이러스를 주입하면 면역 반응이 더 빨리 일어난다.

플루미스트가 기존 주사제보다 효능이 좋다는 사실은 임상 시험 결과로도 증명됐다. 지난 2009년 미국 세인트루이스대학교 의과대학의 로버트 벨시 박사가 5세 미만의 어린이 8000여 명을 대상으로 조사한 결과 백신을 주사로 맞은 그룹에서는 8.6%가 독감에 걸렸지만 플루미스트를 사용한 그룹은 3.9%만 독감에 걸렸다는 사실을 알아냈다.

벨시 박사는 변종 독감 바이러스에 대한 면역력도 플루미스트가 주사보다 현저히 강하다고 밝혔다. 플루미스트가 생백신이기 때문에 나타나는 현상이다. 생백신은 독성은 없지만 살아 있는 병원체를 약물로 쓰기 때문에 이 약물이 기관지에 묻으면 48시간 안에 바이러스에 대항하는 신호물질인 사이토카인이 분비된다. 사이토카인은 하나의 항원에만 대항하는 항체와 달리 면역 체계 전체를 활성화시킨다. 따라서 다양한 바이러스를 공통으로 방어할 수 있는 것이다.

플루미스트는 효능을 인정받아 2003년 미 식품의약국(FDA)의 승인을 받았다. 지금까지 미국에서만 2700만 명이 인플루엔자 백신으로 플루미스트를 사용했다. 신종 플루가 기승을 부렸던 2009년에는 플루미스트를 신종플루 백신으로 이용하기도 했다.

2009년 가을부터는 녹십자가 수입하면서 우리나라에서도 큰 인기를 모으고 있다. 정소아청소년과(전북 전주시 서신동)의 정우석 원장은 "코에 뿌리는 간단한 형식으로 접종하기 때문에 사람들이 주사보다 뿌리는 백신을 선호한다"며 "플루미스트는 국내에서도 이미 많이 사용돼 효과뿐 아니라 안전성까지도 검증받았다"고 말했다.

내 세포로 만든 바이오치아 시대 열린다

인체에서 가장 단단한 조직 법랑질

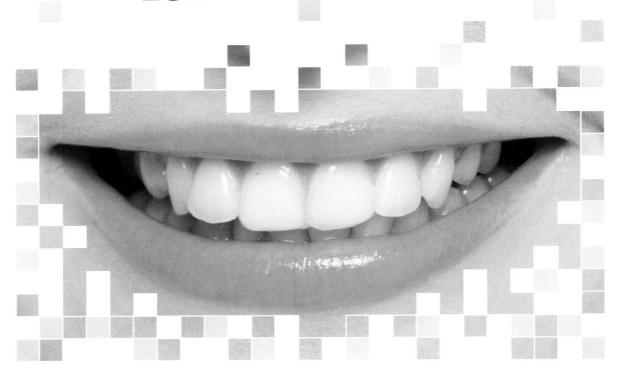

충치는 왜 생기고 썩은 치아는 왜 재생이 안 되는 걸까? 최근 치아의 발생에 관여하는 유전자가 속속 밝혀지고 있다. 치아는 가장 바깥쪽의 법랑질, 이를 지지하는 상아질과 치수로 이뤄져 있다. 법랑질은 인체에서 가장 단단한 조직이다. 주성분이 인산칼슘인 수산화인회석(무기질) 함량이 전체의 96%를 차지하기 때문이다. 법랑질을 형성하는 세포(법랑모세포)는 구강 상피에서 생겨난다. 법랑질은 상피가 변형됐다는 점이 털, 손톱과의 공통점이다.

상아질은 치아의 중앙을 차지하며 단단하고 탄력성이 있어 충격에 약한 법랑질을 보호한다. 서울대학교 치과병원 이우철 교수는 "치아가 법랑질로만 이루어져 있으면 너무 꼿꼿해 부러지거나 깨지기 쉬울 것"이라며 "부드러운 상아질이 있어 치아에 가해진 충격을 분산시키고 완화시킬 수 있다"고 설명했다. 상아질은 수산화인회석이 70%(나머지 20%는 유기질, 10%는 수

분)를 차지해 무기질 비율이 뼈(66~67%)보다 높다. 상아질을 형성하고 유지시키는 세포(상아모세포)의 돌기가 상아질 전층에 뻗어 있고 세포돌기 주위에는 상아세관이 둘러싸고 있다.

치수는 상아질 안쪽의 성긴 결합조직으로 신경과 혈관이 풍부하게 퍼져 있다. 혈관이 없는 상아질에 영양을 공급하며 신경을 통해 상아질에 감각을 부여한다. 흥미롭게도 상아모세포나 치수 구성세포는 둘 다 중간엽세포에서 기원한다. 서울대학교 치과대학 박주철 교수는 "충치가 법랑질에서 시작해 상아질로 파고들면 안쪽에서 넓게

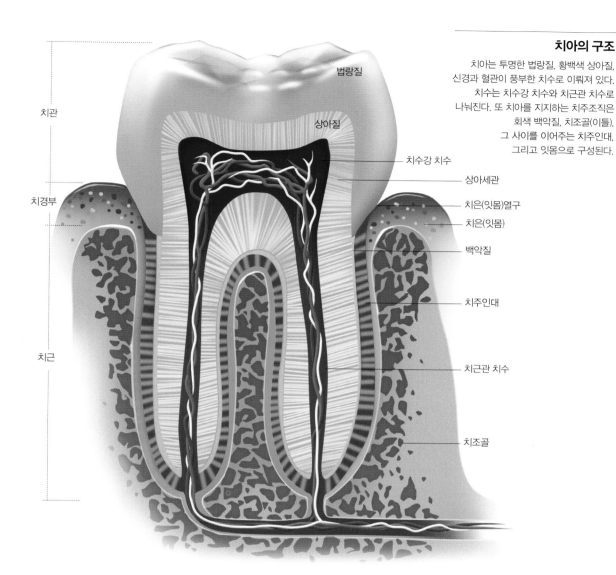

법랑질

치관

상아질

치수강 치수

치경부

상아세관

치은(잇몸)열구

치은(잇몸)

백악질

치주인대

치근

치근관 치수

치조골

치아의 구조

치아는 투명한 법랑질, 황백색 상아질,
신경과 혈관이 풍부한 치수로 이뤄져 있다.
치수는 치수강 치수와 치근관 치수로
나눠진다. 또 치아를 지지하는 치주조직은
회색 백악질, 치조골(이틀),
그 사이를 이어주는 치주인대,
그리고 잇몸으로 구성된다.

퍼진다"며 "그 이유는 충치가 상아세관을 타고 들어가기 때문"이라고 밝혔다.

치아 아래쪽에는 치아를 지지하는 치주조직이 있다. 치근(이뿌리) 표면을 얇게 덮고 있는 백악질, 턱뼈에 부착돼 있는 치조골(치골, 이틀), 백악질과 치조골을 이어주는 섬유성 결합조직인 치주인대, 그리고 잇몸이 치주조직이다.

치아 거울로 들여다본 유치(젖니).
태어난 뒤 6~8개월부터
청백색의 젖니가 나기 시작해
2~3세경에 총 20개가 다 나온다.
6세 때 유치가 빠지기
시작하면서 영구치가
처음 나온다.

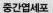

중간엽세포
상피에서 치아 형성을 시작하는 물질이 분비되면 그 신호를 받아 상아모세포, 백악모세포,
치수 구성세포 등으로 바뀌는 줄기세포.

● 내 세포로 만든 바이오치아 시대 열린다

충치의 원인 플라크

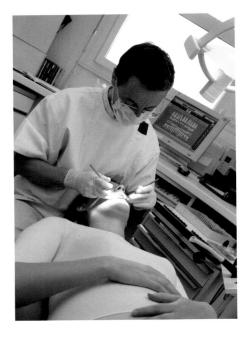

충치는 치태인 플라크 때문에 쉽게 생긴다고 알려져 있다. 플라크는 어떻게 생길까? 이 교수는 "아무리 깨끗이 양치를 하더라도 몇 분 안에 침 속의 당단백질이 치아 표면에 쌓여 '펠리클'이라는 얇은 막이 형성된다"며 "펠리클에 각종 세균이 작용하면 플라크가 만들어진다"고 밝혔다. 펠리클은 두께 1μm(마이크로미터, 1μm=10⁻⁶m) 이하의 얇은 막으로 플라크 형성의 첫 단계로 알려져 있다. 양치 후 몇 시간 안에 먼저 스트렙토코쿠스 뮤탄스가 펠리클에 작용한다. 즉 분비물을 내놓아 그 표면을 덮고 치아와 치아 사이에 콜라겐의 일종인 글루칸을 만든다. 2∼3일 지나면 플라크가 형성되고 그 내부에는 공기가 차단돼 혐기성 세균이 번식한다. 스트렙토코쿠스 뮤탄스와 혐기성 세균의 상호 작용으로 플라크는 더 성장한다. 플라크는 세균과 그 부산물, 그리고 침 속 화합물의 덩어리이다.

이 교수는 "양치를 한 뒤에 자연스레 플라크 생성의 첫 단추인 펠리클이 생기니 양치를 자주 하는 게 중요하다"며 "음식물을 먹은 뒤 바로 양치를 해야 하는 건 당연하다"고 말했다. 그는 또 "특히 잠잘 때는 침의 항균 작용을 기대하기 힘들기 때문에 자기 전에 양치질은 필수"라며 "한 번을 닦아도 제대로 닦는 게 중요하다"고 덧붙였다. 그는 3분 이상 이를 닦기 위해서는 TV 시청처럼 다른 일을 하면서 양치하기를 권했다.

치아는 자연 재생이 안 되는 게 문제. 박 교수는 "이가 나면 법랑모세포가 사라져 법랑질은 재생되지 않는다"며 "상아질이나 백악질도 자연 재생이 어려운 건 마찬가지"라고 설명했다. 치아를 재생하려면 치아 발생에 관여하는 유전자를 잘 알아야 한다. 현재까지 치아 발생 과정에는 300여 종의 유전자가 관여하는 것으로 알려져 있다. 그러나 이들 유전자의 정확한 작용 시기

와 상호 관계를 밝히기 위해서는 더 많은 연구가 필요하다.

미국 오리건주립대학교 크리사 키우시 박사팀은 쥐 실험을 통해 'Ctrip2'라는 전사인자 유전자가 치아의 법랑질을 만드는 세포(법랑모세포)의 형성과 활동에 중요한 역할을 한다는 사실을 밝혀 미국국립과학원회보(PNAS) 2009년 2월자에 발표했다. 새끼 쥐에서 이 유전자를 없앤 결과 미발달 치아인 흔적치가 나오면서 법랑질이 씌워지지 않아 치아는 제구실을 못했다.

박주철 교수팀은 'NF I – C'라는 유전자가 치아의 상아질 생성에 꼭 필요하다는 사실을 알아내 2009년 4월 미국 ≪생물화학 저널≫지에 발표했다. 쥐에서 이 유전자를 없애자 치아의 뿌리가 없어졌는데, 이는 상아모세포가 비정상적으로 바뀌고 상아질이 안 생겼기 때문인 것으로 밝혀졌다.

박 교수는 "이 결과는 상아질을 재생할 단서"라며 "NF I – C를 조절하는 유전자를 찾고 이 유전자와 상호 작용하는 단백질을 찾는 것이 다음 단계의 목표"라고 말했다. 현재 박 교수팀은 생쥐 세포에서 법랑모세포를 빼낸 뒤 그 세포의 분비물로 상아모세포를 자극해 상아질과 뼈가 섞인

치아 발생 과정 모식도

치아는 치아 싹이 트고(뇌상기) 모자 모양(모자상기)에서 종 모양(종상기)을 거친 뒤 상아질과 법랑질이 생기고 자라면 입 안으로 솟아오른다.

물질을 만든 상태다.

박 교수팀은 상아질뿐 아니라 백악질, 치수, 치주 인대 등을 재생하려고 연구 중이다. 왜 치아를 부분적으로 재생하려고 할까? 박 교수는 "백악질이 사라지면 이가 시린 풍치가 발생하고 치주 인대가 버티지 못해 이가 내려앉는다"며 "백악질이 있어야 치주 인대가 치아와 뼈 사이에 직각으로 박히기 때문"이라고 설명했다. 그는 또 "임플란트의 경우에도 금속이 뼈에 바로 연결되어 음식을 씹는 강도를 잘 느끼지 못한다"며 "자연 치아처럼 느끼게 해주려면 백악질을 씌워 치주인대를 연결해야 한다"고 덧붙였다.

현재 줄기세포를 이용해 치아를 통째로 만들려는 연구도 진행되고 있다. 이를 '바이오치아'라고 한다. 치아는 상피와 중간엽의 복잡한 상호 작용으로 만들어진다는 게 전문가들의 설명이다. 상피로부터 치아 형성을 시작하는 인자가 분비되면 이를 중간엽세포가 받아 상아질, 치주조직 등 치아 구성 요소를 만드는 식이다.

박 교수는 "생쥐에서 구강 상피세포를 떼어 중간엽을 대신하는 골수 줄기세포와 조합해 3일쯤 배양하면 '치아 싹'(모자상기)이 만들어지고 이를 신장(콩팥)에 넣어 2주 정도 더 키운 다음 생쥐의 치아가 없는 부위에 이식하면 치아가 생긴다"고 말했다.

아직까지 치아 형태, 크기, 숫자를 조절 못하고 치아가 발생하는 생체 상피를 직접 써야 하며, 실험실에서 치아의 인산칼슘을 생체 내와 똑같이 만들 배지가 없어 '치아 싹'을 신장 같은 체내에서 더 키워야 한다는 게 문제로 지적되고 있다. 그럼에도 임플란트처럼 바이오치아를 심는 시대가 올 것으로 기대해도 좋을 것이다.

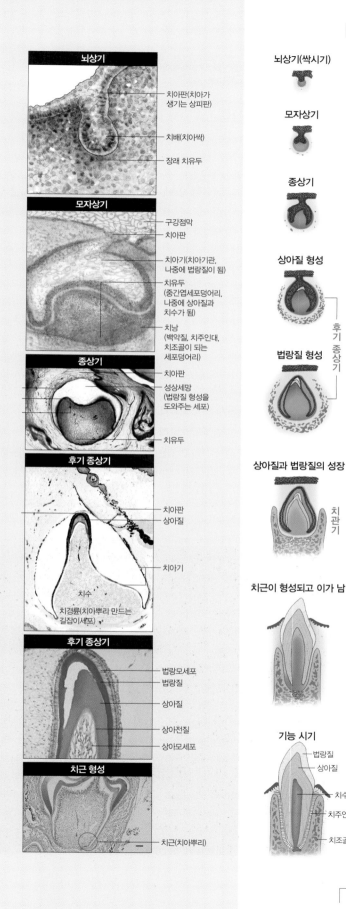

● 불치병 치료의 꿈 R·N·A 앱타머

RNA의 꿈같은 변신

세포 속에는 '리보솜'이라는 단백질 공장이 있다. 이 공장의 주인은 DNA다. DNA는 단백질을 어떤 구조로 만들면 좋을지 RNA에게 설계도를 복사해 준다. RNA는 복사한 설계도에 맞게 단백질을 합성한다.

DNA는 2개의 사슬을 구성하고 있는 염기들이 상보적으로 결합하는 이중나선 구조다. 염기인 아데닌(A)은 티민(T)과, 구아닌(G)은 시토신(C)과 각각 수소결합을 한다. 사슬 2개가 나선모양으로 단단하게 결합하고 있던 DNA는 RNA를 합성하는 효소가 도착하면 마치 지퍼가 열리듯이 이중나선 구조가

풀리기 시작한다. 이중나선이 풀린 부분은 2개의 단일사슬로 분리돼 하나의 RNA 사슬을 합성한다(전사).

RNA를 합성할 때 각 DNA 사슬은 상보적으로 결합하는 염기를 순서대로 찾아 잇는다. 그런데 이때 RNA에서 DNA의 아데닌과 결합하는 염기는 티민이 아니라 우라실(U)이다. 합성된 RNA

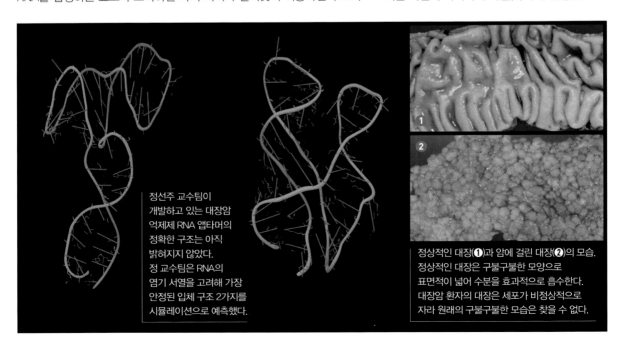

정선주 교수팀이 개발하고 있는 대장암 억제제 RNA 앱타머의 정확한 구조는 아직 밝혀지지 않았다. 정 교수팀은 RNA의 염기 서열을 고려해 가장 안정된 입체 구조 2가지를 시뮬레이션으로 예측했다.

정상적인 대장(❶)과 암에 걸린 대장(❷)의 모습. 정상적인 대장은 구불구불한 모양으로 표면적이 넓어 수분을 효과적으로 흡수한다. 대장암 환자의 대장은 세포가 비정상적으로 자라 원래의 구불구불한 모습은 찾을 수 없다.

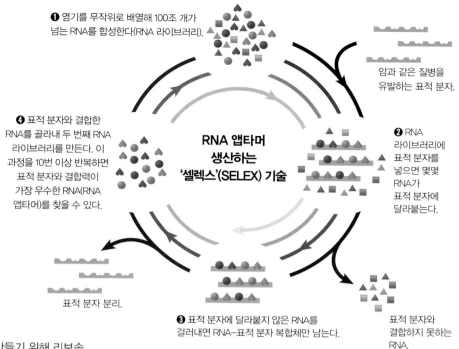

❶ 염기를 무작위로 배열해 100조 개가 넘는 RNA를 합성한다(RNA 라이브러리).

암과 같은 질병을 유발하는 표적 분자.

❹ 표적 분자와 결합한 RNA를 골라내 두 번째 RNA 라이브러리를 만든다. 이 과정을 10번 이상 반복하면 표적 분자와 결합력이 가장 우수한 RNA(RNA 앱타머)를 찾을 수 있다.

RNA 앱타머 생산하는 '셀렉스'(SELEX) 기술

❷ RNA 라이브러리에 표적 분자를 넣으면 몇몇 RNA가 표적 분자에 달라붙는다.

표적 분자 분리.

❸ 표적 분자에 달라붙지 않은 RNA를 걸러내면 RNA-표적 분자 복합체만 남는다.

표적 분자와 결합하지 못하는 RNA.

는 핵 밖으로 나와 단백질을 만들기 위해 리보솜에 붙는다. RNA는 염기 3개 당 아미노산 1개씩 줄줄이 이어 붙여 펩티드 사슬, 즉 단백질을 만든다(번역).

과학자들은 RNA가 유전 정보를 복사해 단백질을 만드는 기능 외에도 '특별한 능력'이 있다고 생각한다. 과학자들이 흥미롭게 생각하는 RNA의 능력 가운데 하나가 '효소처럼 특정 부위에 붙는 능력'이다.

효소는 단백질로 이뤄진 생체 분자로 효소마다 달라붙을 수 있는 분자가 있는데, 이를 '표적 분자'라고 한다. 침에 들어 있는 효소인 아밀라아제를 예로 들어 보자. 아밀라아제는 밥에 들어 있는 녹말을 표적 분자로 인식한 뒤 엿당으로 분해한다. 아밀라아제는 녹말이 아닌 단백질이나 지방은 분해하지 않는다는 말이다.

1990년 미국 콜로라도대학교의 래리 골드 박사는 임의로 합성한 RNA도 효소처럼 표적 분자와 결합할 수 있다는 사실을 발견했다. 그 뒤 미국 하버드의과대학 잭 조스탁 박사는 이 분자에 '꼭 맞는'이라는 뜻을 가진 라틴어 'aptus'와 '분자'를 뜻하는 라틴어 'mer'를 합쳐 'RNA 앱타머'(RNA

aptamer)라고 이름을 붙였다.

골드 박사가 RNA 앱타머를 생산한 방식은 세포 안에서 RNA가 합성되는 방식과 다르다. 그는 100조 개가 넘는 RNA를 무작위로 합성한 뒤 암을 유발하는 단백질 같은 표적 분자나 바이러스와 가장 잘 결합하는 것만 골라내는 '셀렉스' 기술을 이용했다. 셀렉스를 10번 이상 반복하면 표적 분자와 가장 잘 결합하는 RNA만 남는데 이것이 바로 RNA 앱타머다.

결국 표적 분자와 잘 붙는 RNA를 만드는 것이 아니라 이미 만들어진 RNA 가운데 가장 적합한 RNA를 고르는 셈이다. 자물쇠와 열쇠에 비유하면 자물쇠에 꼭 들어맞는 단 하나의 열쇠를 찾기위해 무수히 많은 형태의 열쇠를 만드는 방식이다. 이때 셀렉스는 열쇠를 하나하나 자물쇠에 맞춰 어떤 열쇠가 자물쇠의 짝인지 고르는 역할을 한다.

RNA 앱타머는 표적 물질과 어떤 방식으로 결합할까? 단국대학교 분자생물학과 정선주 교수는 "전사 과정에서 DNA의 염기와 RNA의 염기는 각각 수소 결합을 한다"며 "이처럼 RNA 앱타머도 단백질 같은 유기물이나 세균, 바이러스에 수소 결합으로 붙을 가능성이 있다"고 설명했다.

이런 RNA 앱타머의 능력은 몸에서 생성된 뒤 질병을 일으키는 항원과 결합해 제거하는 항체의 특성과 유사하다. 항체에는 항원을 알아보는 부위가 있어 아무리 닮았다 하더라도 특이성이 다른 항원은 인식하지 않는다. RNA 앱타머도 표적 분자를 귀신같이 알아보는 능력이 있어 아무리 닮은 분자라도 표적 분자가 아니면 절대 결합하지 않는다.

● 불치병 치료의 꿈 R·N·A 앱타머

면역 반응 유도하지 않는 치료제

항체와 닮은 RNA 앱타머도 항체처럼 몸속에 들어온 항원을 무력화시킬 수 있지 않을까. 정 교수는 "항체보다 RNA 앱타머가 질환을 치료하는 데 훨씬 유리하다"고 설명했다. RNA 앱타머는 항체의 15 만큼 작아 활용하기 편하며, 표적 분자가 당이나 단백질 같은 다른 물질과 결합하면 인식하지 못하는 항체와 달리 표적 분자의 변장에도 속지 않는다.

게다가 항체를 치료제로 여러 번 쓰면 몸에서 내성이 생기지만 RNA 앱타머는 몸속에서 면역 반응을 유도하지 않는다. 온도나 산도(pH) 같은 환경 변화에 민감해 쉽게 변성되는 단백질보다 핵산을 보존하기 쉽다는 점도 RNA 앱타머가 치료제로 더 적합한 이유로 꼽힌다.

핵산 중에서도 DNA가 아닌 RNA로 앱타머를 만드는 이유는 무엇일까? 정 교수는 "DNA로도 앱타머를 만들 수 있지만 안정된 구조로 진화한 DNA보다는 RNA의 구조가 훨씬 다양하고 동적이며 표적 분자에 결합하는 능력도 훨씬 우수하다"고 설명했다.

그는 "RNA 앱타머를 이용하면 질환을 일으키는 과정에서 주요 기능을 하는 인자의 경로를 억제시켜 질환을 치료할 수 있다"고 말했다. 어릴 때 많이 하는 놀이 '얼음땡'에서 '얼음'을 외친 사람은 그 자리에서 옴짝달싹 할 수 없는 것처럼, 질환을 유발하는 인자도 RNA 앱타머가 달라붙는 순간 비활성화된다.

그렇게 해서 처음으로 개발된 치료용 RNA 앱타머가 바로 2006년 미국 식품의약국(FDA)에서 승인한 '매쿠진'이다. 나이가 들면 망막 신경에 있는 혈관이 비정상적으로 자라 시력 장애를 일으키는 '노인황반변성'이 발생할 수 있는데, 매쿠진은 혈관을 만드는 단백질에 달라붙어 비정상적인 혈관이 자

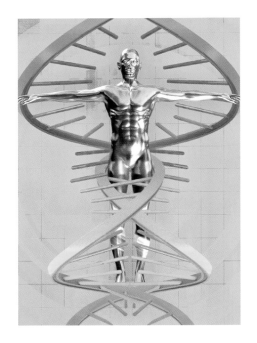

라는 일을 막는다. 자물쇠를 열쇠로 잠그듯 표적 분자의 기능을 잠가버리는 셈이다.

동국대학교 의생명공학부 김소연 교수는 "매쿠진이 개발된 뒤 여러 나라에서 RNA 앱타머를 이용한 치료제를 개발 중"이라며 "시중에서 RNA 앱타머 치료제를 쉽게 구입할 날도 머지않았다"고 밝혔다.

최초의 RNA 앱타머 치료제 '매쿠진'

RNA 앱타머 치료제 가운데 아직까지 복용약 형태는 없으며 매쿠진은 눈 흰자 부위에 놓는 주사제다.

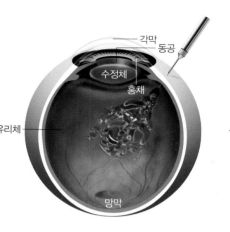

단백질인 VEGF는 망막 세포 표면에 있는 수용체에 붙어 비정상적으로 새로운 혈관을 생성해 노인황반변성을 일으킨다. 매쿠진은 VEGF에 붙어서 VEGF가 수용체와 결합하는 것을 막는다. 결국 새로운 혈관이 생성되지 않는다.

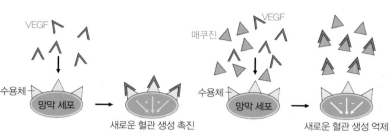

VEGF

수용체
망막 세포 → 새로운 혈관 생성 촉진

매쿠진 VEGF

수용체
망막 세포 → 새로운 혈관 생성 억제

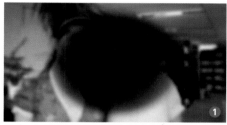

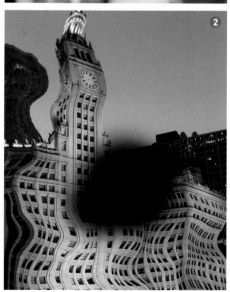

노인황반변성은 망막 신경에 있는 혈관이 비정상적으로 자라는 노화 현상이다. 노인황반변성에 걸리면 시야가 흐려지고(❶) 가까운 곳에 있는 물건이나 글자, 특히 직선 부분이 뒤틀려 보인다(❷).

과학자들은 매쿠진이 노인황반변성을 치료하듯 RNA 앱타머가 암을 유발하는 인자에 결합해 암을 치료할 수도 있을 것으로 기대한다. 정 교수팀에서는 RNA 앱타머를 이용한 대장암 치료제를 연구하고 있다. 정 교수팀은 대장암조직에서 암세포가 끝없이 분열하는 원인을 '베타카테닌'이라는 단백질에서 찾았다.

생명체에서 베타카테닌은 배아일 때 세포 핵 속에서 유전자 발현을 시작하는 '전사인자' 역할을 한다. 하지만 성체일 때는 세포와 세포를 서로 끈끈하게 붙이는 연접조직에 있고 핵 안으로는 들어가지 않는다. 하지만 대장암조직에서는 베타카테닌이 핵 안으로 들어가 전사를 시작한다. 세포 스스로 배아 세포인 것처럼 착각해 활발하게 분열하면서 암을 유발한다는 뜻이다.

정 교수팀은 베타카테닌의 경로를 막아 대장암을 억제하는 RNA 앱타머 치료제를 개발 중이다. 그리고 베타카테닌에 특이적으로 결합하는 RNA 앱타머가 정말 대장암을 치료할 수 있는지 시험관에서(in vitro) 확인했다. 이 RNA 앱타머는 세포 안에서 베타카테닌이 축적되는 것을 방해하거나 핵 안으로 들어간 베타카테닌이 DNA에 붙는 것을 막았다. 그 결과 시험관에 들어있던 대장암세포는 더 이상 증식하지 않았다.

정 교수는 "이 같은 결과는 RNA 앱타머로 베타카테닌의 기능을 조절할 수 있다는 의미"라며 "앞으로 임상 실험을 여러 번 거쳐 안전하고 확실하게 대장암을 치료하는 RNA 앱타머를 완성하겠다"고 포부를 밝혔다.

컴퓨터 자판을 한글모드로 지정한 다음 'RNA'를 입력하면 '꿈'이라는 단어가 된다. 정 교수가 RNA 앱타머로 대장암을 퇴치하겠다는 꿈을 이루는 날이 오기를 기대해본다.

● 이종장기 연구용 돼지 지노

미니 복제 돼지 '지노'

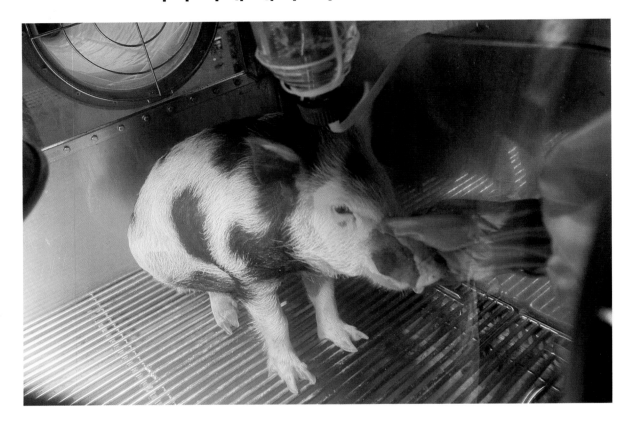

6000명. 미국에서 이식받을 장기가 부족해 매년 사망하는 사람의 수다. 1만 8000명. 한국에서 장기이식을 기다리고 있는 환자의 수다. 안타까운 현실이다. 이를 해결할 수 있는 거의 유일한 대안은 다름 아닌 이종(異種)장기이식(xenotransplantation)이다.

미국 식품의약국(FDA)은 이종장기이식을 '인간 이외의 동물에서 유래된 세포, 조직, 장기를 사람에게 이식하거나 이런 물질과 인체 외부에서 접촉했던 체액, 세포, 조직, 장기를 이식하는 과정'이라고 정의하고 있다.

동물조직을 사람 몸에 이식할 때 가장 큰 문제는 면역 거부 반응이다. 인체가 동물조직을 몸의 일부가 아닌 이물질로 인식하기 때문에 각종 방어 메커니즘이 나타나기 때문이다. 이종장기이식이 가능하려면 무엇보다 면역 거부 반응 해결이 급선무다. 이와 관련된 연구들이 국내외에서 활발히 진행된 결과, 이제 이종장기이식은 사람의 장기기증을 대체할 수 있는 '현실적인' 대안으로 떠오르고 있다.

다른 동물의 세포나 조직, 장기를 이식하면 사람의 면역 시스템은 단 몇 분 안에 이를 파괴한다. 이 과정을 '초급성(hyperacute) 면역 거부 반응'이라고 부른다. 이 반응을 일으키는 건 동물세포 표면에 붙어 있는 당 성분이다.

돼지세포 표면에는 갈락토오스라는 당 분자 2개로 이뤄진 '알파 1,3-갈락토오스'가 붙어 있다. 줄여서 보통 '알파갈'이라고 부른다. 사람세포에는 알파갈이 없다. 돼지세포가 들어오면 인체는

복제 미니돼지 '지노' 만든 과정

알파갈 합성효소 유전자의 핵심 부위를 제거한 미니돼지 체세포를 일반돼지 난자에
넣어 만든 복제수정란을 대리모 돼지 자궁에 이식한 결과 지노가 태어났다.

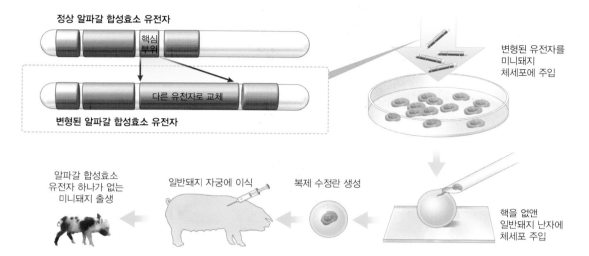

라도 몸무게가 100kg을 넘지 않아 사람과 장기 크기가 비슷하며, 장기의 생리작용도 사람과 유사하다.

바로 이 알파갈 때문에 이물질로 판단하고 면역 시스템을 가동시킨다. 면역 시스템이 만들어 낸 항체는 핏속에 들어 있는 또 다른 면역단백질인 보체를 활성화시킨다. 보체는 돼지세포에 구멍을 뚫어 세포를 파괴한다. 이식후 수분에서 수시간 안에 일어나는 이 같은 초급성 면역 거부 반응은 이식된 장기를 제거하지 않으면 환자의 생명을 앗아갈 만큼 강력하다.

돼지세포에 알파갈을 붙이는 역할은 '알파 1,3-갈락토실트랜스퍼레이즈'라는 효소가 한다. 보통 '알파갈 합성효소'라고 불린다. 알파갈 합성효소를 만드는 유전자가 없다면 돼지세포에 알파갈이 결합되지 못한다. 결국 면역 거부 반응 없이 이식하려면 알파갈을 제거한 돼지의 장기가 필요하다는 얘기다.

알파갈 합성효소 유전자는 돼지 세포의 두 염색체(부계와 모계)에 각각 하나씩 존재한다. '지노'와 '지노2'는 모두 이 두 유전자 가운데 하나만 제거한 미니돼지다. 보통 집돼지는 몸무게가 300kg이 넘어 사람보다 장기가 훨씬 크기 때문에 이식에 적당하지 않다. 반면 미니돼지는 다 자

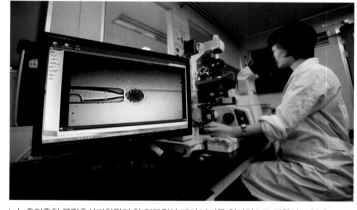

농촌진흥청 국립축산과학원의 한 연구원이 돼지 난자를 현미경으로 관찰하고 있다.

지노와 지노2의 출생 방식은 동일하다. 교육과학기술부 바이오신약장기사업단은 무균 상태에서 자란 미니돼지 체세포에서 두 개의 알파갈 합성효소 유전자 중 하나를 제거한 다음, 핵을 제거한 일반돼지 난자에 주입해 복제수정란을 만들었다. 이를 대리모(일반돼지)에 이식한 결과 알파갈 합성효소 유전자 하나가 없이 태어난 미니돼지가 지노와 지노2다.

지금까지 알파갈이 제거된 돼지를 만드는 데 성공한 건 미국과 호주, 일본 3개국의 총 5개 연구팀뿐이다. 이 중 미니돼지로는 미국 미주리대학교 연구팀에 이어 한국이 세계에서 두 번째로 성공했다.

● 이종장기 연구용 돼지 지노

극복해야 할 문제들

바분원숭이. 돼지 장기를 이식하는 임상시험 연구에 많이 쓰인다.

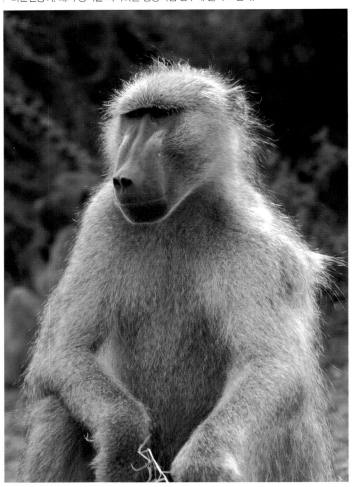

지노와 지노2에 이은 다음 연구는 같은 방식으로 만든 암컷 미니돼지와 여러 차례의 번식과정을 거쳐 알파갈 유전자 두 개가 모두 제거된 돼지를 얻는 단계다. 그러나 시간이 너무 많이 걸린다.

이에 연구단은 다른 방식의 연구도 함께 진행하고 있다. 지노와 지노2의 체세포를 채취해 시험관에 넣고 배양하면서 아직 남아 있는 또 다른 알파갈 유전자를 마저 제거한 다음 이를 일반돼지의 난자에 주입하는 복제과정을 통해 부계와 모계의 알파갈 유전자가 모두 제거된 돼지를 생산하려는 방식이다. 이 돼지가 태어나면 초급성 면역 거부 반응 문제는 거의 해결될 것으로 예상된다.

미주리대학교 연구팀은 알파갈 유전자가 제거된 돼지의 신장과 심장을 바분원숭이에 이식해 봤다. 신장을 이식받은 원숭이는 83일간, 심장을 받은 원숭이는 179일간 각각 생존했다. 원숭이를 부검한 결과 연구팀은 이식된 심장에서 '지연성 면역 거부 반응'이 일어났고, 혈전(혈액세포가 뭉친 덩어리)이 생겼음을 알아냈다.

초급성 면역 거부 반응을 해결하더라도 또 다른 문제가 기다리고 있다는 사실이 확인된 셈이

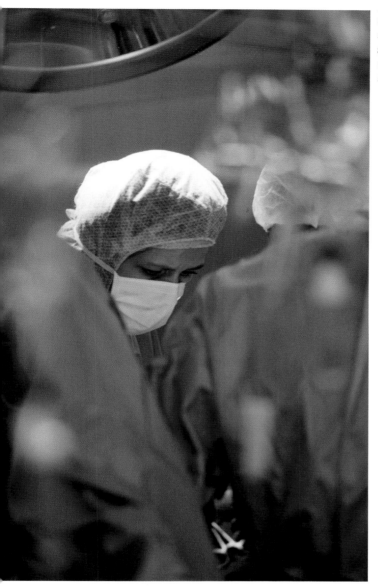

장기이식 수술을 기다리는 환자가 국내에만 1만 8000명이다. 이종장기가 이들에게 또 다른 희망이 될 수 있을까.

이 나와 혈액을 딱딱하게 굳혀 혈전을 만든다. 전문가들은 장기를 이식하면 이와 비슷한 이유 탓에 혈전이 생기는 것으로 추측하고 있다.

심장이나 신장, 간 같은 장기를 이식하려는 시도는 20세기 들어 시작됐다. 1900년대 초, 토끼와 양, 원숭이의 신장 일부를 떼어 사람에게 이식했지만 사람은 대개 10일 이상 생존하지 못했다는 기록이 있다.

장기를 이식했을 때 일어나는 거부 반응이 면역학적 현상이라는 사실은 1945년에 와서야 밝혀졌다. 이로써 면역억제제가 개발됐고, 사람과 가장 가까운 영장류의 심장이나 간을 이식받은 사람이 면역억제제를 투여받으면서 짧게는 하루, 길게는 9개월까지 생명을 연장했다. 특히 1984년 선천성 심장병을 앓고 있던 생후 2주 된 영아에게 바분원숭이의 심장을 이식해 3주 동안 생명을 연장한 사건은 과학적, 의학적, 윤리적 측면에서 당시 사회에 큰 반향을 일으켰다.

다. 미주리대학교를 비롯한 세계 여러 연구팀은 이제 초급성 면역 거부 반응뿐 아니라 지연성 면역 거부 반응과 혈전생성을 추가로 억제할 수 있는 복제 미니돼지를 만드는 데 나서고 있다.

지연성 면역 거부 반응은 초급성 반응 이후 여러 가지 복잡한 단계를 거쳐 일어나는 각종 면역 반응을 통틀어 일컫는 말이다. 이들 반응을 조절할 수 있어야 한다는 얘기다. 또 몸속에 염증 같은 면역 반응이 생기면 혈관을 싸고 있는 내피세포가 손상되어 혈관에 있던 혈액응고 촉진 물질

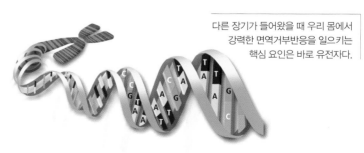

다른 장기가 들어왔을 때 우리 몸에서 강력한 면역거부반응을 일으키는 핵심 요인은 바로 유전자다.

이종장기 연구용 돼지 지노

'임상시험 규제 필요' 국제사회 한 목소리

기술이 발달하면서 이종장기이식 시도는 계속 늘고 있는 추세다. 1994년 스웨덴 당뇨병 환자 10명이, 2005년 중국 당뇨병 환자 20명이 각각 돼지 췌도를 이식받았다. 1997년 일본에선 급성 간부전으로 생명이 위독한 환자의 간을 돼지 간에 연결해 이식용 사람 간이 준비될 때까지 3일간 생명을 연장시키기도 했다. 2007년 미국 FDA는 생명공학회사 젠자임이 개발한 배양상피세포(CEA)를 생명이 위험한 화상 환자에 쓸 수 있도록 허가했다. 실제 화상 환자에게서 떼어낸 손상된 피부조직을 실험실에서 생쥐세포와 함께 배양해 회복시킨 뒤 화상 부위에 다시 이식하는 방식으로, 최초의 이종 간 조직 이식제품이다. 이 제품은 지금까지도 일부 화상환자에게 쓰이고 있으며, 의학적으로 특별한 부작용에 대한 보고는 아직 나오지 않았다.

지금까지의 이종장기이식은 대부분 선택할 수 있는 다른 치료법이 없고 이식용 사람 장기도 없을 때 마지막 희망을 줄 수 있는 수단으로 연구 수준에서 시도되어 왔다. 하지만 최근 이 같은 임상 시험이 지나치게 자주 시행되는 것을 경계하고 국가 차원에서 이종장기이식 연구를 관리해야 한다는 목소리가 전문가들 사이에서 나오기 시작했다.

세계보건기구(WHO)와 세계이종이식학회는 2009년 11월 중국에서 이종장기이식 연구가 활발한 19개국(한국 포함)을 모집해 회의를 열고 '이종이식 임상적용규제'에 관한 의정서를 채택했다. 이 의정서는 장기 공급원인 돼지를 위생적으로 관리할 것, 동물 실험으로 먼저 효능과 안전을 철저히 확인할 것, 이식받은 환자를 계속 추적 조사할 것, 임상 시험은 연구 결과가 많은 췌도와 심장, 신장, 간의 순서로 시행할 것이라는 4가지 권고사항을 담고 있다.

국내 이종장기이식 연구는 국제사회의 권고사항을 충실히 따르면서 수행되고 있다. 이외에도 이종장기이식은 사람을 위해 동물이 희생돼야 한다는 점에서 동물보호단체와의 견해차를 원활히 해소하려는 노력도 필요하다. 동물 장기를 이식받은 환자의 정체성 문제, 평생 추적조사를 받아야 할 고중도 인권보호 차원에서 반드시 고려되어야 한다.

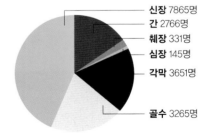

한국 장기이식 대기자 현황 2009년 3월

신장 7865명
간 2766명
췌장 331명
심장 145명
각막 3651명
골수 3265명

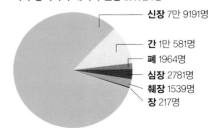

미국 장기이식 대기자 현황 2009년 2월

신장 7만 9191명
간 1만 581명
폐 1964명
심장 2781명
췌장 1539명
장 217명

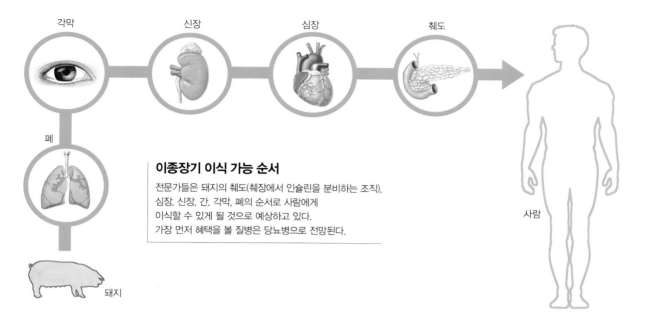

각막 신장 심장 췌도

폐

이종장기 이식 가능 순서

전문가들은 돼지의 췌도(췌장에서 인슐린을 분비하는 조직),
심장, 신장, 간, 각막, 폐의 순서로 사람에게
이식할 수 있게 될 것으로 예상하고 있다.
가장 먼저 혜택을 볼 질병은 당뇨병으로 전망된다.

돼지

사람

또 인수공통질병의 발생 가능성에 대해 세밀하고 꾸준한 역학 조사도 이뤄져야 한다. 동물의 장기를 이식하기 전에 방사선으로 바이러스를 죽이긴 하지만 일부가 살아남아 인체에 영향을 줄 수 있는 위험을 완전히 배제할 수 없기 때문이다.

첫 혜택은 당뇨병 환자에게 뉴질랜드 생명공학 기업 리빙셀테크놀로지(LCT)는 최근 돼지 췌도를 고분자로 이뤄진 캡슐에 싸서 복강에 이식하는 기술을 개발했다. 이는 사람의 면역세포와 돼지 췌도의 접촉을 최소화해 면역 거부 반응을 줄이는 방법이다. 캡슐에는 작은 구멍이 뚫려 있어 영양분과 산소는 들어가고 췌도세포가 생산한 인슐린만 밖으로 나온다.

LCT는 러시아에서 당뇨병 환자 7명을 대상으로 이 기술을 적용한 임상 시험을 진행했는데 환자들은 모두 이식받은 췌도가 정상적인 기능을 발휘해 혈당수치가 낮아졌다. 그 가운데 2명은 더 이상 인슐린을 투여하지 않아도 될 정도로 회복됐다. 이종장기이식이 현실화 될 경우 가장 먼저 혜택을 받게 될 질병은 당뇨병일 가능성이 크다. 당뇨병의 발생 장소인 췌도가 다른 장기에 비해 알파갈이 적기 때문이다. 또 지노가 나오기 전부터 일반적인 무균돼지로 임상 시험이 일부 진행된 사례도 있다. 알파갈 합성 효소 유전자를 제거한 돼지의 췌도를 원숭이에 이식하고 적절한 면역억제제를 투여한 결과 약 180일간 정상 혈당을 유지했다는 연구결과가 2006년 의학 분야의 국제학술지 ≪네이처 메디슨≫에 발표되기도 했다.

국내에서는 보건복지가족부 바이오이종장기개발사업단을 중심으로 미니돼지의 췌도와 심장, 각막을 영장류에 이식하는 동물 실험을 진행하고 있다. 여기서 안전성과 효능이 확인되면 실제 환자를 대상으로 임상 시험에 들어갈 수 있을 것으로 예상된다.

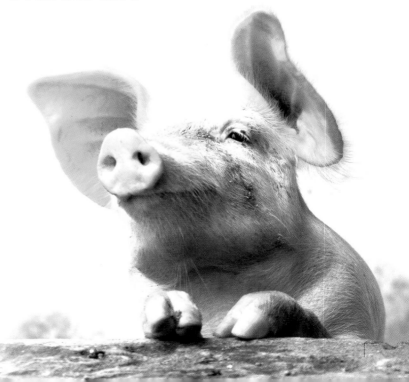

● 감쪽같은 소금 흉내로 뇌 속인다

간장 빚다 찾아낸 '가짜 짠맛'

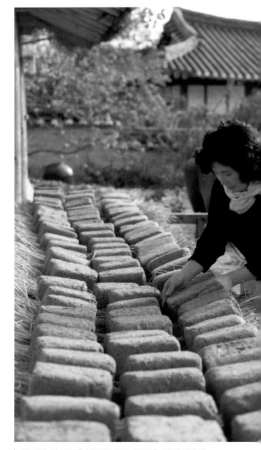

달고 짠 음식이 고혈압과 당뇨 같은 성인질환의 주요 원인임이 밝혀진 뒤, 현대사회에서는 조미료 사용을 줄여 싱겁게 먹는 '웰빙 식사'가 뜨고 있다. 하지만 수십 년간 소금과 설탕의 맛에 익숙해진 현대인에게 싱거운 식사가 쉽지만은 않다. 현대인들에게 소금과 설탕이 들지 않은 음식은 너무 맛이 없다. 각종 성인 질환을 앓고 있거나 신장 질환을 앓고 있는 환자들에게 '싱거운 식사'에 대한 고민은 더 하다.

소금(나트륨)이나 설탕(당) 없이도 입맛에 맞게 짜고 달게 먹을 수 있는 방법은 없을까? 전 세계 과학자들은 '뇌를 속여' 싱거운 음식을 짜거나 달게 느껴지도록 만드는 맛 조절 기술을 개발하고 있다. 한국식품연구원에서도 얼마 전 국내 최초로 짠맛을 흉내 내는 '짠맛 조절물질'을 개발하는 데 성공했다. 소금이 아닌데도 뇌를 깜빡 속여 마치 소금을 먹은 듯이 짠맛을 느끼게 하는 것이다.

한국식품연구원 류미라 박사팀이 이 물질을 찾아낸 재료는 3~4년 묵은 '재래간장'이었다. 메주에 소금과 물만 넣어 발효시키면 밑에 가라앉는 건더기와 국물이 생긴다. 건더기는 된장이고, 국물을 따로 떠내 자연에서 3~4년간 숙성시키면 재래간장이 된다.

발효 과정 중에는 식품 안에 원래 없었던 성분도 자연스럽게 생긴다. 여러 화학 반응이 복합적으로 작용하면서 많은 물질이 탄생하는 것이다. 그 중 하나가 연구팀에서 'KFRI-LHe'라 이름 붙인 짠맛 조절물질이다. 원래는 식품에 존재하는 감칠맛을 내는 천연 펩타이드를 연구하고 있었는데, 실험 중간에 짠맛에 영향을 주는 결과가 여러 차례 나왔다. 소금이 아닌 물질이 소금처럼 짠맛을 내는 것이었다.

류미라 박사팀은 메주를 발효해 얻은 재래간장이 숙성되는 과정에서 짠맛을 흉내내는 천연물질을 찾았다.

현대인의 행복 '맛있게 앗아가는' 소금과 설탕

오랫동안 사골을 우려낸 곰탕을 먹을 때, 노른자가 퍽퍽할 만큼 완벽하게 삶은 달걀을 먹을 때. 김을 바삭바삭하게 구워서 먹을 때 대부분의 사람들은 소금을 넣어 먹는다. 입맛에 따라 우유를 마실 때 소금을 뿌리는 사람도 있다. 하지만 전문가들은 '소금을 밥상머리에서 없애야 한다'고 입을 모은다. 지나친 나트륨 섭취가 몸에 좋지 않기 때문이다.

한국인의 밥상은 특히 짜다. 다른 나라에 비해 위암이 많은 현실도 짜게 먹는 습성 때문이라는 주장이다. 세계보건기구(WHO)에서는 하루 소금 섭취량을 약 5g(나트륨 1968mg)으로 제한하고 있지만, 한국인의 하루 평균량은 13g 이 넘는다. 김치나 젓갈 같이 짜디 짠 저장 음식이 발달한 탓도 있지만, 얼큰하게 끓여 국물까지 다 마셔버리는 국과 찌개가 끼니마다 오르는 식문화도 하나의 이유다.

서울대학교 의과대학 신장내과 김상완 교수는 "달걀이나 감자 같이 싱겁게 느껴지는 음식에도 이미 나트륨이 들어 있다"며 "굳이 소금을 치지 않고 음식을 먹어도 몸에서 충분한 나트륨을 섭취할 수 있다"고 설명했다. 나트륨은 몸속에서 이온통로를 드나들면서 여러 물질대사에 관여한다. 몸에서 필수적으로 필요한 성분이기 때문에 배설되기보다는 흡수되는 일이 많다. 나트륨을 과잉섭취하면 안 되는 이유다. 나트륨을 많이 섭취하면 혈장이 가장 먼저 영향을 받는다. 혈장은 혈액 내에서 적혈구와 백혈구, 혈소판 등을 제외한 액체 성분을 말한다. 나트륨의 농도가 높아지면 이를 희석시키기 위해서 혈장량이 증가한다. 혈액의 양이 급격하게 늘어 혈압이 높아진다. 이런 현상이 계속되면 고혈압과 뇌졸중, 심근경색 같은 질환을 일으킬 수 있다. 또 나트륨을 과잉섭취하면 위 점막에 영향을 끼쳐 위축성 염증이 생길 수 있다.

그 결과로 위산이 줄어 세균이 침입하기가 훨씬 수월해져 위암이 생길 수 있다. 나트륨 과잉섭취는 칼슘 결핍과 골다공증을 유발하기도 한다. 나트륨은 신장에서 걸러져 소변으로 빠져나가는데, 이때 칼슘도 함께 빠져나간다. 음식을 짜게 먹으면 평소보다 많은 나트륨이 배설돼 동시에 칼슘도 많이 빠져나간다.

나트륨 과잉섭취로 인한 부작용을 막으려면 음식을 싱겁게 먹는 습관을 들이고, 채소를 충분히 먹는 것이 좋다.

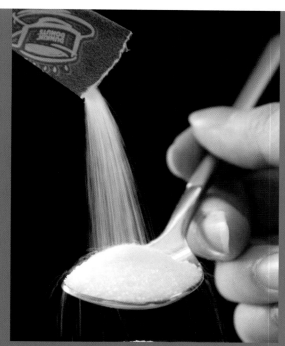

커피는 현대인이 가장 즐겨 마시는 기호 식품 중 하나이다. 커피의 쓴 맛을 줄이기 위해 설탕을 넣어 마시기도 한다.

채소에 칼륨이 많기 때문이다. 김 교수는 "신장에서 칼륨과 나트륨은 서로 반대 방향으로 교환된다"며 "칼륨이 몸에 흡수될수록 나트륨이 밖으로 빠져 나간다"고 설명했다. 한편 음식을 지나치게 달게 먹는 것도 몸에 안 좋다.

음식문화가 점점 서구화되면서 평범한 먹을거리가 된 초콜릿과 사탕, 빵, 케이크와 생크림이나 캐러멜 시럽을 듬뿍 넣은 커피는 식후 입을 달래는 요소가 됐다. 문제는 필요 이상으로 들어 있는 설탕이다. 설탕은 포도당과 과당이 결합된 이당류로 소화 과정에서 분해와 흡수가 빠르다. 혈당을 빨리 증가시킬 수 있다는 얘기다. 혈당이 비정상적으로 올라가면 다시 정상적인 수치에 맞추기 위해 이자에서는 인슐린을 과다분비한다. 이런 현상이 반복되면 점점 더 많은 인슐린을 필요로 하게 돼 당뇨를 유발할 수 있다(인슐린 저항성). 당뇨는 고혈압이나 비만, 고지혈증 같은 다른 질환을 함께 불러올 수 있다.

김상완 교수는 "맛 조절물질이 상용화되면 성인 질환을 줄일 수 있을 뿐 아니라, 염분을 정상적으로 배출시킬 수 없어 무염식을 해야 하는 신장질환자와 간경화증 환자, 심부전증 환자가 맛있는 식사를 할 수 있을 것"이라며 기대를 내비쳤다.

● 감쪽같은 소금 흉내로 뇌 속인다

혀와 뇌를 속여라

우리 몸은 어떻게 맛을 느낄까? **기본 맛**은 단맛과 신맛, 쓴맛, 짠맛, 감칠맛 등 5가지로 알려져 있다. 오래전에는 감칠맛을 제외한 4가지 맛이 기본 맛으로 알려져 있었으나 최근 분자생화학과 생리학, 유전학이 발전하면서 미뢰 속에 감칠맛을 인식하는 맛 수용체가 있음이 알려지면서 감칠맛도 다섯 번째 기본 맛으로 인정받게 되었다.

맛은 단순히 혀에서 느끼는 감각이 아니다. 뇌에서 인지하는 것이다. 사람은 본능적으로 뇌가 맛있다고 인지하면 즐거움을 느끼도록 유전정보가 저장되어 있다. 이미 먹어봤던 음식에 대한 기억이 남아 있어 그 음식을 입에 넣었을 때나 냄새를 맡았을 때 침이 혀에 저절로 고이는 경험은 누구나 해봤을 것이다.

맛을 내는 물질은 침이나 물에 녹아 분자 또는 이온의 형태로 분해된다. 혀에 오돌토돌하게 나 있는 미뢰 속에는 맛 세포가 들어 있다. 맛 분자 또는 맛 이온은 맛 세포 표면에 달린 수용체에 붙거나 이온통로를 통해 맛 세포에 들어간다. 2가지

기본 맛
사람이 느낄 수 있는 맛 중에서 다른 맛과 명확히 구분되는 독립된 맛.

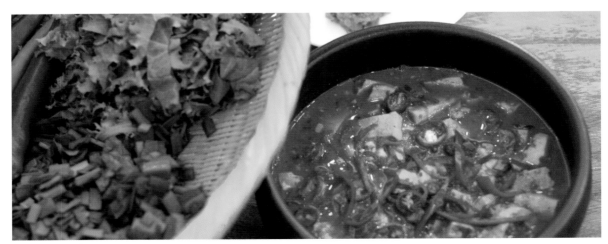

끼니마다 국과 찌개가 밥상에 오르는 식문화 탓에 한국인은 나트륨을 유독 많이 섭취한다.
나트륨은 고혈압이나 뇌졸중 같은 성인질환을 일으킨다. 나트륨 없이 짠맛을 내는 맛 조절물질이 필요한 까닭이다.

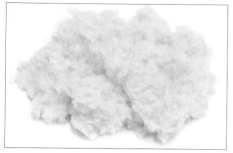

짠맛 조절물질은 나트륨을 흉내 내 짠맛 세포를 자극한다. 짠맛 신호를 생성해 뇌가 짠맛을 느끼도록 속이기 위해서다.

경로 모두 맛 세포를 자극시켜 맛 신호(맛을 전하는 활동전위 신호)를 생성한다. 맛 신호는 맛 신경을 타고 뇌까지 전해진다. 뇌에서는 최종적으로 달고 시고 쓰고 짜고 감칠 나는 맛을 인식한다.

맛 조절물질이 뇌를 속이는 방법도 이 과정과 비슷하다. 한국식품연구원에서 개발한 KFRI–LHe은 소금에 들어 있는 나트륨이 아니지만 나트륨처럼 미뢰의 짠맛 수용체에 붙거나 막 이온통로를 거쳐 짠맛 세포를 자극한다. 그 결과 짠맛 신호가 생성돼 뇌까지 전해진다. 나트륨이 아닌 물질이 나트륨처럼 맛 경로를 이용해 짠맛을 느끼게 하는 셈이다. 짠맛 조절물질이 들어 있는 음식을 먹은 사람은 소금을 넣지 않았는데도 짭짤한 맛을 느끼게 된다.

KFRI–LHe은 현재 가루 형태로 개발됐다. 눈으로 보기에는 조미료처럼 연한 갈색을 띠는 가루처럼 보인다. 연구팀에서는 단맛 세포를 자극해 단맛을 내는 '설탕이 아닌' 달콤한 천연물질도 찾고 있다. 마찬가지로 식품 안에서 자연적으로 존재하는 천연물질 가운데서 찾을 예정이다. 수많은 천연물질 가운데 소금과 설탕처럼 원하는 대로 짠맛과 단맛을 내는 물질을 찾는 일은 화학물질을 개발하는 것보다 어렵다. 하지만 굳이 천연물질에서 찾으려는 이유는, 자연 속에서 이미 존재하고 있는 물질이야말로 인체에 무해하고 부작용을 일으킬 가능성이 낮기 때문이다.

우리나라는 앞으로 매운 맛을 내는 물질도 개발할 예정이다. 고추장과 고춧가루, 김치가 절대 빠질 수 없는 한국 식품에서 매운 맛은 단연 중요하다. 그런데 매운 맛은 기본 맛으로 분류되지 않고 있다. 자극으로 인해 톡 쏘는 느낌은 세포에게 통증으로 인지되기 때문이다. 하지만 이런 통증 속에 다른 미묘한 맛이 조화를 이뤄 매운 맛이 완성된다. 그래서 한국식품연구원은 2010년 5월부터 통각에 대한 식품성분의 연구를 시작했다. 또한 일본 도쿄대학교, 이탈리아 밀라노대학교의 연구진과 함께 매운 맛과 더불어 톡 쏘는 맛에 대해서도 연구하고 있다. 누구나 다 인정하는 얼큰한 한국인의 입맛이 단순한 통증이 아닌, (아직 발견되지 않은) 여섯 번째 맛임을 밝히고 싶다는 것이 한국식품연구원의 바람이다.

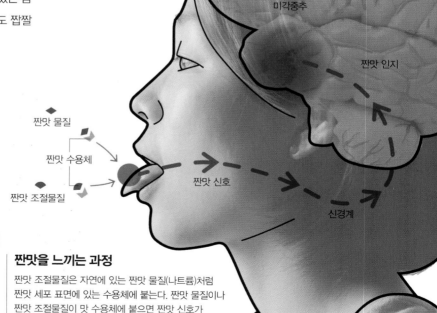

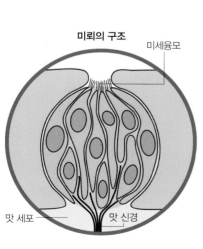

짠맛을 느끼는 과정
짠맛 조절물질은 자연에 있는 짠맛 물질(나트륨)처럼 짠맛 세포 표면에 있는 수용체에 붙는다. 짠맛 물질이나 짠맛 조절물질이 맛 수용체에 붙으면 짠맛 신호가 발생해 신경계를 타고 뇌의 미각중추에 전해진다.

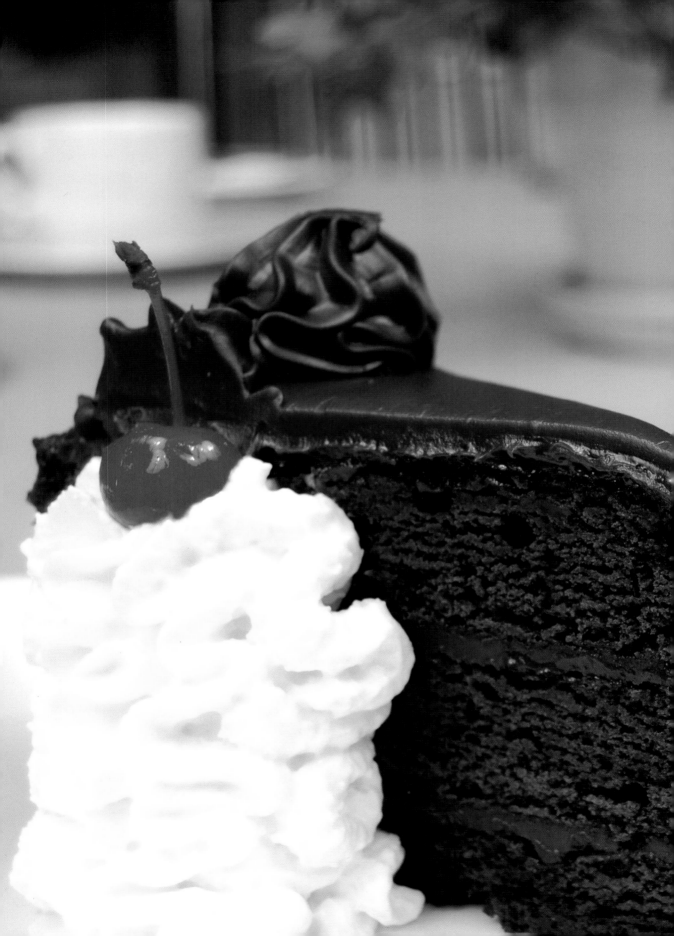

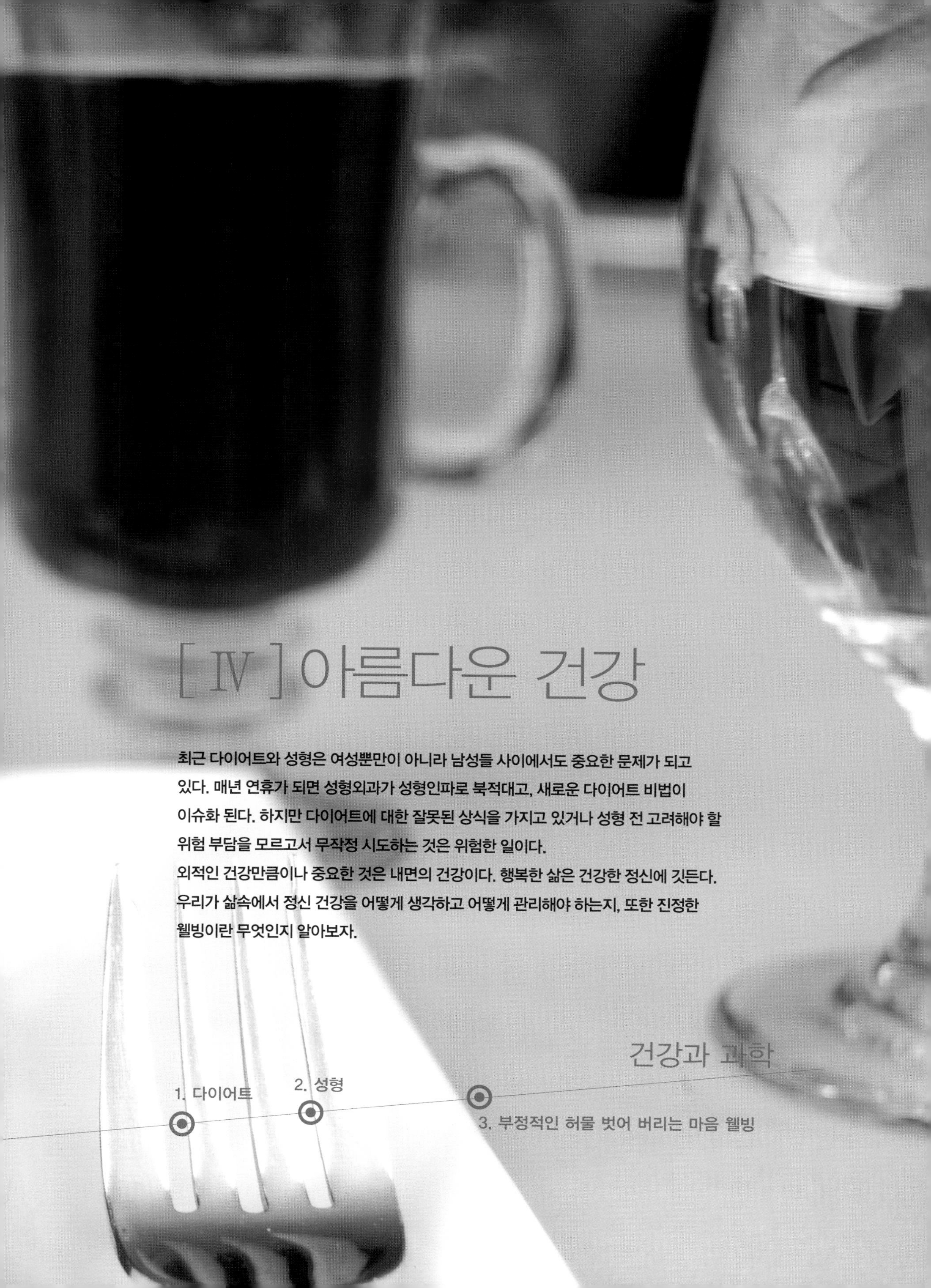

[Ⅳ] 아름다운 건강

최근 다이어트와 성형은 여성뿐만이 아니라 남성들 사이에서도 중요한 문제가 되고
있다. 매년 연휴가 되면 성형외과가 성형인파로 북적대고, 새로운 다이어트 비법이
이슈화 된다. 하지만 다이어트에 대한 잘못된 상식을 가지고 있거나 성형 전 고려해야 할
위험 부담을 모르고서 무작정 시도하는 것은 위험한 일이다.
외적인 건강만큼이나 중요한 것은 내면의 건강이다. 행복한 삶은 건강한 정신에 깃든다.
우리가 삶속에서 정신 건강을 어떻게 생각하고 어떻게 관리해야 하는지, 또한 진정한
웰빙이란 무엇인지 알아보자.

건강과 과학

1. 다이어트   2. 성형

3. 부정적인 허물 벗어 버리는 마음 웰빙

공공의 적 비만에 대한 오해와 진실

잘못된 비만 상식

전 국민의 3분의 1 이상은 비만으로 고민하고 있다. 언제부터인가 사람들은 몸매를 자기 관리의 척도로 생각하기 시작했다. 뚱뚱한 사람은 자기 관리에 소홀한 게으른 사람 취급을 받는 세상에서 비만은 공공의 적이자 최대 관심사가 됐다.

비만에 대한 높은 관심을 입증하듯 책이나 TV, 인터넷에는 각종 다이어트 정보가 넘쳐 흐른다. 그중에는 이미 다이어트의 정석이 되어버린 것도 있고, 그럴듯한 과학적인 증거를 제시하고 있는 것도 있다. 하지만 그것들이 모두 옳은지는 한 번 따져볼 필요가 있다.

'저녁 식사는 적게 먹거나 굶는다.' 비만을 걱정해 본 사람이라면 누구나 알고 있는 다이어트의 정석이다. 섭취한 탄수화물을 모두 소비하지 못하면 남은 탄수화물이 근육에 글리코겐 형태로 저장되면서 결국엔 지방으로 축적될 수 있기 때문이다. 하지만 저녁 식사가 비만의 원인이고 저녁은 굶을수록 좋다는 말에는 오해의 소지가 많다. 『비만 바로 알기』를 공동 집필한 동국대학교 의과대학교 가정의학과 오상우 교수는 "저녁을 과하게 먹는 것이 비만에 영향을 줄 수 있지만, 저녁을 굶는 것도 과식을 유발해 체중 조절을 방해한다"고 설명한다.

저녁 식사를 거르면 다음 식사까지 공복 시간이 길어져 인슐린이 감소하고 그렐린이 증가한다. 그렐린은 배고픔을 느끼게 하는 식욕 호르몬이다. 오 교수는 "하루를 기준으로 하면 저녁을 먹는 날보다 안 먹는 날이 칼로리 섭취가 적지만, 일주일 평균을 내보면 저녁을 먹은 주와 먹지 않은 주의 1일 칼로리 섭취량에 큰 차이가 없다"고 덧붙였다.

탄수화물과 지방 섭취를 제한하고 단백질 섭취를 늘리는 '황제 다이어트'도 비슷한 예다. 단백질은 칼로리가 낮고 포만감을 오랫동안 유지시킨다는 장점이 있다. 하지만 전문가들은 황제 다이어트가 다른 식사요법에 비해 효과가 월등히 좋은 것은 아니라고 말한다. 오 교수는 "황제 다이어트로 체중이 감소하더라도 이는 단순히 섭취하는 전체 칼로리가 줄었거나, 근육에 있는 단백질을 변형시켜 몸에 필요한 탄수화물을 얻어냈기 때문"이라며 "장기적으로 봤을 때 단백질 위주의 식단은 근육 소실이나 신장 기능 저하, 골다공증 같은 부작용을 유발할 수 있다"고 설명했다.

반대로 많이 먹으면 다이어트가 된다고 알려진 음식도 있다. 대표적인 예가 고추의 매운 성분인 캡사이신이다. 사람들은 흔히 매운 음식을 먹으면 그 속에 들어 있는 캡사이신이 몸에 열을 내면서 체내 지방을 연소시킨다고 생각한다. 하지만 2009년 《미국영양학회》에 실린 연구결과에 따르면 단 고추인 파프리카에서 추출한 캡시노이드 성분을 섭취한 사람의 체중 변화는, 위약을 섭취한 사람의 체중 변화와 별 차이가 없었다. 매운 음식을 먹으면 땀이 나지만 그것으로 지방이 감소되는 것은 아니라는 얘기다. 캡시노이드는 캡사이신과 화학적으로 유사한 화합물로 음식에서 매운맛을 낸다.

녹차도 마찬가지다. 녹차에 들어 있는 카테킨과 카페인 성분은 몸에서 열을 생산하고 지방 산화를 촉진시킨다고 알려져 있다. 실제로 2009년 9월 《국제비만학회》에 실린 연구결과를 보면

카테킨을 섭취한 사람은 위약을 섭취한 사람보다 1.31kg 정도 체중이 감소했다는 사실을 알 수 있다. 하지만 이는 많이 먹어도 녹차를 마시면 살이 찌지 않는다는 의미가 아니다. 전문가들은 이런 연구들 대부분이 저칼로리 식사를 하면서 녹차를 추가로 복용한 경우이고 또 효과를 보려면 카페인을 하루 300mg 이상씩 섭취해야 하기 때문에 위장장애가 발생할 위험도 있다고 경고했다.

식사요법과 반드시 병행해야 한다는 운동요법에도 그동안 우리가 잘못 알고 있던 부분이 많다. 특히 사람들이 가장 많이 오해하는 부분이 특정 부위를 운동하면 그 부위의 지방이 연소된다는 생각이다. 현재까지 연구된 바에 따르면 특정 부위의 지방만 연소시키는 운동은 없다. 오 교수는 "어떤 유산소 운동이든 운동할 때 필요한 에너지는 신체 각 부위에 있는 지방을 골고루 연소시켜 얻는다"며 "윗몸 일으키기를 하면 배에 있는 지방뿐만 아니라 허벅지에 있는 지방도 감소한다"고 설명했다.

다만 부위에 따라 체지방이 연소되는 속도의 차이는 있다. 지방세포는 교감신경이 흥분해서 아드레날린 계통의 물질을 분비하면, 그 신호를 받아 분해된다. 이때 신호를 받아들이는 정도를 지방세포의 활성도라고 하는데, 지방세포는 부위마다 이런 활성도가 다르다. 오 박사는 "일반적으로 내장지방이 피하지방보다 활성도가 높다"며 "내장지방이 더 빨리 분해된다"고 밝혔다.

한편 뱃살을 줄이는 방법으로 복식호흡을 꼽는 사람도 있다. 지방을 분해하기 위해서는 산소가 반드시 필요한데, 숨을 깊게 쉬면 혈액 속에 산소의 양이 많아져 내장지방이 더 빨리 줄어들 것이라는 생각에서다. 하지만 운동을 하지 않고 단순히 산소를 공급해서 내장지방을 줄일 수는 없다. 남은 산소는 혈류를 따라 돌다가 폐에서 다시 배출된다. 복식호흡은 걷기나 달리기 같은 다른 유산소 운동에 비해 열량 소비가 훨씬 적기 때문에 체중 감량의 효과를 얻기 어렵다.

그러면 운동은 어떻게 해야 효과적일까? 많은 사람들은 과격한 운동의 경우 체내의 당을 에너지원으로 쓰기 때문에 체지방은 잘 분해되지 않는다고 생각한다. 살을 빼려면 빨리 달리는 것보다 천천히 걷는 게 좋다는 말도 여기서 비롯됐다. 오 교수는 "격한 운동을 할 때 당을 먼저 쓰는 것은 사실이지만, 30분 이상 유산소 운동을 지속하면 지방도 소비된다"고 말했다. 운동을 할 때 어떤 에너지원을 쓰는가는 운동 강도보다는 운동 시간과 더 밀접한 관련이 있는 셈이다.

몇몇 사람들은 과격한 운동이 체내에 독성산소를 발생시킨다고 주장하기도 한다. 그런데 여기에도 의학적인 근거는 없다. 독성산소의 개념이 명확하지 않을 뿐만 아니라 이것을 체내에서 산화 스트레스를 일으키는 활성산소라고 가정하더라도 적당한 운동이 건강에 주는 이득을 고려한다면 인체에 해롭다고만 볼 수는 없기 때문이다.

● 공공의 적 비만에 대한 오해와 진실

건강 해치는 민간 다이어트 요법

체중 감소 효과가 좋다고 알려진 황제
다이어트(저탄수화물 고단백질 식사요법)는 근육
소실이나 골다공증 같은 부작용을 유발할 수 있다.

'적게 먹고 많이 운동하기'라는 만고불변의 다이어트 공식에도 불구하고 전 국민의 3분의 1 이상은 아직도 비만과 전쟁 중이다. 이들에게 눈과 귀가 솔깃한 방법이 바로 식욕억제제나 지방분해주사 같은 약물 요법이다. 최근엔 경락 마사지, 지방을 진동시켜 뺀다는 초음파 패치, 국소부위만 마취해서 진행하는 미니 지방흡입수술까지 종류도 다양해졌다.

그중에서도 경락 마사지는 일상생활에서 쉽게 접할 수 있고, 특정 부위의 지방을 부작용 없이 감소시키는 것으로 많이 알려져 있다. 하지만 2008년 해외 유명 저널인 ≪비만학≫에 실린 연구결과에 따르면 경락 마사지는 지방을 일시적으로 부드럽게 만들 뿐 체지방을 없애는 효능은 없다. 경락 마사지가 의학적으로 효능이 입증된 경우는 근골격계질환의 경우 근육의 긴장을 풀고 혈액 순환에 도움을 주는 정도다. 또 초음파를 방출해 지방 분해를 돕는다는 저주파 패치를 붙여도 지방의 양이 바뀌지는 않는다.

그렇다면 지방흡입수술이나 지방분해주사는 어떨까? 지방흡입수술은 마사지와 달리 체내에 축적된 지방을 직접 빼내므로 지방을 제거하는 효과가 확실하다. 하지만 영화에서처럼 한 번에 수십 kg씩 몸무게가 감소하지는 않는다. 과도하게 지방을 제거할 경우 정맥 혈전증이나 폐부종, 괴사성 근막염

등의 부작용을 일으킬 수도 있기 때문이다.

지방분해주사는 지방흡입수술에 거부감을 갖는 사람들을 위해 개발됐다. 얕은 피부층에 조금씩 여러 번에 걸쳐 약물을 주입해 피하지방을 녹인다고 하는데, 메조테라피나 PPC 주사가 대표적인 예다. 팔이나 다리 같은 특정 부위의 지방을 제거할 수 있다고 알려져 있지만 주사가 지방 제거에 실제로 효과를 보이는지는 연구에 따라 결과가 엇갈리고 있는 상황이다. 안전성에 대한 문제도 아직 검증된 바 없다.

한편 간단히 복용할 수 있는 약물도 있다. 1997년 미국식품의약국(FDA)의 승인을 받은 식욕억제제인 리덕틸과 1999년 FDA의 승인을 받은 경구용 지방흡수억제제인 제니칼 등이다. 사람들이 가진 잘못된 비만 상식 중 하나가 이런 약물에는 내성이 있어서 초기에만 체중이 감소한다는 것인데, 현재 사용되고 있는 모든 비만 치료 약물이 초기에 체중을 감량하고 이후에는 체중이 유지되도록 설계된 것을 감안하면 내성을 나타낸다고는

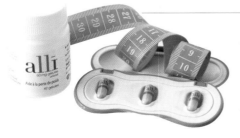

대부분의 비만 치료 약물은 초기 3~6개월 동안 체중 감량 효과를 내고, 그 이후에는 체중을 유지하도록 설계되어 있다. 따라서 약물에 내성이 생긴다고 볼 수 없다.

볼 수 없다. 또한 리덕틸과 제니칼 모두 장기간 복용하더라도 금단현상을 유발하지 않는다는 사실이 이미 밝혀져 있다.

이 밖에도 '겨울이 되면 살이 찐다', '랩을 감고 운동하면 살이 더 잘 빠진다', '35세가 넘으면 운동만으로는 살을 뺄 수 없다' 같이 우리 주변에는 과학적인 근거는 없지만 귀에 익숙한 다이어트 상식들이 많다. 식이 요법, 운동 요법, 약물 요법 그 어디에도 속하지 않는 이런 '민간 요법' 중에는 오히려 건강을 해치는 것들도 있다.

장 청소를 하거나 식이섬유를 섭취해서 변비를 제거하면 복부 비만이 해결될 것이라는 생각도 그중 하나다. 사실 장 청소나 변비는 지방 용해와는 전혀 관련이 없다. 오 교수는 "장 세척을 하면 장 속에 정상적으로 있어야 하는 세균까지 사라져 세균 간의 균형이 깨지면서 병원성 세균이 증식할 위험이 있다"며 "체중이 감소하는 이유는 탈수 현상 때문"이라고 말했다.

흡연이 체중을 감소시킨다는 생각도 마찬가지다. 『비만 바로 알기』에 따르면 흡연은 오히려 지방을 복부에 축적시켜 복부 비만의 위험을 증가시킨다. 또 금연을 하면 식욕이 증가하고 기초대사량이 떨어져 체중이 증가할 수는 있지만 운동 요법이나 약물 요법을 병행하면 금연을 하면서도 체중 증가를 막을 수 있다고 책은 밝히고 있다.

이쯤 되면 모두 눈치 챘겠지만 위의 비만 상식 셀프 테스트의 정답은 모두 X, 즉 '꼭 그런 것만은 아니다'이다. 보건복지부 홈페이지(www.mw.go.kr)를 참고하면 좋다.

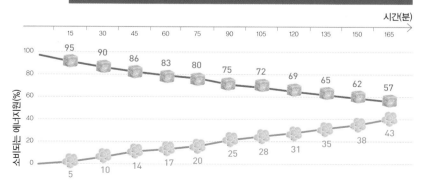

비만 상식 셀프 테스트

다음 내용을 읽고 옳다고 생각하면 O표, 틀리다고 생각하면 X표를 하시오.

식사
01 같은 양의 음식이라도 빨리 먹으면 더 살이 찐다. ☐
02 저녁은 굶을수록 좋다. ☐
03 비타민은 지방 대사를 촉진하기 때문에 먹으면 비만을 예방할 수 있다. ☐
04 매운 음식을 먹으면 땀이 나면서 체내에 축적된 지방이 빠진다. ☐
05 황제 다이어트(저탄수화물 식사요법)는 체지방 감소에 효과가 좋다. ☐

운동
01 윗몸 일으키기를 하면 뱃살이 집중적으로 빠진다. ☐
02 과격한 운동을 하면 당이 소비되기 때문에 체지방 분해가 잘 안 된다. ☐
03 복식호흡을 하면 아랫배가 날씬해진다. ☐
04 하체 비만은 운동이나 다이어트로 해결되지 않는다. ☐
05 운동을 많이 하면 독성산소가 체내에 쌓이고, 심장병이나 부정맥을 일으킬 수 있다. ☐

시술·약물
01 경락 마사지로 뱃살을 뺄 수 있다. ☐
02 지방흡입술은 단번에 체중을 수십 kg까지 줄인다. ☐
03 지방 분해를 돕는 저주파 자극 패드를 살에 붙이고 운동하면 효과가 더 좋다. ☐
04 국소적인 주사요법으로 특정 부위의 지방을 제거할 수 있다. ☐
05 리덕틸이나 제니칼 같은 비만 치료제는 내성이 있고 금단현상이 나타난다. ☐

기타
01 장 청소나 식이섬유로 변비를 해소하면 피부트러블과 복부비만을 개선할 수 있다. ☐
02 랩을 감고 운동하면 살이 빠진다. ☐
03 흡연은 체중을 감소시킨다. ☐
04 피하지방이 내장지방보다 더 잘 빠진다. ☐
05 겨울이 되면 살이 찐다. ☐

운동 시간에 따른 에너지원의 변화

운동을 할 때 우리 몸은 체내의 당과 지방을 모두 사용한다. 운동 시간이 길어질수록 지방을 더 많이 소비하고, 당을 더 적게 소비한다.

시간(분)

당: 95, 90, 86, 83, 80, 75, 72, 69, 65, 62, 57
지방: 5, 10, 14, 17, 20, 25, 28, 31, 35, 38, 43

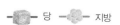
당 / 지방

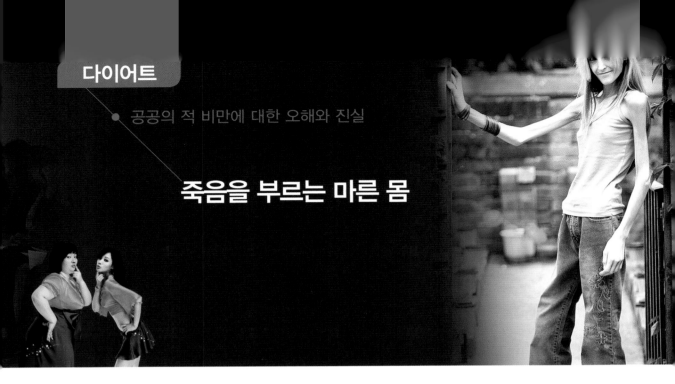

● 공공의 적 비만에 대한 오해와 진실

죽음을 부르는 마른 몸

비만이 가져오는 부작용을 생각해볼 때 적절한 체중을 유지하는 일은 매우 중요하다. 그러나 비만이 아닌데도 스스로가 늘 뚱뚱하다고 생각하다 보면 다이어트의 치명적인 덫에 빠질 수 있다. 실제로 우루과이 출신의 모델 자매가 거식증으로 잇달아 숨지고 평범한 독일의 10대 소녀는 3달 만에 30kg을 줄이며 생명이 위태로운 상황으로 내몰린 사건이 있었다. 특히 대중매체에 민감하고 남들의 시선을 중요하게 생각하는 10대나 20대는 자칫하면 다이어트를 반복하다 건강을 해칠 수 있다.

몸무게가 똑같은 두 사람이 있다. 한 사람은 몸에 지방이 많고, 다른 한 사람은 근육이 많다면 어느 쪽이 비만일까? 당연히 몸에 지방이 많은 사람이다. 비만은 단순히 몸무게가 많이 나가는 것을 의미하지 않는다. 10~20대 여성이라면 몸속 체지방이 17~24%, 남성은 14~20% 정도면 정상이다. 몸무게는 적게 나가도 체지방량이 많다면 마른 비만에 속한다. 밥을 굶으며 다이어트를 한다고 몸의 지방을 줄일 수 있을까? 불행히도 밥을 먹지 않으면 지방 대신 근육이 줄어든다. 우리 몸은 음식 섭취가 줄어들면 호흡 같은 기초적인 에너지 소모를 줄이면서 우선 근육을 태워 필요한 에너지를 얻는다. 지방은 최후의 순간을 위한 '비상 식량'으로 남겨둔다.

따라서 굶어서 살을 빼는 다이어트는 우리 몸을 점점 더 지방덩어리로 만들 수 있다. 근육이 줄어들면 면역력이 약해져 감기나 결핵에 걸릴 위험이 커진다. 게다가 여러 영양분이 부족해지면서 체내 호르몬을 만드는데 문제가 생긴다. 특히 성호르몬 분비에 균형이 깨지면서 2차 성징이 늦어진다. 여성의 경우 생리가 규칙적이지 않거나 불임이 될 수도 있다. 뼈도 약해져 노인이 돼서야 나타나는 골다공증이 더 일찍 찾아올 수 있다. 체중에 대한 고민을 달

고 살다 보면 어쩌다 좀 과식한 날은 심한 죄책감이 들기도 한다. 다이어트 하겠다는 결심이 작심삼일로 끝났을 때는 스스로가 바보 같고 나약하게 느껴져 우울증에 시달릴 수도 있다. 그러다보니 먹은 것을 모두 토해내고 이런 상황이 반복되며 거식증에 걸린다. 거식증은 체중이 늘까 지나치게 두려워해 식사를 거부하는 일종의 정신 질환이다.

심장병은 거식증 환자를 사망에 이르게 하는 가장 흔한 요인이다. 일단 거식증에 걸려 오랫동안 아무 것도 먹지 않으면 심장에 필요한 영양분이 부족해지면서 심장이 제 기능을 못한다. 심장은 두 개의 심방과 두 개의 심실로 이뤄진 근육 덩어리인데, 거식증 환자의 심장은 영양 실조로 근육이 줄어든 상태다. 이때 심방과 심실을 막고 있는 판막이 빠져나오며 심장판막증이 생길 수 있다.

2008년 미국 하버드대학교 연구팀이 전국 2900여명의 남녀(18세 이상)를 대상으로 섭식장애 여부를 조사한 결과 거식증이 0.6%, 폭식증이 1%, 과도하게 음식에 집착하는 경우가 2.8%로 나타났다. 여성이 섭식장애를 겪는 비율은 남성의

두 배 정도였다. 이 내용은 그 해 2월 〈미국 생물
정신의학(Biological Psychiatry) 저널〉에 실렸다.
더 심각한 문제는 섭식장애가 정신 질환과도 연
결된다는 점이다. 연구에 따르면 과식이나 폭식
을 일삼는 사람의 절반 이상이 심각한 우울증에
시달렸으며 때론 스스로를 학대하는 성향도 보였
다. 특히 거식증의 사망률은 모든 정신 질환 가운
데 가장 높다. 심장병으로 사망할 확률이 높아지
고 우울증이나 강박증으로 자살할 위험도 커진
다. 한창 자랄 청소년기에 거식증을 앓게 되면 뼈
의 질량이 25~50% 줄어든다는 보고도 있다.

2004년 미국 매사추세츠종합병원과 하버드대
학교 의과대학의 공동 연구에 따르면 거식증은
골절과 골다공증의 위험을 높인다. 게다가 골다
공증이 심각하게 진행되면 뾰족한 치료법도 없는
것으로 나타났다. 에스트로겐은 신장에서 칼슘의
재흡수를 도와 뼈가 잘 만들어지도록 하는 호르
몬인데, 식욕이 떨어지면 에스트로겐의 분비량이
줄어들기 때문이다. 문제는 거식증을 치료한 뒤
체중이 원래대로 돌아와도 뼈의 밀도가 회복되는
속도는 더디다는 점이다.

2003년 미국의 과학전문지 〈사이언스〉지에는
해마다 선진국에서 일어나는 조산의 40%는 산
모의 영양 결핍 때문일지도 모른다는 연구결과가
실리기도 했다. 뉴질랜드 오클랜드대학교의 프랭
크 블룸필드 교수는 "10마리의 양을 임신 2달 전
후에 영양 결핍 상태에 놓이게 했더니 모든 양이
새끼를 일찍 낳았고, 그 가운데 절반이 조산이었
다"고 말했다. 또 출산 직전의 새끼들은 엄청난
스트레스 때문에 코르티솔 분비가 치솟았다. 동
물 실험 결과를 성급하게 사람에게 적용할 순 없
겠지만 산모가 극단적인 영양 결핍 상태에 빠지
면 미숙아를 낳거나 유산할 가능성이 커진다는
연구 결과는 끊임없이 나오고 있다.

섭식장애는 병이다. 그 병을 이겨내기 위해서는
자신의 의지 못지않게 주위의 따뜻한 관심과 사랑
이 필요하다. 혹시 뚱뚱하다는 이유로 상대방을 놀

리거나 살찐 내 자신이 미워진 적 있
지 않은가. 잘못된 시선과 편견 때문
에 몸과 마음이 병들고 있지는 않은
지 생각해볼 시점이다.

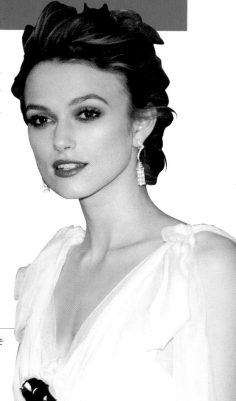

섭식장애(eating disorder) 자가진단

살이 찌지 않았는데도 늘 뚱뚱한 것 같고 무조건 말랐으면 좋겠다고 느낀다
면 거식증일 가능성이 높다. 살 찌는 게 두려워 먹은 음식을 토하는 습관이
있다면 폭식증일 수 있다. 미국 다트머스대학교 의과대학에서 개발한 아래
의 질문에 스스로 대답하며 섭식장애의 위험을 진단해 보자.

- ☐ 남들은 나보고 말랐다고 하지만 내 눈엔 뚱뚱하기만 하다.
- ☐ 운동을 하지 못하면 불안하다.
- ☐ 무얼 먹을지 늘 신경 쓰인다.
- ☐ 살이 찌면 기분이 우울해진다.
- ☐ 먹을 때 죄책감이 든다.
- ☐ 뚱뚱해지느니 차라리 죽고 싶다.
- ☐ 음식을 먹을 때는 혼자 먹는 게 편하다.
- ☐ 살찌는 것에 대한 공포를 절대 남들에게 말하지 않는다.
- ☐ 음식을 몰래 감춰두기도 한다.
- ☐ 한번 먹기 시작하면 멈출 수 없을 것 같아 두렵다.
- ☐ 먹은 음식에 대해 종종 거짓말을 한다.
- ☐ 사람들이 음식을 권하면 곤란해진다.
- ☐ 가끔 나의 식생활이 비정상적이라고 느껴질 때가 있다.

▶ '그렇다'고 답한 항목이
1~3개 : 외모나 체중에 그다지 집착하지 않는 양호한 상태다.
4~6개 : 섭식장애의 가능성이 있으므로 전문의와 상담하는 편이 좋다.
7개 이상 : 섭식장애의 위험이 크다. 가능한 빨리 전문의를 찾아가
　　　　　정확한 진단과 치료를 받아야 한다.

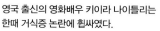

영국 출신의 영화배우 키이라 나이틀리는
한때 거식증 논란에 휩싸였다.

다이어트

● 마시면 살 빠질까? 차 음료의 진실

다이어트 미용차

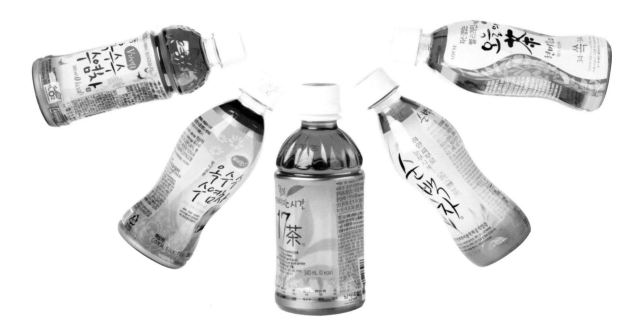

건강뿐 아니라 다이어트와 미용 효과를 가장 중요하게 내세우는 차 음료가 쏟아져 나오고 있다. 광동제약은 비뇨기의 기능을 개선하는 효과가 있는 옥수수수염을 원료로 한 '옥수수수염차'를, 남양유업은 몸이 붓는 일을 막고 다이어트에 도움이 되는 차 성분들을 혼합해 '몸이 가벼워지는 시간 17차(이하 17차)'를 시장에 내놓았다. 롯데칠성은 섬유질이 풍부해 장의 기능을 활성화시키는 현미를 원료로 한 '오늘의 차 현미 쏙차'를, 해태는 미백 화장품의 원료로 쓰이는 상백피나 백차로 만든 '순백차'를 출시했다.

2006년 7월 첫선을 보인 광동 옥수수수염차는 2009년 9월까지 4억 병이 넘게 팔렸으며 많은 회사들이 앞다투어 옥수수수염을 원료로 한 차 음료를 내놓았다. 우리 조상들도 옥수수수염차를 즐겨 마셨다. 허준의 『동의보감』과 조선 후기 황도연이 지은 한의서인 『방약합편』에 따르면 소변이 찔끔거리고 잘 나오지 않을 때 옥수수수염을 다린물을 마시면 효과가 있다. 옥수수수염은 몸에서 불필요한 수분을 배출시켜 얼굴이 붓는 일도 막는다. V라인 얼굴을 만드는 데 도움이 될 수 있는 셈이다.

실제로 옥수수수염이 소변을 잘 나오게 하는 이뇨 작용을 촉진하고 요로결석이나 전립선 비대증을 완화하는 데 효과가 있다는 연구결과가 나왔다. 2009년 5월 중앙대학교 의과대학 비뇨기과 명순철 교수와 중앙대학교 약학대학 이민원 교수의 공동 연구팀은 옥수수수염 추출물에서 전립선비대증을 막는 활성물질 3가지를 발견했다. 연구팀은 쥐 70마리를 두 그룹으로 나눈 뒤 한 그룹에는 교감신경을 흥분시키는 페닐에 프린과 흥분 전달 물질인 아세틸콜린을, 또 다른 그룹에는 페닐에프린, 아세틸콜린과 함께 옥수수수염 추출물을 투여했다. 페닐에프린과 아세틸콜린은 전립선을 비대하게 만들어 방광과 요도를 수축시키는 역할을 한다. 실험 결과 옥수수수염 추출물을 함께 투여한 쥐는 페닐에프린과 아세틸콜린만 투여한 쥐에 비해 방광이나 요도가 수축하는 정도가 적게는 약 60%에서 많게는 90%까지 줄었다.

연구팀은 요로결석의 억제 효과와 관련한 실험도 했다. 그 결과 8주 동안 250mg의 옥수수염 추출물을 꾸준히 투여한 쥐는 결석이 57% 이상 줄고, 같은 기간에 500mg의 옥수수염 추출물을 투여한 쥐는 65% 이상 결석이 줄어든다는 사실도 알아냈다. 17차에는 대맥, 율무, 메밀, 현미, 둥굴레 등 17가지 재료가 들어간다. 일부는 차의 원료로 쓰이며, 다른 일부는 식품으로 이용되는 경우가 많다. 하지만 넓은 범위에서 이들은 모두 한약재에 속한다. 한의학에서 대맥(보리)은 몸 안에 남는 수분을 몸 밖으로 내보내 얼굴이나 몸이 붓는 일을 막는다고 설명한다. 맛이 달고 담백한 율무도 소변이 잘 나오게 하는 성분이다. 지금은 주로 국수를 만들어 먹는 메밀은 흉년이 들 때 우리 조상들의 굶주린 배를 채워준 작물의 하나였다. 메밀은 100g당 약 360kcal의 열량을 내 쌀(100g당 350kcal)과 비슷한 에너지를 얻을 수 있기 때문이다.

또 메밀은 백미보다 8배, 밀가루보다 2배 많은 섬유질이 들어 있어 소화와 배변을 돕고 루틴(rutin)을 함유하고 있어 모세 혈관을 튼튼히 하고 혈압도 낮춘다. '오늘의 차 현미쑥차'의 원료이기도 한 현미는 섬유질이 풍부해 배변을 돕기 때문에 배가 더부룩해지는 걸 막는다. 현미

옥수수염은 몸에서 불필요한 수분을 배출시켜 몸의 붓기를 빼는 효과가 있다.

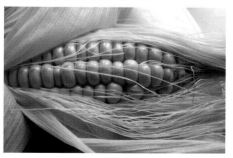

체질에 따라 골라 먹는 한방차

최근 출시된 차 음료에는 한약재로 쓰이는 원료가 많이 들어 있다. 하지만 차 음료는 약이 아니기 때문에 약재의 효능보다는 맛을 더 중요하게 여긴다. 맹화섭 한의원의 맹원모 원장은 "한방차나 한약은 맛보다 효능, 체질을 먼저 생각하기 때문에 차 음료와는 달리 입에쓴 경우가 많다"고 말했다.

한의학에서는 약재의 성질을 '기미론(氣味論)'으로 설명한다. 기(氣)는 몸에 흡수됐을때 약재가 내는 기운을 말하며, 그 종류로는 차가움(寒), 뜨거움(熱), 따뜻함(溫), 서늘함(凉), 앞의 네 가지 중 어느 쪽으로도 치우치지 않음(平)이 있다. 미(味)는 약재의 맛으로 신맛(酸), 쓴맛(苦), 단맛(甘), 매운맛(辛), 짠맛(鹹)이 있다.

맹 원장은 "약재의 종류에 따라 그 기운이 몸에 작용하는 부위도 다르며 이는 승강부침(升降浮沈)으로 설명한다"고 말했다. 가볍고 속이 빈 약재는 몸의 윗부분으로 향하며(升) 이와 반대로 무겁고 조직이 치밀한 약재는 아래로 향한다(降). 매운맛을 가진 약재는 몸의 윗부분이나 몸 밖으로 향하며(浮) 쓴맛이나 짠맛을 지닌 약재는 몸 내부로 향한다(沈).

그러나 마황은 심계항진(심장 박동이 빠르고 세지는 증상), 불면증 같은 부작용을 일으킬 수 있으므로 신중히 사용해야 한다. 한방에서는 기미론과 체질에 따라 한방차나 한약을 짓기 때문에 사람마다 몸에 맞는 차나 약이 각기 다르다. 맹 원장은 "소양인은 소화기관에 열이 많기 때문에 여드름 같은 피부질환이 많이 생길 수 있다"며 "서늘한 성질을 지닌 녹차나 보리차를 평소에 충분히 마시면 피부질환을 예방할 수 있다"고 설명했다.

반면 소음인은 소화기관이 약하기 때문에 소화불량에 걸리기 쉽다. 소음인은 원래 살이잘 찌지 않는 체질이지만 소화기관의 기능이 떨어지면 몸이 붓는 경우가 있다. 맹 원장은"소음인은 소화기관을 따뜻하게 만드는 인삼차나 대추차를 자주 마시면 붓기를 빼는 데도움이 된다"고 설명했다.

는 혈당수치를 낮추는 효과도 있어 당뇨나 비만환자의 식사에도 쓰인다. 해태가 출시한 순백차와 같은 일부 차 음료에는 피부미백, 보습, 노화방지 등에 효과가 있어 미백 화장품의 원료로 쓰이는 상백피와 백차가 들어간다. 상백피는 뽕나무 뿌리의 껍질을 벗겨 만든 한약재로 천식을 치료하고 수분을 배출한다. 백차는 차의 어린 싹을그대로 건조시켜 만들며 당뇨환자들에게 좋고, 열을 발산하는 효과가 있다.

● 마시면 살 빠질까? 차 음료의 진실

다이어트 효과 내는 카테킨 들었나

대부분의 탄산음료나 과일맛 음료는 특정 과일맛을 내는 합성착향료를 쓴다. 예를 들어 포도맛 음료에는 포도맛을 내는 합성착향료가, 파인애플맛 음료에는 파인애플맛을 내는 합성착향료가 쓰인다. 하지만 차 음료 대부분은 합성착향료를 쓰지 않고 설탕 같은 당 성분을 적게 사용하거나 전혀 사용하지 않기 때문에 탄산음료만큼 열량이 높지 않아 먹어도 살찔 염려는 없다.

하지만 일부에서는 차 음료를 출시한 회사들이 팔등신 미녀를 내세워 과대 광고한다는 비판도 일고 있다. 많은 여성들은 제품을 홍보하는 날씬한 모델을 보며 음료만 마시면 그들처럼 될 수 있다고 생각하기 쉽다. 그러나

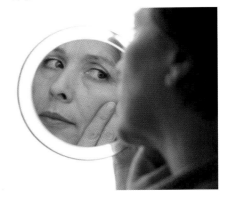

일부 차 음료에 들어 있는 상백피와 백차는 피부미백과 보습, 노화방지 등에 효과가 있어 미백 화장품 원료로도 쓰인다.

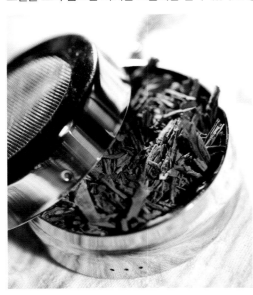

녹차에 들어 있는 카테킨은 음식물로 섭취한 지방이 에너지원으로 쓰이도록 만들어 체내에 축적되는 일을 막는다.

전문가들은 차 음료를 계속 마신다고 살이 빠지기는 어렵다고 지적한다.

먹었을 때 다이어트 효과를 볼 수 있는 성분은 폴리페놀의 일종인 카테킨으로 녹차 중량의 10~15%를 차지한다. 카테킨은 음식물로 섭취한 지방이 에너지원으로 쓰이도록 만들어 체내에 축적되는 일을 막는다. 하지만 녹차에서 떫은 맛을 내는 카테킨이 들어가면 음료의 맛이 떨어질 수 있다. 그래서 최근 출시된 차 음료는 몇몇 제품을 제외하고 대부분 녹차를 원료로 쓰지 않는다.

일부 제품은 '제로칼로리(0cal)'를 강조하지만 사실이 아닌 경우도 있다. 식품의약품안전청(이하 식약청)의 '식품 등의 표시 기준'에 따르면 일

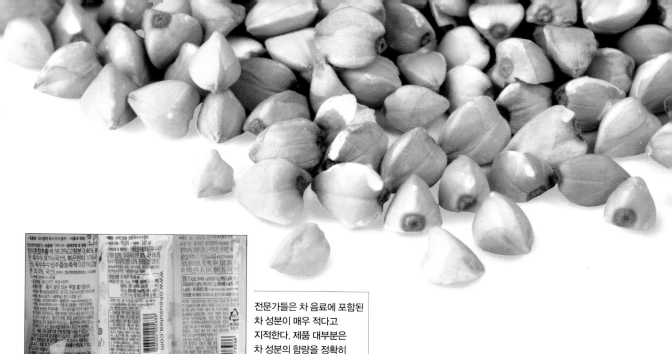

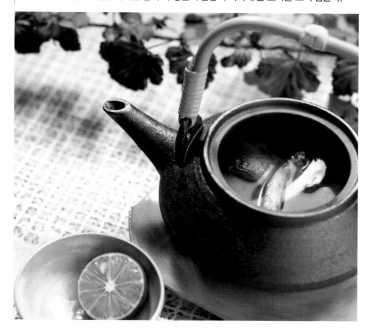

전문가들은 차 음료에 포함된 차 성분이 매우 적다고 지적한다. 제품 대부분은 차 성분의 함량을 정확히 표기하지 않는다.

정량 이하의 열량을 가진 식품은 임의로 '무열량', '저열량'이라고 '영양강조표시'를 할 수 있다. 식약청 영양정책과 이윤주 연구관은 "식품 100g 또는 100ml당 4kcal 미만일 때 무열량이라고 표기할 수 있으며 100g 또는 100ml당 40kcal 미만일 경우 저열량이라고 쓸 수 있다"고 설명했다. 대신 제품에 붙이는 영양함량표시에는 실제 열량을 정확히 표기해야 한다.

실제 음료에 포함된 성분의 함량이 지나치게 낮아 효과를 보기 힘들다는 비판도 있다. 일부 옥수수수염차 제품은 볶은 옥수수 추출액과 옥수수수염 추출액의 비율이 9대 1로 옥수수수염보다 옥수수 추출액이 더 많이 들어 있다. 게다가 옥수수수염의 고형분은 0.06% 정도로 함량이 낮다.

여러 가지 원료를 섞어 만든 혼합차 음료 중에는 '혼합차 추출액 99%'라고만 표기해 각각의 차 성분이 어느 정도 들었는지 알 수 없고 고형분 함량도 1% 미만으로 낮은 경우도 있다. 맹화섭 한의원의 맹원모 원장은 "차 음료에 포함된 차 성분의 함량이 미미 한 만큼 큰 효과를 보기는 어려울 것"이라고 말했다. 큰 인기를 끌고 있는 차 음료는 다른 음료보다 몸에 좋은 성분을 원료로 만들었다. 하지만 일부 사람들의 인식과 달리 마신다고 저절로 살이 빠지는 기능성 음료는 아니다. 아직까지 식약청에서 차 음료를 건강기능식품으로 인증한 사례가 없는 이유다.

차 음료는 한방차나 일반차와는 달리 차 성분의 함량이 미미해 큰 효과를 보기 힘들다.

달콤살벌한 성형의 유혹

전신성형

새해가 되면 빠지지 않고 등장하는 결심 세 가지가 있다. 금주, 금연, 그리고 다이어트. 최근에는 '몸짱'에 도전하겠다며 허리띠를 졸라매는 남성들도 부지기수다. 의학의 도움을 받는 사람의 수도 부쩍 늘었다. 지난 설 연휴에는 성형외과가 성형 인파로 북적댔다고 한다. 사실 외모란 인간이 생물학적인 개체로 살아가는데 가장 마지막 순위에 해당하는 항목이다. 즉 생태계에서 하나의 개체로서 영양을 섭취하고 외부 환경에 적응하고 때로는 방어하는 데 필요한 가장 하위 항목이다. 다만 현대에는 인간이 사회적인 개체로 살아가면서 '외모=자신감'이라는 공식과 맞물려 외모가 중요한 요소로 떠올랐을 뿐이다.

요즘 10대들 사이에서도 성형수술은 큰 관심사 중 하나다. 예전에는 쌍꺼풀 수술만 해도 한두달간 다른 사람을 만나지 않았는데 요즘은 상황이 많이 달라졌다. 이제 성형수술은 부끄럽거나 감춰야 할 것이 아니다. 자신의 아름다움을 추구하는 적극적인 방법이 되었다. 그래서인지 이제는 성형미인이라는 말이 어색하지 않다. 또 성형수술이 누구처럼 예쁘게 하려는 것이 아니라 자신의 개성에 맞춰 해야 한다는 인식도 넓게 퍼져있다. 성형외과 의사에게 유명한 배우 사진을 내보이며 "이렇게 해주세요"하는 사람들이 많이 줄어들고 있는 것이 그 예다.

성형외과(plastic surgery)라는 용어는 그리스어로 '형태를 만든다'는 의미의 플래스틱코스(plasticos)에서 유래한다. 하지만 실제적인 성형수술의 기원은 기원전 800년 고대 인도로 거슬러 올라간다. 고대 인도 경전에는 잘린 코를 도공들이 재건했다는 기록이 전해지고 있다.중국의 진시황 시대에도 언청이를 수술로 치료했다는 기록이 남아있다.

근대적인 성형수술은 15세기 르네상스 시대의 이탈리아 사람인 타글리아코찌(Tagliacozzi)가 잘린 코를 재건 수술해 새로운 코를 만들어준 것에서 비롯한다. 그러나 중세 교회는 타글리아코찌의 시술은 신의 뜻을 거역하는 이단이라고 결정했다. 이후 히포크라테스가 "전쟁은 유일 무이한 외과학교"라고 말했듯이 성형외과 수술법들은 19세기말과 20세기초 수많은 전쟁을 겪으면서 눈부시게 발전했다.

영화 '미녀는 괴로워'에는 뚱뚱해서 괴로운 여주인공 한나(김아중 분)가 나온다. 한나는 '킹카'를 두고 오랫동안 속병을 앓지만 주위의 웃음거리가 되고 대중 앞에서 당당하게 노래 실력을 뽐낼 수도 없다. 우여곡절 끝에 그는 전신성형을 택하고 수술대 위에서 깨어나는 순간 모든 것이 변한다. 몸이 95kg에서 48kg으로 날씬해진 것뿐만 아니라 타인의 친절한 시선까지 덤으로 얻게 된 것이다.

하지만 엄밀히 말해 전신성형이란 시술은 없다. 다만 몇 가지 수술로 전체적인 몸 윤곽이 눈에 띄게 바뀌는 경우를 가리켜 소위 '전신성형'이란 표현을 쓴다.

대표적인 성형수술

미용성형수술의 경우 얼굴(눈, 코, 안면윤곽, 지방이식, 주름제거 등), 몸통(유방 확대나 축소, 복부 지방흡입 등) 그리고 팔과 다리(지방흡입, 종아리 근육 퇴축술 등)로 나눌 수 있다. 이런 수술을 진행할 때는 의학적인 요소들을 꼼꼼히 따져보고 부작용 위험은 없는지 확인해야 한다.

❶ 지방이식
방법 1mm 정도의 구멍을 절개하고 이 구멍으로 관을 넣어 지방을 주입한다. 푹꺼진 이마를 도톰하게 만들거나 팔자주름, 코옆주름을 펴는 데 많이 쓰인다.
주의 자신의 지방을 필요한 만큼 채취한 뒤 원심분리로 체액을 걸러내고 순수지방만 정제해 사용하는 자가지방이식이 대표적이다. 이때 채취한 지방은 즉시 사용하는 것이 원칙이다.

❷ 눈(쌍꺼풀)
방법 눈꺼풀을 절개하는 절개법과 눈두덩 부위에 3~4개의 미세한 구멍을 뚫고 실을 넣어 위쪽으로 잡아당겨 쌍꺼풀 선을 만드는 매몰법이 있다.
주의 매몰법이 시간이 짧게 걸리나 무조건 이 방법이 좋은 것은 아니다. 환자의 피부 특성, 눈꺼풀 상태 같은 눈의 해부학적인 차이에 따라 수술방법을 선택해야 한다.

❸ 코
방법 코뼈가 넓은 경우에는 절골해서 가운데로 모아주고 돌출된 뼈는 갈아서 없앤다. 귀나 코의 연골을 이용해 코끝과 콧망울 모양을 조절할 수 있다.
주의 콧등, 코끝, 콧망울 등 코의 구성요소를 우선적으로 나눠 모양을 결정하는 것이 좋다. 무조건 콧등만 높이면 소위 '호랑이 코'가 되기 쉽다. 실리콘과 고어텍스 같은 보형물의 경우 전문가들마다 주장이 엇갈리지만 두 재료 모두 장단점이 있다.

❹ 치아를 포함한 턱교정
방법 주로 주걱턱이 심한 경우 시행한다. 일차적으로 교정치료를 하고 교정치료가 힘들 경우에만 수술을 한다.
주의 수술 중 출혈이 많다. 수술 뒤에는 교정치료를 병행해야 한다.

❺ 광대뼈(축소)
방법 입안을 절개한 뒤 광대뼈 앞부분을 잘라 원하는 만큼 뼈를 제거한다. 광대뼈는 귀 앞까지 이어지는데, 귀 앞부분은 작은 피부 절개창을 통해 뼈를 잘라낸다.
주의 광대뼈를 너무 많이 갈면 피부를 지탱하는 섬유가 모두 떨어져 나가 시간이 지나면 얼굴이 처질 위험이 있다.

❻ 사각턱
방법 뼈가 각진 경우에는 입안을 절개해 들어가 턱뼈를 깎는다. 음식을 씹는 데 사용하는 저작근이 큰 경우에는 근육을 절제한다.
주의 턱뼈를 과도하게 자를 경우 얼굴 아래쪽 3분의 1 감각을 담당하는 신경을 다칠 위험이 있으므로 반드시 치아 방사선 촬영으로 신경의 주행경로를 확인해야 한다. 절개 부위에 얼굴동맥과 정맥도 지나고 있어 이들이 손상될 경우 과다출혈 위험이 있다.

❼ 지방흡입
방법 1cm 미만의 크기로 피부를 절개하고 관을 넣어 지방을 흡입한다. 복부의 경우 배꼽 주변(2개), 골반 앞쪽(2개), 음부 위쪽(1개)을 절개한다. 시술 전 튜머센트(tumescent)라는 특별한 용액을 주사한다. 이 용액에는 생리식염수, 리도카인(부분마취제), 에피네프린(혈관수축제) 등이 들어 있어 지방흡입시 출혈과 통증을 줄인다.
주의 너무 얇은 층으로 흡입하면 피부가 울퉁불퉁해질 수 있다. 또 위 피부와 아래 조직이 분리된 상태가 되기 때문에 흡연자의 경우 피부 괴사가 잘 생긴다.

❽ 유방(확대)
방법 겨드랑이 밑, 젖꼭지와 피부경계선, 유방밑주름, 배꼽 등을 절개해 보형물을 넣는다.
주의 보형물을 중심으로 딱딱한 막이 형성되는 구형구축이 일어날 수 있다. 이를 예방하기 위해서는 3개월 동안 지속적으로 유방을 마사지해야 한다.

❾ 복부
방법 대개 지방흡입술과 병행한다. 지방을 다량 흡입하면 위에 남은 피부가 처지므로 피부를 절개해 남는 조직을 없앤다.
주의 수술 뒤에는 혈액과 지방액이 고이지 않도록 탄력반창고와 복대를 착용해야 한다.

❿ 종아리(퇴축)
방법 신경 탐색기를 이용해 종아리 근육으로 가는 신경을 찾아 운동신경을 없애 근육 일부를 퇴축시킨다.
주의 발로 가는 운동신경과 감각신경까지 제거될 수 있다.

● 달콤살벌한 성형의 유혹

성형의 위험한 요소들

얼굴의 경우 눈과 코 수술, 안면윤곽, 지방이식, 주름제거 같은 시술이, 몸통에서는 유방 확대나 축소, 복부 지방흡입 시술이, 그리고 팔과 다리에서는 지방흡입술이나 종아리 근육 퇴축술 등이 있다.

이 경우 한 번의 마취로 여러 개의 수술을 동시에 진행하기 때문에 시술 내용이 안전한지, 환자가 마취 상태를 견딜 수 있는지 같은 요소들을 사전에 고려해야 한다. 가령 광대뼈를 축소하거나 사각턱을 교정하는 안면윤곽술과 눈, 코 수술은 동시에 시행할 수 있다. 하지만 안면윤곽술의 경우 전신마취를 해야 하기 때문에 의학적으로 세심한 주의가 필요하다.

예를 들어 전신마취 뒤 환자가 호흡할 수 있도록 입이나 코에 기도삽관 튜브를 연결한다. 이때 환자가 튜브로 제대로 호흡하고 있는지 확인하기 위해 적외선 센서를 이용해 체내 산소포화도를 측정한다. 환자의 상태에 따라 개인차는 있지만 대개 산소포화도가 95~100%를 유지하면 양호하다. 또 전신마취 자체가 특별히 위험하진 않지만 환자의 호흡기나 순환기 계통이 외부 환경에 따라 쉽게 변하므로 혈압과 맥박, 체온이 일정하게 유지되는지 확인해야 한다. 특히 얼굴은 좁은 면적에 중요한 기관들이 복잡하게 얽혀 있는 데다, 수술 뒤 얼굴에 절개선을 남기지 않기 위해 입안의 점막을 자르고 이를 통해 수술 부위로 접근하기 때문에 숙련된 의사만이 집도할 수 있다. 마치 식탁(얼굴) 위에 큰 상자를 덮고 상자 위에 조그만 창(입안 점막)을 뚫은 뒤 기다란 튀김용 젓가락(수술 기구)으로 식사를 하는 것과 같다.우리 몸의 지방세포는 저절로 없어지지 않는다. 체중이 쉽게 줄지 않는 이유는 지방세포의 크기가 일시적으로 줄어들 뿐 숫자는 변하지 않기 때문이다. 일단 지방세포가 작아졌다고 하더라도 시간이 지나면 원래 크기로 돌아가려 한다. 그래서 요요현

상이 생긴다. 게다가 대개 원하는 부위의 살이 빠지기보다는 볼이나 머리 옆 부분의 살이 먼저 빠진다. 때문에 원하는 부위에서 지방세포의 수를 줄이기 위해 지방흡입술을 선택하는 경우가 많다.

지방흡입의 경우 전신마취를 했을 때는 1회에 1.5L 이하로 흡입하는 것이 안전하다. 최근에는 지방흡입을 위한 전처치와 후처치 기법이 많이 발달해 3~4L까지 흡입하기도 한다. 한편 지방을 흡입할 때 지방과 함께 체액이 빠져나가기 때문에 환자의 몸에 일시적인 대사 변화가 생길 수 있다는 점을 명심해야 한다. 부작용도 생길 수 있다. 대표적인 예가 지방색전증이다. 지방색전증은 지방을 흡입하는 관이 수술 부위를 지나면서 혈관을 손상시키고, 운이 나쁘게도 이곳을 통해 지방 알갱이가 혈관으로 들어가 심장이나 폐 같은 중요한 장기의 혈관을 막는 현상을 말한다.

자신이 켈로이드 체질인지도 잘 알아봐야 한다. 우리 몸은 상처가 생기면 이를 정상적으로 아물게 하는 치유 작용을 시작하는데, 일단 새로운 조직이 상처 부위를 덮는 상피화단계가 시작되고 이후 콜라겐이 생성되며 충분히 아무는 증식단계가 이어진다. 이 과정을 거치면 피부에는 그 흔적

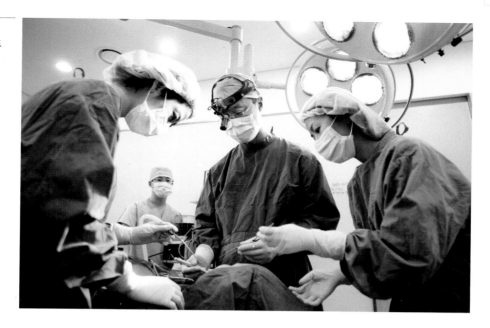

성형수술을 결심할 때는 과다출혈, 혈전, 켈로이드 체질 등 위험 요소들을 고려해야 한다.

이 남는데, 이를 대개 흉터 또는 반흔(scar)이라 부른다.

그런데 상처가 다 아문 뒤에도 콜라겐 생성이 멈추지 않고 계속해서 생성되는 경우가 있다. 그러면 보통의 흉터보다 두꺼워 보기 싫게 튀어 올라오고 색깔도 주변의 정상 조직보다 빨간 흉이 생긴다. 가려움이나 통증이 따르기도 한다. 이를 비후성반흔 또는 켈로이드(keloid)라고 부른다.

이 중 비후성반흔은 다친 뒤 6~18개월이 지나면 대부분 줄어든다. 반면 켈로이드는 줄어들기는커녕 오히려 정상 피부에 침범하기도 한다. 켈로이드는 귀걸이를 하기 위해 귓불에 피어싱을 했을 때, 가슴 부위의 여드름 제거수술을 받았을 때, 또 심장이나 복부 수술을 받은 뒤 피부에 생길 수 있다.

이는 피부의 긴장 정도와 관련이 있다. 대개 콜라겐은 흉골부(쇄골이 만나는 목 가운데에서 명치 사이)나 어깨 같은 피부 긴장이 심한 부위에서 많이 만들어진다. 그런데 켈로이드는 병적으로 생기는 것이어서 피부긴장이 거의 없는 귓불이나 복부에 생기는 경우가 많다.

안타깝게도 아직까지는 켈로이드를 치료할 명확한 방법이 없다. 수술을 할 수 있지만 환자에 따라서는 수술 뒤 오히려 켈로이드가 더 커지기도 한다. 이 경우에는 증상을 완화시키기 위해 흉이 진 부위를 압박하고 스테로이드 주사를 맞거나 약을 복용하는 수밖에 없다. 사실 의사도 외상으로 같은 상황이 되기 전에는 정작 본인이 켈로이드 체질인지 아닌지 알기 힘들다. 그래서 수술 전에는 환자에게 이런 가능성을 충분히 설명해줘야 한다.

성전환수술은 성 주체성에 문제가 있는 환자를 치료하는 방법이다. 드라마에서는 성전환수술을 매우 위험한 수술로 묘사하고 있지만 사실 생명을 위협할 정도는 아니다. 남자의 경우 성전환수술은 생식기에 외상을 입거나 사고로 거세당한 환자를 치료하기 위해 발전했고, 여자의 경우 선천적으로 질폐쇄증이 있는 환자의 재건치료에서 시작됐다.

드라마에서처럼 의사들이 성전환수술을 꺼리는 것은 사실이다. 물론 남녀 한몸증 환자나 염색체상 성이 불분명한 환자는 성전환수술을 받는 것이 좋다. 지난해 7월 국내에서도 성염색체상 여성이지만 남성의 생리구조를 지니는 반음양증을 앓던 한 살짜리 '중성' 아기가 성전환수술을 받은 뒤 남성으로서 삶을 시작했다.

하지만 정상 염색체를 가진 사람이 성전환수술을 원할 때는 수술보다는 일차적으로 정신과 치료를 받는 편이 좋다. 사회적, 윤리적, 종교적 문제도 있거니와 한 번의 수술이 환자에게 돌이킬 수 없는 결과를 가져오기 때문이다. 정신과 치료로 잘못된 성 주체성이 바뀔 수도 있고, 수술 후 신체 변화로 인해 겪을 수 있는 정체성의 혼란이나 예상치 못한 주위 사람들의 반응에 적절히 대처할 수 있다.

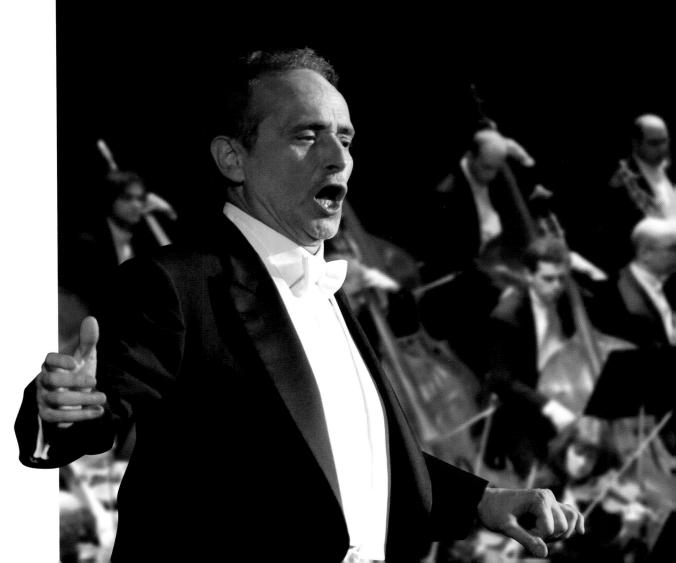

성형

목소리 성형시대

목소리도 매력으로
다가오는 개성시대

어떻게 말을 할까 고민하는 사람은 많지만 목소리 자체를 고민을 하는 사람은 드물다. 하지만 커뮤니케이션에서 목소리가 차지하는 비중은 생각보다 크다. 미국 사회심리학자 앨버트 메라비언의 저서 '메시지의 전달 요소'에 따르면 면접이나 소개팅 같은 첫 만남에서 사람을 판단하는 첫 번째 기준은 '목소리'다.

미국의 사회심리학자 메라비언의 조사 결과에 따르면 목소리가 사람의 첫인상을 결정한다는 의견이 38%인 것에 비해 표정과 태도는 각각 35%와 20%, 대화 내용은 겨우 8%를 차지했다. 특히 전화에서는 목소리의 중요도가 82%까지 올라간다. 남들에게 호감을 얻으려면 거울을 들여다보는 횟수 이상으로 목소리에 대해 신경 쓸 필요가 있다는 뜻이다.

쌍꺼풀, 콧대, 턱선을 성형하는 미용 성형을 넘어 최근에는 목소리 성형에 대한 관심이 늘고 있다. 예전에는 쉰 목소리가 질환에서 비롯된다는 생각을 못하고 방치하는 경우가 많았지만 지금은 목소리 건강을 위해 치료를 받는 사람이 많다. 탁한 목소리가 콤플렉스인 사람이나 성전환수술 뒤 외모와 정반대인 목소리 때문에 고민인 사람들은 목소리 성형으로 자신이 원하는 목소리를 가질 수 있다.

일반인뿐만 아니라 목소리를 많이 사용하는 직업을 가진 사람들도 목소리 성형을 하는 경우가 많다. 갑상선 암이 전이돼 성대 신경을 잘라 목소리를 잃었던 테너 배재철 씨는 성대 복원 수술을 받고 무대에 다시 섰다. 또 허스키한 목소리가 매력이었던 가수 백지영 씨는 성대 결절을 없앤 뒤 'loving you'란 곡의 고음을 부를 정도로 목소리가 맑아지고 높아졌다. 잃어버린 목소리를 되찾거나 목소리를 더욱 아름답게 만드는 '목소리 성형시대'가 열린 것일까?

목소리 성형은 '성대의 모양'을 바꾸는 수술을 말한다. 하지만 목소리 성형은 아무 문제없는 목소리를 본인이 원하는 전혀 다른 목소리로 바꾼

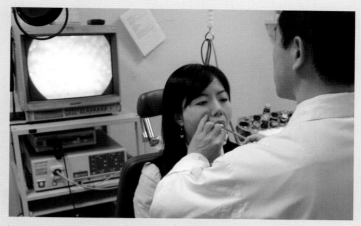

탁한 목소리는 성대질환에서 비롯됐을 가능성이 높기 때문에 치료가 필요하다.

다는 의미는 아니다. 인하대학교병원 이비인후과 음성클리닉 김영모 교수는 "목소리 성형은 사고나 질환으로 성대에 문제가 생겼거나 자기 성별과 어울리지 않는 목소리를 내는 사람에게 정상적인 목소리를 찾아주는 일"이라고 설명했다.

트렌스젠더나 호르몬 작용 이상으로 다른 성별의 목소리를 내는 사람은 '성전환 음성 성형'으로 외모에 맞는 목소리를 가질 수 있다. 남성은 여성보다 성대가 길고 두껍기 때문에 여성보다 굵고 낮은 목소리를 낸다. 마치 길고 두꺼운 플루트가 짧고 얇은 피콜로보다 음역대가 한 옥타브 낮은 원리와 같다. 따라서 남성은 성대를 잘라 짧고 가늘게 바꾸면 톤이 높은 여성 목소리가 나오고, 반대로 여성은 성대 근육에 보형물을 주입해 성대를 굵게 하면 남성처럼 낮고 굵은 목소리가 나온다.

성대 질환으로 목소리가 거칠게 나는 경우에도 목소리를 성형할 수 있다. 예를 들어 어려서부터 쉰 목소리를 내는 사람은 성대에 상처가 주름같이 패인 성대구증에 걸렸을 가능성이 있는데 자가 지방이나 콜라겐을 주입해 주름을 메울 수 있다. 그 밖에 교통사고로 성대가 찢어지거나 마비가 된 경우, 성대 노화로 성대 근육이 약해진 경우에도 성형으로 목소리를 어느 정도 회복할 수 있다.

평소 성대가 건강하던 사람도 노래방에서 무리하게 소리를 지르거나 후두염에 걸리면 성대 질환이 생길 수 있다. 목소리가 쉬는 원인으로 가장 흔한 질환이 '성대 결절'이다. 성대결절은 성대에 굳은살이 생기는 질환으로 말할 때 성대가 제대로 닫히지 않아 탁한 목소리가 나온다.

수술로 굳은살을 제거하면 성대가 자유롭게 열리고 닫혀 깨끗한 목소리를 되찾을 수 있다. 성대 결절이 생기면 목소리는 탁해져도 결절 자체에 통증이 없기 때문에 가볍게 넘기기 쉽다. 하지만 전문가들은 2차적으로 다른 성대 질환을 일으킬 수 있기 때문에 치료를 해야 한다고 충고한다.

목소리 성형시대

목소리 운동으로 자신의 목소리를 찾자

목소리의 생성 과정

목소리는 단음처럼 들리지만 사실은 여러 악기가 만드는 오케스트라 화음이다. 발성기관에는 '발생기' '진동기' '공명기' '발음기'가 있다.

허파 속 공기는 후두 안에 있는 성대에 도착하는데(❶), 성대는 말할 때는 닫히고 숨 쉴 때는 열린다. 성대가 여닫히면서 음이 만들어지는데(❷) 공기가 입 안, 콧속 같은 빈 공간을 울리면서 증폭하고 섞여 배음을 이룬다(❸). 보통 4~6개 배음이 섞여 개인마다 독특한 음색을 만든다. 이 음색의 소리가 입술을 통과하며 언어로 표현된다(❹). 같은 현악기라도 바이올린과 첼로, 콘트라베이스의 음색이 다르듯 목소리도 발성 기관의 생김새에 따라 다르다. 사람마다 후두와 성대의 위치와 모양이 다르고 발성에 관여하는 근육 400여 개를 움직이는 습관도 달라 각기 다른 목소리를 낸다.

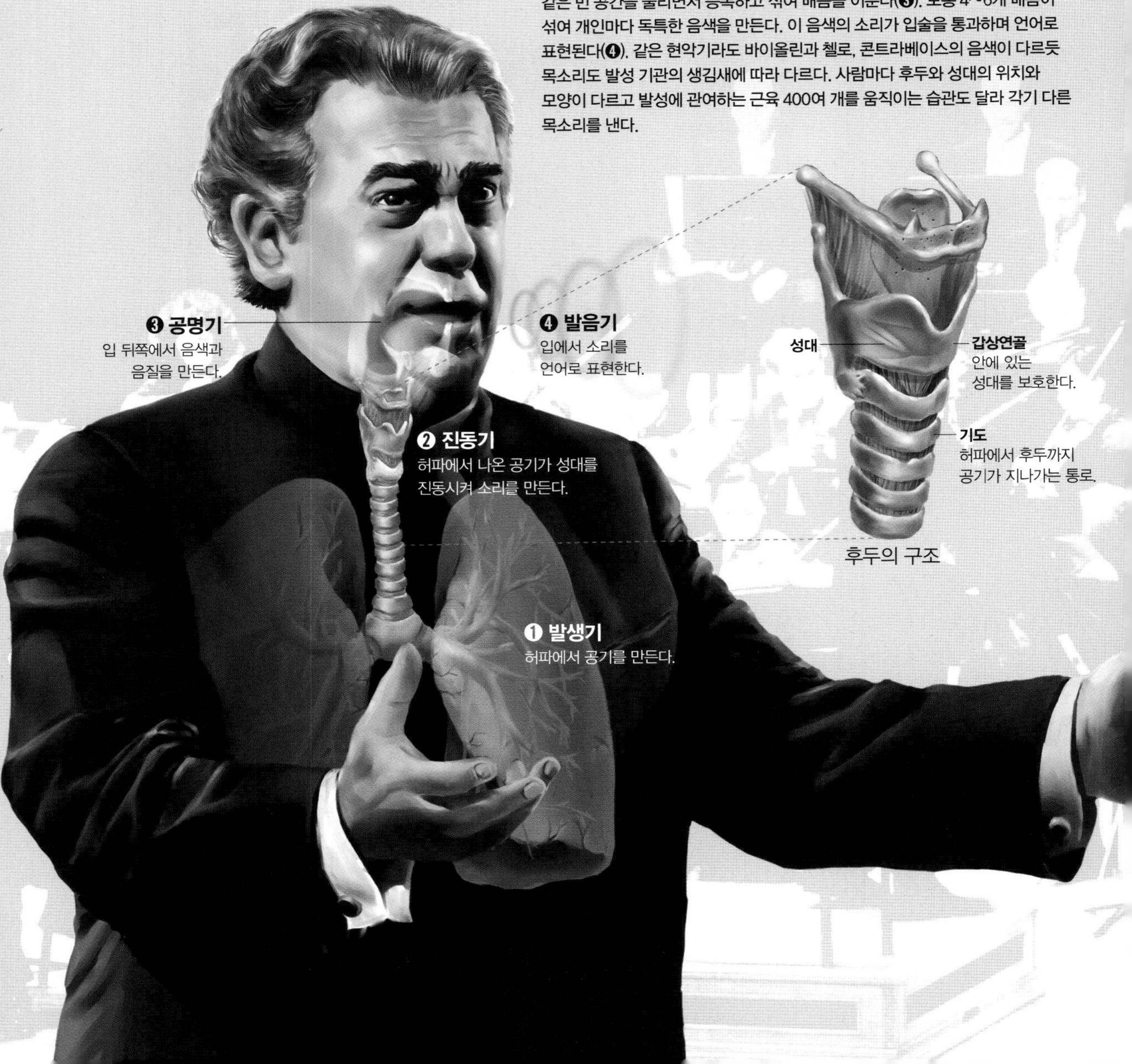

❸ 공명기
입 뒤쪽에서 음색과 음질을 만든다.

❹ 발음기
입에서 소리를 언어로 표현한다.

성대

갑상연골
안에 있는 성대를 보호한다.

기도
허파에서 후두까지 공기가 지나가는 통로.

❷ 진동기
허파에서 나온 공기가 성대를 진동시켜 소리를 만든다.

후두의 구조

❶ 발생기
허파에서 공기를 만든다.

아름다운 목소리란 자신의 발성 기관에서 가장 편안하고 풍부하게 나오는 소리다. 하지만 목소리 질이 나쁘다고 모두 수술할 필요는 없다. 질이 나쁜 목소리는 특별한 성대 질환이 없이 잘못된 발성 습관에서 비롯되는 경우도 많다. 자신에게 알맞은 목소리를 찾기 위해서는 '발성 훈련'이 필요하다. 심각한 성대 질환이나 성전환으로 목소리 성형이 불가피한 경우를 제외하고 '발성 훈련'으로 자기 목소리를 찾을 수 있다.

김 교수는 "어려서부터 쉰 목소리를 내는 사람은 자기 목소리가 특이할 뿐이라고 생각하지만 사실은 선천적인 성대 질환이 있거나 습관적으로 잘못된 발성을 하고 있는 것"이라고 설명했다. 특히 잘못된 발성 습관으로 목소리가 쉰 사람은 별다른 통증이 없어 심각하게 느끼지 않지만 그냥 놔두면 성대 질환으로 이어질 수 있기 때문에 발성 습관을 교정하는 훈련이 필요하다.

'자기 목소리'를 찾는 방법은 무엇일까? 자기가 낼 수 있는 최저음에서 1~2도 정도 높은 음이 '자기 목소리'로 말하기도 편하고 듣기에도 부담이 없다. 일반적으로 사람이 낼 수 있는 목소리 높낮이 범위는 남성이 100~150Hz, 여성이 200~250Hz다. 100Hz는 성대가 1초에 100번 진동한다는 뜻이다. 예를 들어 최저음이 '라(100Hz)'음인 사람은 '시'(123Hz)나 '도'(132Hz) 높이에서 말하기가 편하고, 듣는 사람에게도 깨끗하고 안정적인 목소리로 들린다.

잘못된 발성 습관을 지닌 사람들은 공통적으로 등이 굽어있고 턱이 앞으로 나온 나쁜 자세를 하고 있는 경우가 많다. 나쁜 자세는 잘못된 호흡 방법을 유도해 말의 속도나 음량을 불안정하게 만든다. 김 교수는 "건강한 목소리는 바른 자세에서 나온다"며 "어깨와 가슴을 펴고 턱을 내린 바른 자세에서 복식 호흡으로 발성 훈련을 해야 한다"고 조언했다. 복식 호흡을 하면 숨을 깊이 쉬는 편안한 자세가 되기 때문이다.

발성 훈련은 자기 목소리에 익숙해지는 연습으

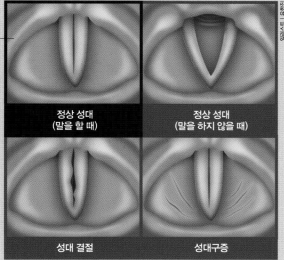

성대인대
성대를 여닫아 진동을 일으켜 소리를 만든다.

| 정상 성대 (말을 할 때) | 정상 성대 (말을 하지 않을 때) |
| 성대 결절 | 성대구증 |

정상 성대와 성대 질환이 있는 성대의 모습
성대 결절이 생기면 말을 할 때 성대가 완전히 닫히지 않아 바람이 새는 듯한 소리가 난다. 성대구증은 성대 주변에 주름이 패여 성대가 제대로 진동하지 못해 목소리가 거칠어진다.

로, 성대에 무리가 가지 않는 2시간 정도가 적당하다. 처음부터 목에 힘을 줘 크게 소리를 지르면 안 되고, 소리를 배에서부터 서서히 끌어올려 머릿속에서 공명시켜 내보낸다는 느낌으로 연습한다.

헬스를 하면 근육이 단단해지고 몸이 건강해지듯이 발성 훈련을 하면 성대 근육이 단련되기 때문에 목이 쉽게 피로해지지 않는다. 미지근한 물을 자주 마셔 성대를 촉촉하게 유지하는 일도 중요하다.

김 교수는 "꾸준한 운동이 지방흡입술보다 다이어트에 더 탁월한 효과를 주듯이 목소리도 꾸준한 운동으로 예쁘게 만들 수 있다"며 "인위적인 수술보다는 자신만의 아름다운 목소리를 찾는 일이 중요하다"고 말했다.

서편제 명창은 성대결절?

영화 '서편제'에서 명창이 꿈인 여주인공은 '피나는 노력' 끝에 득음을 한다. 실제로 명창들은 득음을 위해 일부러 '목을 버린다'. 예송이비인후과 음성센터 김형태 원장은 명창들을 '성대 결절의 혜택을 받은 사람들'이라고 표현한다. 일반 성대 결절은 굳은살 모양이 제멋대로 잡히기 때문에 성대가 닫히지 않고 틈이 생겨 바람 새는 소리가 난다. 하지만 득음한 사람은 성대 한 쪽엔 굳은살이, 반대쪽엔 모양이 똑같은 홈이 생긴다. 즉 명창은 굳은살과 홈이 퍼즐처럼 정확하게 맞아 성대가 완전히 닫히기 때문에 목이 쉬더라도 청명한 소리가 난다.

● 얼짱 몸짱 마법의 주사는 없다?!

PCC 시술과 쁘띠성형

지금까지 '지방파괴 주사', '살 빼는 주사', '마법의 주사'로 알려져 있는 PPC 시술은 몸에 칼을 대지 않는 간편한 시술이며 단기간에 효과를 볼 수 있다는 점이 부각됐다. 머라이어 캐리, 브리트니 스피어스 같은 스타들도 PPC 시술로 다이어트에 성공했다는 소식이 전해지면서 큰 인기를 끌었다. 국내에도 2008년 PPC 시술이 도입되면서 연예인뿐 아니라 일반인 중에서도 효과를 본 사례가 많았다.

PPC는 콩에서 추출한 세포막의 구성 성분인 포스파티딜콜린과 담즙의 구성성분인 데옥시콜레이트의 혼합물이다. 포스파티딜콜린은 지방세포를 녹여 땀이나 소변으로 배출시킨다. 데옥시콜레이트는 포스파티딜콜린이 주사용액에 잘 녹도록 돕는다. 두 물질은 지방세포를 줄이거나 없애는 데 서로 시너지 효과를 낸다. 특히 국소 부위의 군살을 없애는 데 효과적이라고 알려져 있다.

그런데 2010년 12월 식품의약품안전청(이하 식약청)은 PPC를 비만 치료용으로 사용하는 것을 자제하라고 발표했다. 한때 PPC 시술에 적극적이었던 유명 피부과와 성형외과들은 대부분 PPC 시술을 중지한 상태다. 또 PPC 시술을 조장하는 칼럼을 쏟아내던 병원이나 전문의의 홈페이

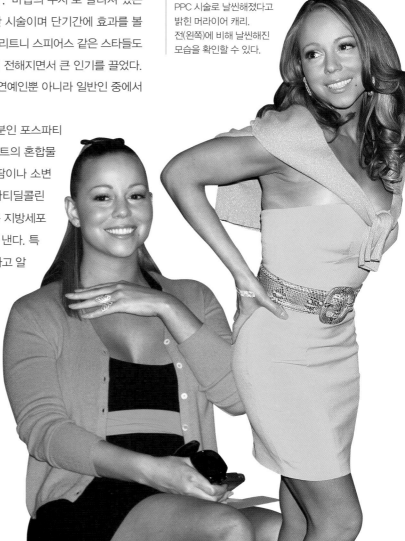

PPC 시술로 날씬해졌다고 밝힌 머라이어 캐리. 전(왼쪽)에 비해 날씬해진 모습을 확인할 수 있다.

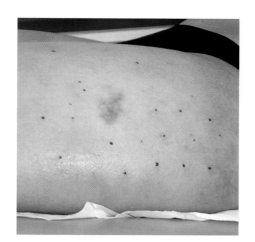

부작용 없이 간편하게 살을 뺄 수 있다고 알려져 있는 PPC시술은 사실 심각한 부작용을 유발할 수 있다. 주사 부위가 붉어지거나 부어오르고, 심하면 염증을 일으키기도 한다.

지에 들어가도, 언제 그랬냐는 듯이 흔적을 찾아보기가 어려워졌다.

PPC는 1959년 독일에서 간 질환 치료제로 허가받았다. 간 경변 말기 혼수상태에 빠진 환자에게 PPC를 투여하면 혈액 내 지방을 없애 혈관이 막히는 것을 방지할 수 있다. 1988년 이탈리아에서 열린 국제 메조테라피 학회에서는 PPC가 피하지방을 파괴하는 효과가 있음이 처음으로 발표됐다. 1995년부터는 본격적으로 군살을 없애는 용도로 사용되기 시작했다. 2006년쯤에는 브라질과 미국, 유럽에서 살 빼는 주사로 인기를 끌었다. 국내에서도 2008년 이후부터 성행했다.

그런데 2010년 4월 미국식품의약청(FDA)은 PPC 시술을 성형 용도로 사용하지 말라고 경고했다. 지금까지 지방을 없애는 용도로 PPC를 비롯해 어떠한 주사제도 승인한 적이 없으며, PPC의 지방 제거 효과에 대한 과학적인 연구 결과가 없다는 게 이유였다. 실제로 PPC 시술을 받고 부작용을 겪는 사람들이 많이 나타났다. 주사를 맞은 부위가 붉어지고 부풀어 오르거나 가렵고 심하면 피멍이나 염증도 일어났다. 피부가 죽어 다시 살리기 어려워진 경우(괴사)도 있었다. 하지만 이런 사람들 중 상당수가 시술 전에 병원에서 PPC 시술의 부작용에 대해 설명을 듣지 못했다고 한다.

서울대학교 의과대학 성형외과학교실 최태현 교수는 "의학적으로 허가받지 않았다는 것은 어떤 부작용이 나타나는지 알 수 없다는 이야기"라면서 "그래서 의과대학이 있는 종합병원에서는 그동안 PPC 시술을 하지 않았다"고 설명했다. 검증되지 않은 시술이 유행하는 것을 틈타 한 몫 잡으려는 일부 병원과 살을 쉽게 빼려는 사람들의 욕심이 PPC 주사를 마법의 주사로 둔갑시킨 셈이다.

PPC가 군살을 제거하는 방식에도 문제가 있다. 최 교수는 "지방세포만 없앤다고 알려져 있지만, 사실은 지방세포뿐 아니라 그 주변의 혈관과 근육까지 파괴한다"고 말했다. 염증이 생기거나 피부가 괴사할 위험이 있는 걸 알고도 무모하게 주입해왔다는 얘기다.

PPC 시술이 의학적으로 검증된 바 없는데도 왜 일각에서는 마법의 주사처럼 광고했을까? 또 부작용이 있다는 것을 알면서도 여전히 많은 이들이 PPC를 찾는 이유는 무엇일까? 수술에 비해 간편하고 안전해 보이는데다, 식이요법이나 운동만큼 수고 들이지 않고도 더 빨리 날씬해질 수 있다는 유혹 때문이다. 다이어트뿐이 아니다. 요즘에는 주사 몇 대 만으로 더 빠르고 더 자연스럽게 예뻐지는 시술, 일명 '쁘띠성형'이 인기다. 가장 많이 이뤄지는 것이 보톡스와 필러 주입이다.

보톡스는 부패된 음식에서 검출되는 혐기성 세균인 클로스트리디움 보툴리눔(Clostridium Botulinum)이 만드는 신경독소(보툴리눔 톡신)를 정제해 만든다. 국내에서는 보툴리눔 톡신이라는 명칭대신 미국 앨러간사에서 만든 제품명 보톡스를 일반적으로 쓴다.

보톡스는 운동신경과 근히알루론산육이 만나는 곳에서 근육의 수축을 일으키는 신경전달물질(아세틸콜린)이 분비되는 것을 막는다. 근육이 움직이지 못하면 점점 퇴화해 두께가 얇아진다. 턱 부위에 보톡스를 주사하면 턱을 갸름하게 만들 수 있다. 주름을 만드는 근육에 보톡스를 주사하면 근육이 자유롭게 움직이지 못해 주름이 더이상 생기지 않는다. 성형 목적 외에도 눈을 지나치게 깜빡거리는 안검경련, 근육을 심하게 떠는 소아마비를 치료할 때도 보톡스를 쓸 수 있다.

필러는 보톡스와는 조금 다르다. 주름이 깊게 지거나 움푹 파인 상처의 피부에 콜라겐 같은 물질을 넣으면 푹 꺼져 있던 부위가 위로 솟아 평평해진다. 납작한 이마를 도톰하게 만들거나 볼을 통통하게 만들 수 있다.

보톡스와 필러가 PPC 시술과 다른 점은 의학적으로 효과를 입증하는 연구 결과가 이미 많이 나왔으며 의료 목적으로 사용하도록 허가받았다는 것이다. 그래서 성형외과 전문의들은 보톡스와 필러 시술에는 부작용이 거의 없다고 말한다. 또 부작용이 생기더라도 일정 시간이 지나면 효과가 사라져 원래 상태로 회복된다.

● 얼짱 몸짱 마법의 주사는 없다?

보톡스와 필러

현재 성형외과에서 사용하고 있는 필러의 재료는 콜라겐이나 히알루론산처럼 조직에 들러붙어 움직이지 않으며 염증 같은 면역반응을 일으키지 않는다는 것을 입증해 FDA 등에서 허가받은 것들이다. 물론 이론상으로 피부에 주입하기가 쉽고 외관상 자연스럽게 보이며 시술 후에 아프지 않다. 가톨릭대학교 부천성모병원 성형외과 전영준 교수는 "필러는 오래 지속되는 것보다는 3~6개월 만에 몸속으로 흡수되는 재료가 적절하다"고 설명했다. 콧대를 높이기 위해 주입한 필러를 예로 들면, 처음에 넣었을 때는 오똑한 콧

히알루론산이 조직에 들러붙은 사진.
히알루론산은 단백질과 다당류의 결합체이며 주로 동물의 관절이나 연골, 피부, 제대 등에 들어 있다. 다량의 물과 결합하면 겔을 만드는 성질이 있어 관절을 부드럽게 하거나 피부를 유연하게 만든다. 결합조직이 손상되면 이를 재생시키기 위해 히알루론산 합성이 일시적으로 증가한다.

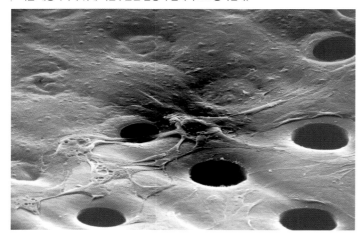

날을 만들기 위해 원래 조직에 붙어 있어야 하지만 시간이 지나면 점차 흡수돼 소변으로 배출돼야 한다. 그래서 필러는 원래 몸속에 존재하는 물질이거나 뱃살, 허벅지 등 자기가 갖고 있는 지방을 추출해 사용한다. 전 교수는 "최근 지방줄기세포를 이용한 필러 시술도 있다"며 "아직 연구 단계일 뿐이며 허가는 나지 않았다"고 말했다.

보톡스나 필러가 부작용이 적은 것은 사실이다. 하지만 이러한 쁘띠성형을 받고 심각한 부작용에 시달리는 사례를 언론에서 흔히 볼 수 있다. 지나친 욕심으로 과도한 양을 넣은 경우다.

예를 들어 미간이나 이마의 주름을 펴는 데 보톡스를 과도하게 주입하면 약물이 눈 근육까지 퍼지면서 마비시킨다. 눈꺼풀을 자유롭게 움직이지 못해 눈을 뜨고 있기가 힘들어진다. 하지만 3~4개월이 지나면 효과가 사라져 다시 원상태로 돌아오기 때문에 생명에 지장을 줄 정도는 아니다. 전문의들은 "보톡스가 인체에 해를 끼치려면 몸무게 70kg인 성인을 기준으로 한 번에 5병 이상 주입해야 한다"고 설명했다. 보톡스 1병에 든 양을 100으로 봤을 때 시술에 사용하는 양은 20~30 밖에 되지 않는다. 필러도 지나치게 넣으

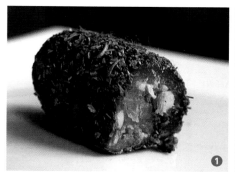

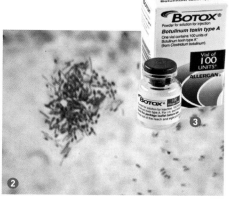

상한 고기(❶)처럼 부패한 음식에서 검출되는 혐기성 세균, 클로스트리디움 보툴리눔(❷). 미국 앨러간사는 이 세균이 만든 신경독소로 주름을 펴는 약품인 보톡스(❸)를 만들었다.

면 외관상 부자연스러워지지만 일정 시간이 지나면 흡수돼 큰 위험이 따르지 않는다.

보톡스나 필러를 넣고 부작용을 겪는 가장 큰 이유는 가격을 낮추기 위해 불법 시술을 받기 때문이다. 최근 강북삼성병원 성형외과 장충현 교수팀이 2003~2008년 동안 필러 시술 부작용으로 내원한 120명을 분석한 결과, 불법 시술을 받은 사람이 76.7%였다고 밝혔다.

의료용으로 사용하는 보톡스와 필러 재료는 전문의만 구입할 수 있고 가격이 비싸다. 무허가업자들이 사용하는 재료는 대개 화장품이나 연고의 원료인 바셀린이나 초를 만드는 파라핀등이다.

주입한 부위에 염증을 일으키기 때문에 제때 제거수술을 하지 않으면 피부가 썩을 수도 있다.

최 교수는 "자기가 가진 콤플렉스를 극복하고 싶다면 전문의와 상담을 해야 한다"면서도 "한 번 성형시술을 시작하면 몇 개월마다 꾸준히 받아야 하고, 예뻐지고 싶다는 욕망이 점점 커져 오히려 부자연스러운 얼굴이 될 수 있다"고 경고했다.

간혹 텔레비전에서도 웃음소리가 들리는데 눈과 입 꼬리가 전혀 변하지 않거나, 코가 미간이 아닌 이마 한가운데에서 솟기 시작하는 몇몇 사람들을 볼 수 있다. 나이를 알 수 없을 만큼 주름 하나 없이 탱탱한 얼굴, 이마와 코가 인위적으로 높이 솟은 얼굴을 과연 아름답다고 말할 수 있을까? 현명한 사람이라면 나이가 들수록 화난 표정보다 웃는 표정을 만드는 주름이 더 많이 생기도록 고민할 것이다.

필러가 주름을 없애는 원리

시술 전
골이 깊어진 주름은 보톡스를 투입해도 완전히 펴지지 않는다. 주름 골이 깊은 부위에는 콜라겐 같은 물질을 진피 층에 넣는다. 코를 오똑하게 또는 이마와 입술을 도톰하게 만들 때에도 필러를 주입한다.

필러를 주입하는 대표적인 부위

시술 후
피부 속으로 콜라겐이 들어가면 부피가 커지면서 쭈그러져 있던 피부가 팽팽해지거나 위로 솟는다.

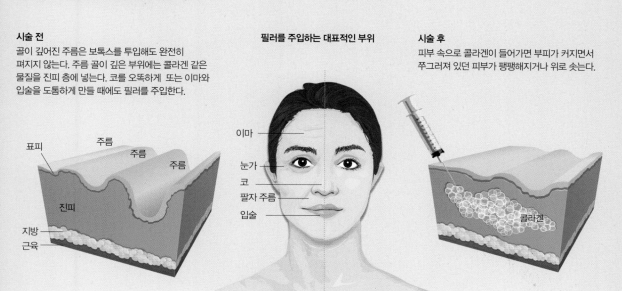

표피 / 주름 / 주름 / 주름 / 진피 / 지방 / 근육

이마 / 눈가 / 코 / 팔자 주름 / 입술

콜라겐

1. 행복한 '세로토닌형 앞머리'

건강한 정신에 깃드는 행복한 삶

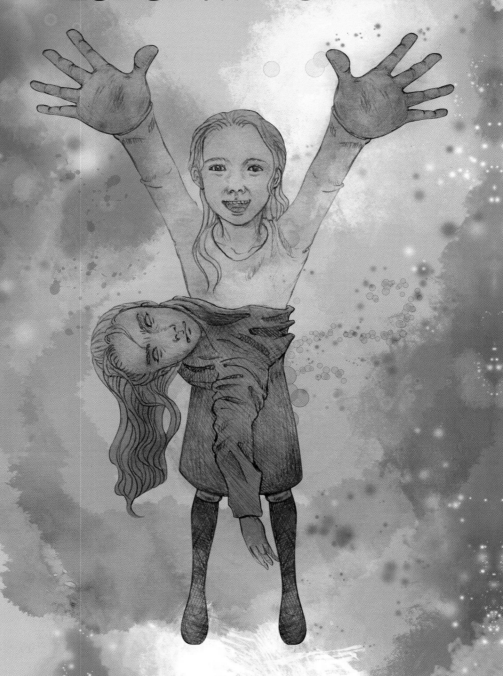

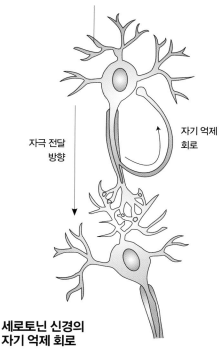

**세로토닌 신경의
자기 억제 회로**

세로토닌 신경은 시냅스에 방출된
세로토닌의 양이 지나치게 많으면 원래
방출한 신경 세포로 다시 흡수한다.
세로토닌 분비량을 일정하게 조절해
평상심을 유지시켜 준다.

세로토닌 분비하는
신경 세포

자극 전달
방향

자기 억제
회로

깜깜한 밤. 무심코 창문 밖을 내다보기 싫다는 생각이 든 적이 있는가. 고층 아파트에 사는데 누군가가 창을 두드린다는 식상한 공포 이야기 때문이 아니라 혹시 힘없이 떨어지는 사람을 목격할지도 모른다는 이유 때문에 말이다. '최고의 자살 국가'라는 오명을 쓴 한국에서는 하루 평균 35명이 자살한다. 통계개발원이 한국사회과학자료원에 의뢰해 만든 '2009 한국의 사회동향' 보고서에 나오는 내용이다. 40분에 1명씩 스스로 목숨을 끊는 셈이다.

언론에서는 자살률이 증가하는 이유로 물질만능주의에 젖은 사회 분위기와 좁혀지지 않는 빈부 격차를 꼽는다. 하지만 똑같이 어려운 환경에서 즐겁고 행복하게 사는 사람이 있는가 하면, 깜깜한 세상 속으로 몸을 내던지는 안타까운 영혼이 있다. 또 복지 제도가 잘 되어 있는 북유럽 국가에서도 자살률이 높은 사실을 볼 때 어려운 경제만이 사람을 자살로 몰고 가는 것은 아니다. 정신과 전문의들은 "다른 이에 비해 삶에 대한 의지가 약하고, 충동에 쉽게 빠지기 때문"이라고 입을 모았다. "죽으면 고통이 다 사라져 편안해질 것이라는 그릇된 생각 때문"이라는 전문가도 있다. 급증하는 자살률을 낮추고 사회 구성원 모두가 행복한 삶을 살 수 있으려면, 건강한 정신을 유지해야 한다는 뜻이다.

환절기엔 감기에 걸리지 않도록 몸을 청결히 하고 비타민을 충분히 섭취한다. 마찬가지로 정신 건강을 지키려면 정신이 아프지 않도록 예방해야 한다. 지나친 경쟁사회에서 자신의 주관과 자존감, 긍정적인 마음을 지켜야 한다.

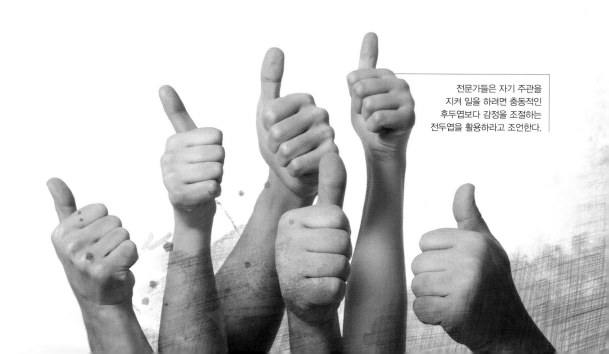

전문가들은 자기 주관을
지켜 일을 하려면 충동적인
후두엽보다 감정을 조절하는
전두엽을 활용하라고 조언한다.

● 1. 행복한 '세로토닌형 앞머리'

건강한 정신에 깃드는 행복한 삶

나덕렬 삼성서울병원 신경과 교수는 "'앞머리'를 사용하라"고 조언한다. "현대인이 생각하기를 귀찮아하고 충동적으로 일을 처리하는 이유는 '앞머리'를 점점 쓰지 않기 때문"이라고 주장했다. 뇌의 앞부분에 해당하는 전두엽은 판단력과 집중력에 관여해 생각을 행동으로 옮기는 기능을 담당한다. 반면 '뒷머리(후두엽)'는 희로애락을 담당해 충동과 욕구를 느낀다. 감정을 조절해 고차원적인 생각과 행동을 하려면 전두엽이 왕성하게 활동해야 한다. 나 교수는 "전두엽을 활용하면 다른 사람의 말에 흔들리지 않고 자기 의지대로 일을 결정하거나 진행할 수 있다"면서 "문제를 해결할 때 나만의 창의적인 방법을 모색하는 것도 좋다"고 말했다. 그는 "신속하고 재미있게 정보를 주는 TV에서 벗어나 신문이나 책을 읽는 시간을 늘리는 것도 전두엽

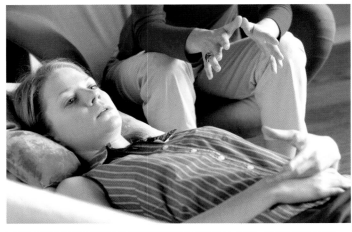

정신 건강에 이상이 생겼을 때 단기간에 가장 큰 효과를 볼 수 있는 방법은 약물 치료다.

을 활용하는 방법"이라고 덧붙였다.

한국자연의학종합연구원장 이시형 박사는 "신경전달물질인 세로토닌을 활용하라"고 충고했다. 세로토닌은 또 다른 신경전달물질인 노르아드레날린과 도파민이 폭주하지 않도록 조절해 평상심을 유지하고 이성적 판단을 하도록 돕는다. 노르아드레날린은 충동적이고 공격적인 성향을 만든다. 강력한 즐거움을 주는 도파민은 그 쾌락 때문에 중독의 위험이 있다. 술이나 환각 성분이 몸에 들어오면 뇌에서는 도파민이 분비되도록 촉진한다. 비정상적인 도파민 분비가 반복되면 뇌는 더 많은 양을 원하게 되고 결국 중독에 이른다. 반면 세로토닌은 편안한 즐거움을 선사한다. 세로토닌 신경에는 자기 억제 회로가 있어 분비량이 지나치게 많을 때는 원래 세포로 다시 흡수해 균형을 맞춘다.

이 박사는 "몸속에서 자연적으로 분비되는 세로토닌은 극소량이지만, 이것을 최대한 활용하면 정신을 행복하게 유지할 수 있다"고 주장했다. 이 박사에 따르면 세로토닌이 활성화된 사람은 경쟁적인 사회에서도 주변에 흔들리지 않는다. 스트레스에서 빨리 벗어나고 충동적인 감정

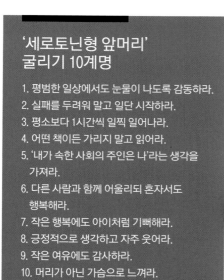

**'세로토닌형 앞머리'
굴리기 10계명**

1. 평범한 일상에서도 눈물이 나도록 감동하라.
2. 실패를 두려워 말고 일단 시작하라.
3. 평소보다 1시간씩 일찍 일어나라.
4. 어떤 책이든 가리지 말고 읽어라.
5. '내가 속한 사회의 주인은 나'라는 생각을
   가져라.
6. 다른 사람과 함께 어울리되 혼자서도
   행복해라.
7. 작은 행복에도 아이처럼 기뻐해라.
8. 긍정적으로 생각하고 자주 웃어라.
9. 작은 여유에도 감사하라.
10. 머리가 아닌 가슴으로 느껴라.

정신과에서는 프로이트의 정신분석학을 토대로 환자가 어떤 인생을 살아왔고, 과거에 어떤 상처가 있었는지 살펴 현재 앓고 있는 질환의 원인을 찾는다.

을 다스리는 데 능숙할 뿐 아니라 긍정적이다.

세로토닌이 활성화되면 전두엽의 기능도 활발해진다. 전두엽을 사용하면 세로토닌도 활성화된다. 세로토닌을 잘 활용하라는 이 박사의 주장과 '앞머리'를 굴리라는 나덕렬 교수의 주장은 일맥상통하는 셈이다. 이시형 박사는 저서 『세로토닌 하라』에서 세로토닌을 효과적으로 활용할

수 있는 방법을 제시했다. 그는 "예술작품을 감상할 때처럼 평범한 일상에서도 감동받고, 눈물이 난다면 펑펑 울라"면서 "주말에는 복잡한 도시를 벗어나 자연을 감상하고 명상하는 취미가 좋다"고 조언했다. 또 "부정적인 생각보다는 긍정적인 생각을 떠올리도록 억지로라도 연습할 필요가 있다"고 덧붙였다. 이 박사는 강원도 홍천에서 자연과 함께 즐기며 심신을 안정시키는 치유의 집 '힐리언스 선(仙)마을'의 촌장이기도 하다.

전두엽
(판단력과 집중력에 관여)

세로토닌 경로

두정엽
(운동중추. 촉각이나 통증 같은 감각신호 처리)

도파민 경로

후두엽
(충동과 욕구를 느낌)

측좌핵
(성취감과 기쁨을 느끼는 부위)

선조체
(흰 신경섬유를 포함하는 회백질 덩어리)

흑질
(중뇌에서 반달 모양의 회색세포 층)

해마
(기억을 저장하고 떠올리는 곳)

측두엽
(청각정보를 처리)

복측피개영역
(쾌락의 중추, 중독과 관련)

솔기핵
(뇌줄기 가운데 있으며 세로토닌 저장)

도파민과 세로토닌이 작용하는 경로
신경전달물질인 도파민과 세로토닌은 뇌에서
작용하는 경로가 다르다. 도파민은 쾌락을 주지만
점점 더 많은 양을 필요로 해 중독될 위험이 있다.
반면 세로토닌은 '긍정적인 즐거움'을 주며 자기
억제 회로가 있어 중독되지 않는다.

2. 웰빙과 웰다잉

'건강한 죽음' 고민하면
정신이 건강하다

웰빙과 함께 웰다잉 즉, '잘 죽는 방법'에 대한 관심도 정신 건강을 지키는 데 중요하다. 웰다잉은 죽음을 철저하게 준비해 갑자기 죽음이 닥치더라도, 삶을 잘 마무리하고 여유 있게 떠나는 것을 말한다. 예전에는 자살을 시도한 경험이 있는 사람을 위한 자살예방·방지프로그램이나 시한부 환자를 위한 호스피스가 전부였다. 지금은 일반 사람도 죽음의 의미와 웰다잉에 대해 알아야 한다는 목소리가 커지고 있다. 자살률이 최고조에 오른 현실은 한국 사회가 죽음을 맞이하는 방식에 문제가 많다는 증거다. 자살만큼이나 심각한 것이 사회에 팽배해 있는 죽음에 대한 오해이기 때문이다. 한림대학교에서 생사학연구소를 이끄는 오진탁 철학과 교수는 "우리 사회에서는 죽음을 이야기하는 것을 금기처럼 여긴다"며 "죽음을 바르게 이해하지 못했기 때문에 자살 같은 어리석은 행위를 저지르는 것"이라고 주장했다. 그는 "자살률을 줄이고 모든 사람이 건강한 정신을 유지하기 위해서는 죽음을 준비하는 교육이 이뤄져야 한다"고 덧붙였다.

일반적인 자살예방·방지센터에서는 상담과 약물을 통해 자살 충동을 느끼는 사람들을 돕고 있다. 자살예방·방지센터를 운영하는 일도 중요하지만 사회적으로 죽는 방식에 대한 문제를 제기하고 바람직한 방향을 찾을 필요가 있다. 오 교수는 "죽음과 자살, 삶에 대한 깊이 있는 통찰로 사회 전반에 퍼져 있는 생명경시풍조와 개인의 심리적인 상처를 치유해야 한다"고 말했다.

정신적 또는 심리적인 문제로 '죽느냐, 사느냐'를 심각하게 고민하고 있다면 정신과 치료를 받아야 한다. 주위 사람의 시선 때문에 정신과 치료를 두려워하는 사람이 많지만 병만 키울 뿐이다. 드라마나 영화에서는 정신질환자를 침대에 묶어두는 장면이 나오지만 극적인 장면을 위한 설정일 뿐, 실제로 정신과 치료는 대부분 약물치료와 상담으로 이뤄진다.

정신과 약에 대해 의심이 들거나 부작용이 걱정된다면 담당 의사와 상의해 문제를 해결하고 적극적으로 치료하려는 자세가 필요하다. 대한신경정신의학회에서는 "뇌신경에 문제가 생겼거나 신경전달물질과 호르몬이 비정상적으로 작용할 때 단기간에 치료할 수 있는 가장 효과적인 방법이 약물치료"라고 밝혔다. 실제로 우울증 환자가 항우울제를 복용하면 2주 안에 수면과 식욕이 회복되고 3~4주 후에는 증상이 거의 사라진다. 상담치료는 오스트리아 정신분석학자 지그문트 프로이트의 정신분석학을 토대로 환자의 사회적 지위와 가정환경, 인생 등을 고려해 진행한다. 정신분석 전문가들은 환자가 어떤 환경에서 자랐고 어떤 경험을 했는지 파악하면 현재 정신질환의 원인과 상처를 치유할 수 있는 방법을 알 수 있다고 주장한다. 하지만 상담치료에도 한계가 있다. 대화만으로 이뤄지기 때문에 내성적인 환자는 생각과 감정, 과거의 상처를 표현하는 데 어려움을 겪는다. '의사가 나를 어떻게 생각할까'하는 우려 때문에 솔직히 말을 하지 못하는 경우도 많다. 그래서 정신과에서는 놀이와 음악, 그림을 매개체로 삼아 환자가 무의식에 감춰진 생각을 자연스럽게 표현할 수 있는 치료 방법도 활용한다. 서울 은평병원 김보람 놀이치료사는 "놀이기구를 가지고 놀면서 의사소통을 하고, 놀이에서 이김으로써 자아존중감을 키울 수 있다"며 "특히 어린이 환자에게 효과가 있다"고 설명했다. 같은 병원의 문지영 음악치료사는 "음악을 연주하거나 직접 작곡해 보고, 다른 사람이 만든 음악을 들으면서 마음의 병을 치료할 수 있다"고 말했다. 미술치료는 주제에 맞게 그림을 그리고 채색을 하는 방식이다. 김양희 미술치료사는 "어린이뿐 아니라 성인도 편하게 참여해 효과가 있다"고 말했다. 미술치료에서는 자신을 이해하고 받아들이며 자존감을 키우기 위해 자화상을 그리거나, 대인관계를 배우기 위해 협동화를 그린다.

2009년 국립서울병원에서는 미술치료가 정신질환을 치료하는 효과가 있음을 알 수 있는 사례를 보고했다. 오랜 정신질환으로 사회에 나가기를 꺼리던 한 30대 남성은 심하게 위축된 탓에 자기표현을 잘 하지 못했다. 그는 자기 집을 그린 뒤

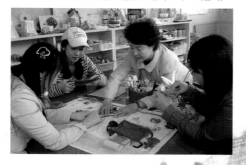

그림으로 심리를 상담하는 사설기관은 환자를 근본적으로 치료하는 것은 아니다. 하지만 환자가 마음 속 깊이 담아둔 이야기를 마음껏 표현하도록 도와준다.

모두가 정신건강하려면 정신과 오해 말아야

정신질환을 초기에 치료할 수 있었는데 시기를 놓쳐 안타까운 결말(자살)에 도달하는 사례가 많다. 발병 초기에 질환을 가볍게 넘겼거나, 주위의 편견 때문에 정신과 치료를 받지 않은 탓이다. 서울 은평병원 민성길 원장은 정신과를 기피하는 이유를 사회 분위기에서 찾았다.

"과연 정신 병력이 평생 따라다닐까요? 정신과 치료를 받았다는 의료보험 기록은 법적으로 공개를 하지 못합니다. 하지만 일부 보험회사에서는 고객이 정신 병력이 있었다고 기록하면 이미 치유됐는데도 가입시키지 않기도 합니다. 정신과 치료를 받았다고 하면 미친 사람으로 생각하는 사회 분위기도 문제입니다. 결국 한국에서는 정신 병력을 남기기 싫어 내원 자체를 거부하는 일이 많죠."

정신과 치료에는 환자 본인의 의지만큼이나 중요한 것이 있다. 환자가 적절한 시기에 치료를 받아 나을 수 있도록 도와주고 위로해주는 사회 분위기다. 그래서 정신과 전문의는 환자의 치료를 위해 필요하다면 가족이나 친구, 동료를 직접 만난다. 특히 청소년 환자를 치료할 때는 담임선생님을 만나야 한다. 선생님이 쉽게 던지는 말에 환자가 큰 충격을 받고 트라우마가 생길 수 있기 때문이다.

또 정신질환도 치유할 수 있음을 잊지 말아야 한다. 본인이나 주변 사람이 정신질환이 있다고 해서 부정적으로 생각할 필요는 없다. 신체에 병이 걸렸을 때 사람에 따라 약을 먹는 기간이나 수술 여부, 완치와 재발 가능성이 다른 것과 마찬가지로, 정신질환도 환자에 따라 치료 방법과 치료받는 기간이 다르다. 3개월 만에 다 낫는 사람도 있고, 수년 동안 치료를 받아야 낫는 사람도 있다.

"다른 사람의 방과 내 방은 그림에서만 떨어져 있는 것이 아니라 실제로 단절돼 있고 거의 왕래가 없다"고 말했다. 그는 말로 표현하지 못했던 과거 경험이나 생각을 그림으로 그려놓고 스스럼없이 설명했다. 병원이 아닌 사설기관도 미술 심리 상담을 하는 곳이 있다. 하지만 말 그대로 상담일 뿐, 치료는 아니다. 정신질환자가 호전된 사례가 있더라도 아직까지 의학적으로 치료 효과가 밝혀진 것은 아니기 때문이다.

결국 정신 건강을 유지하려면 자신의 마음속에 분노와 상처를 담아두지 않고 밖으로 표출해 긍정적이고 밝은 생각을 가져야 한다. 극심한 경쟁사회와 복잡하고 빠르게 돌아가는 일상에서도 가끔 하늘과 자연을 돌아보는 여유를 갖는다면 '마음병'과 자포자기식 유혹으로부터 자유로울 수 있을 것이다.

융합 과학을 위한 과학이슈 하이라이트

이세연(명덕고등학교 교사, 고등학교 과학교과서 집필진)

1 2015 개정 고등학교 과학 교육과정과 융합형 과학 교과서

'2015 개정 과학과 교육과정'의 고등학교 과학은 창의융합형 인재 양성을 목표로 한다. 특히 우주와 생명 그리고 현대 문명과 사회를 이해하는데 필요한 과학 개념을 통합적으로 이해하며 자연을 과학적으로 탐구하는 능력을 기르고, 과학 지식과 기술이 형성되고 발전하는 과정을 이해하는 것이다. 또 자연 현상과 과학 학습에 대한 흥미와 호기심을 기르고 일상생활의 문제를 과학적으로 해결하려는 태도를 함양하며, 과학·기술·사회의 상호 작용을 이해하고, 과학 지식과 탐구 방법을 활용한 합리적 의사 결정을 기른다는 것을 목표로 하고 있다. 이런 목표를 바탕으로 만들어진 것이 7종의 융합형 과학 교과서다.

융합형 과학 교과서는 6개 출판사에서 7종의 교과서가 출판되어 학교에서 사용되고 있다. 그런데 예전의 과학 교과서들과 크게 다른 특징이 하나 있는데, 바로 출판사마다 내용이나 구성에서 조금씩 차이가 있다는 것이다. 이전 교육과정까지는 교과서 검정 시스템에 맞추기 위해 출판사에 관계없이 동일한 내용과 구성으로 교과서가 출판되어야 했지만 교과서 검정 시스템이 '검정'에서 '인정'으로 바뀌면서 출판사마다 조금씩 특징 있는 모습들을 갖출 수 있게 된 것이다. 그 결과 어떤 교과서는 기존 7차 교육과정의 스타일을 많이 담고자 노력하여 실험 및 탐구가 상당부분 포함되어 있고, 또 다른 교과서는 과학 이야기책을 읽어 나가듯이 스토리 중심으로 구성되어 있기도 하다.

하지만 교과서마다의 다른 점이 있음에도 불구하고 융합형 과학 교과서들이 공통적으로 갖는 특징도 있다. 바로 내용의 이해를 돕기 위한 풍부하고 섬세한 그래픽과 자료들이다. 우리나라 교과서 역사에 이런 교과서는 없었다. 다른 것이 있다면, 평가를 위해 공부해야 한다는 생각으로 인해 편안하게 읽어나가지 못한다는 것이다. 하지만 그것은 융합형 과학 교과서가 아닌 다른 교과목하의 어떤 교과서라도 목적에 따라서는 비슷한 상황에 놓일 수 있는 것이다. 결국 교과서를 대하는 학생들의 마음가짐이 달라져야 목표에 맞는 교과서 내용의 전달이 가능한 것이다.

모든 융합형 과학 교과서는 2015 개정 과학 교육과정이 요구하는 내용과 학생들의 평균적인 성취 수준을 고려하여 집필, 제작되었다. 다른 교과목의 교과서도 마찬가지지만 이것은 학생들의 성취 수준에 따라 내용의 이해 정도에 차이가 생길 수 있다는 것을 의미한다. 특히, 기존에 접하지 않던 생소하고 일부는 어려운 내용들이 포함되어 있는 융합형 과학 교과서의 경우 그 정도는 훨씬 크다. 아무리 자세한 설명과 풍부한 그래픽, 구체적인 자료를 함께 담았다 하더라도 한정된 지면이 주는 제약을 극복할 수 있는 방법은 없다. 결국 표현은 집약적일 수밖에 없고 제한된 제작비용의 영향으로 그래픽이나 자료의 양과 질도 한계를 가질 수밖에 없는 것이다.

이로 인한 어려움은 교사와 학생 모두가 똑같이 느끼고 있다. 새로운 내용, 부족하고 정리되지 않은 자료는 교사에게 새로운 교과 내용에 대한 준비에 어려움을 느끼게 한다. 교사들은 교과서의 내용과 밀접한 관계가 있으며 교사의 궁금함과 학생들의 질문에 답할 수 있는 내용들로 채워진 충실한 보조 자료를 찾고 있지만, 적합한 것을 찾기란 쉽지 않은 일이다. 학생들도 마찬가지다. (물론 융합형 과학 교과서를 학습하는 방법의 변화가 필요하지만,) 내용의 이해는 물론 여러 평가를 준비하기 위해 교과서와 수업의 부족한 부분을 보완할 수 있는 보조 자료가 필요하기 때문이다. 하지만 현실은 그렇지 못하다. 교과서 출판사 및 교육청 등에서 여러 가지 학습 보조 자료를 내놓고 있지만 융합형 과학 교과서가 담고 있는 내용을 감안한다면 교사와 학생의 필요를 만족시키기가 어려운 것이 현실이다.

2 다섯 번째 단원 '인류의 건강과 과학 기술'

교육과정에 위치한 다섯 번째 단원은 '인류의 건강과 과학 기술'이다. 이 단원은 융합형 과학 2부의 두 번째 단원이지만, 1부의 1~3단원이 스토리라인으로 이어져 있었던 것과 달리 앞의 4단원이나 뒤의 6단원과는 스토리로 이어져 있지는 않다. 하지만 5단원의 하위 3개 단원은 동일한 스토리라인 상에 놓여 있기 때문에 그 흐름을 잘 따라가야 하고 그러다 보면 생소한 내용일지라도 그 속에서 재미를 느낄 수 있을 것이다. 이 단원은 식량 자원, 과학과 건강 관리, 첨단 과학과 질병 치료라는 3개의 하위 소단원으로 나누어져 있으며 인간의 건강과 질병에 관련된 전반적인 내용들을 간결하면서도 포괄적으로 다루고 있다. 본 단원의 첫 번째 목표는 학생들이 식량 자원 확보를 위한 생물의 다양성 유지와 생산성 증대를 위한 비료, 육종, 유전 공학 기술의 발전을 이해하는 것이다. 이어서 우리가 건강을 유지하고 생장을 하기 위해 필요한 영양소의 종류에는 어떤 것들이 있으며 이것이 어떤 과정을 통해 우리 몸에 필요한 영양소로 쓰이는지를 알고, 더불어 각종 영양소의 결핍으로 인해 생기는 질환과의 관계를 이해함으로서 올바른 식습관에 대해 생각해보게 하는 것이 둘째 목표이다. 또한 다양한 질병의 종류와 면역에 대한 이해를 바탕으로 예방 접종과 소독의 원리를 알고 실생활에서 실천할 수 있는 기본 소양을 갖게 하는 것도 본 단원의 중요한 목표 중 하나이다.

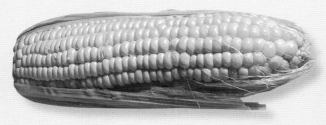

교육과정을 토대로 제작된 7종의 융합형 과학 교과서의 5단원 내용을 좀 더 구체적으로 살펴보자. 첫 소단원 '식량 자원'의 학습을 통해 질소 고정의 의미를 이해하고 이를 통하여 질소비료의 발명과 인류의 식량 증산이 어떤 관계가 있는지를 알게 하고 동시에 육종과 유전 공학 기술에 의한 농작물과 가축의 품질 개량 등이 식량 자원의 양과 질의 향상에 어떻게 기여하였는지를 알게 한다. 하지만 궁극적인 목표는, 인류의 식량 자원 확보를 위해 생물의 다양성을 보존하는 것이 필요한 이유를 알게 하는 것이다.

두 번째 단원 '과학과 건강 관리'는 건강한 몸을 만들고 유지하기 위해 필요한 영양소를 이해하기 위한 단원이다. 이 단원은 크게 영양과 건강, 질병과 면역으로 나눌 수 있는데 앞부분은 우리에게 꼭 필요한 영양소에는 무엇이 있으며 그 중에서 다량 영양소와 미량 영양소는 무엇이고 그것들의 역할을 무엇인지, 부족하면 어떤 문제가 생기는지를 앎을 통해 효과적인 영양소 섭취 방법을 이해하게 했다. 이렇게 흡수한 영양소가 체내에서 흡수되는 과정의 간단한 이해를 통해 영양소의 물질 대사를 알게 하고 영양소 섭취의 불균형이 초래하는 여러 가지 질환을 알며 건강한 몸을 만들고 유지하기 위해 필요한 영양소 섭취에 대한 전반적인 내용을 담고 있다. 영양과 건강에 대한 기본적인 이해가 끝나면 '질병과 면역'으로 이어진다. 질병과 면역에서는 감염성 질환을 일으키는 생물을 병원체라고 부른다는 것을 알고 병원성 세균과 바이러스를 비롯해 병원성 진핵생물, 광우병을 일으키는 프리온 등 질병을 일으키는 병원체의 종류와 특징을 살펴보게 된다. 이어서 이러한 병원체로부터 우리 몸을 보호하는 면역 과정을 이해하고 이를 바탕으로 소독과 세제의 사용은 물론 예방 접종의 원리와 필요성을 다루고 있다.

마지막 세 번째 단원 '첨단 과학과 질병 치료'에서는 질병을 진단하는 과정에 활용되는 다양한 물리적 진단 장치와 혈액 검사 등의 화학적 진단의 기초적인 원리를 알게 한다. 이를 바탕으로 진단의 종류 뿐 아니라, 진단을 통해 여러 가지 질병을 조기에 찾아 치료할 수 있다는 것이 어떤 의미를 갖는지를 충분히 이해하고 이를 바탕으로 생활 속에서 진단을 실천할 수 있는 자세를 갖게 하고자 한다. 이어서 자연계로부터 얻은 물질은 천연 의약품으로 사용될 뿐 아니라, 이를 응용하여 아스피린과 같은 합성 의약품을 만든다는 것을 알게 한다. 이때 아스피린 등이 질병의 치료에 이용되는 사례를 통해 합성 의약품의 중요성과 관련지어 약리작용을 나타내는 물질의 원천으로서 생태계와 생물 다양성의 가치를 인식하게 하고, 이를 바탕으로 생태계 보존의 의미, 종자 은행의 역할 등을 이해하게 한다. 마지막으로 현대인들에게 가장 대표적인 질병인 암을 유발하는 암세포의 특징을 알고, 암의 발생 원인을 유전적·환경적 요인과 관련지어 이해하게 하며 유전자 분석을 통한 암 진단, DNA 염기 서열 분석과 단백질의 상세 구조에 대한 지식과 첨단 과학 기술이 암의 진단과 치료에 활용된다는 것을 이해하게 한다. 또한 앞에서 학습한 초음파 진단, MRI 및 감마나이프 등 첨단 과학을 이용한 질병의 진단과 치료법에 대해 알게 하고, 신약의 개발과 사용에 따른 장점과 문제점을 인식하게 하는 내용으로 교육과정이 구성되어 있다.

직접적인 연관이 없어 보이는 요소들이 많이 있지만, 교육과정에 명시된 13개의 요소들은 우리의 삶에 매우 직접적이고 큰 영향을 주는 것들이다. 그동안 그런 것들에 대한 학습과 이해가 부족해서 조금 먼 이야기처럼 느껴질 뿐이다. 같은 이유로, 교과서에서도 교육과정의 내용 요소만 생각하고 내용을 담다보면 현실과 동떨어진 내용처럼 비춰질 수 있어 많이 고민이 된 단원이기도 하다. 어떻게 하면 좀 더 친근감 있는 소재로 좀 더 쉽게 학생들에게 다가갈 수 있을까를 고민했지만 교과서 지면이 갖는 특성과 한계로 인해 학생들에게 충분히 다가가지 못한 측면이 있는 것이 사실이다. 그런데

다가 농업, 생명과학, 의학과 관계된 내용들이라 쉽게 접할 수 있는 보조 자료도 부족하여, 이런 내용에 익숙하지 않은 학생이나 교사에게는 상당한 어려움을 안겨준 단원이 되어버렸다. 하지만 이에 대응되는 과학이슈 하이라이트 『건강과 과학』은 소재 하나하나가 정말 흥미롭고 관심이 가는 것들이다. 여러 가지 다양한 식량 자원을 예로 들어 설명한 육종 기술부터, 암의 실체 뿐 아니라 암을 예방하기 위해 조심해야 할 발암 물질들, 신종 플루, 배아줄기세포에 이르기까지 어느 것 하나 놓칠수 없는 흥미로운 소재를 가지고 교육과정에 담겨 있는 내용들을 보기 좋고 재미있게 구성하였다. 특히 네 번째 소단원, 아름다운 건강에서 다룬 다이어트, 성형, 웰빙은 평소 건강과는 조금 관계 없는 것으로 인식

과학이슈 하이라이트 『건강과 과학』	교육과정

I. 식량 자원
  1. 육종 기술
  2. 입맛과 에너지 잡는 견인차 분자 육종
  3. 다시 쓰는 농사직설(農事直說)
  4. 논란 속 유전자 재조합 작물(GMO)
	식량 자원

II. 경고등 켜진 현대인의 건강
  1. 생명을 위협하는 암
  2. 신종 슈퍼 박테리아 출현
  3. 점점 증가하는 A형 간염
  4. 지구촌을 뒤흔든 신종플루
  5. 한국인이 앓기 쉬운 5가지 마음병
  6. 낮밤을 가리지 않는 사람들
	과학과 건강관리

III. 미래 건강 책임지는 과학자의 꿈
  1. 팬데믹 막는 역학 조사의 세계
  2. 이제 줄기세포로 치료한다.
  3. 풍선과 파스의 변신
  4. 미래의 의학 기술
  5. 불치병의 희망
  6. 짠맛 조절물질 개발
	첨단 과학과
	질병 치료

IV. 아름다운 건강
  1. 다이어트
  2. 성형
  3. 부정적인 허물 벗어 버리는 마음 웰빙
	과학과 건강관리

되어 왔으나, 이것들이 '건강'과 얼마나 큰 관련이 있는가를 인식을 하는데 큰 영향을 줄 것이라 생각한다. 이런 내용이야 말로 과학이슈 하이라이트가 앞장서서 보여야 할 일종의 책무와 같다고 생각한다.

과학이슈 하이라이트 『건강과 과학』은 4개의 중단원으로 구성되어 있다. 첫 번째 단원은 'I. 식량 자원'으로 1. 육종 기술, 2. 입맛과 에너지 잡는 견인차 분자 육종, 3. 다시 쓰는 농사직설, 마지막으로 4. 논란 속 유전자 재조합 작물(GMO)이라는 순서로 구성되어 있으며 교과서의 '식량 자원' 단원에 해당한다. 이 단원에서는 인류의 식량 문제 해결에 큰 기틀을 마련한 육종 기술의 역사를 통해 최근의 첨단 육종 기술의 위치를 알아봄은 물론 우리나라 육종 기술의 현 위치도 함께 점검해 보고 있다. 특히 쌀, 보리의 맛과 영양을 늘려 식탁을 풍성하게 하고 배추, 오이와 같은 채소에 육종 기술을 적용하여 작황을 좋게 함은 물론 사과, 복숭아, 딸기와 같은 과일을 대상으로 한 독특한 육종 기술도 소개하고 있다. 또한 네덜란드와 이스라엘의 육종 기술을 소개하며 앞으로 우리나라가 지향해야 할 육종 기술의 방향을 제시하고 있다. 마지막으로 인류의 식량문제를 해

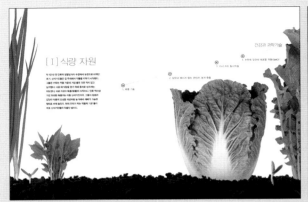

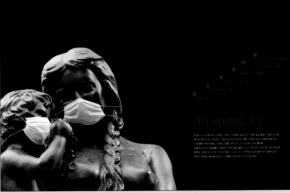

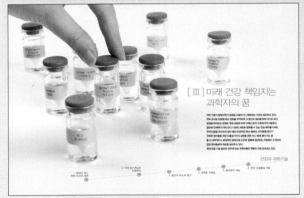

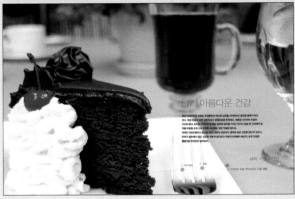

결하기 위해 새롭게 등장한 유전자 재조합 기술의 산물인 GMO 식품에 대한 전문가들의 대립되면서도 다양한 의견을 통해 이미 사회적으로 큰 이슈가 된 GMO 식품을 대하는 바람직한 자세를 갖는데 필요한 사고의 기회를 잡을 수도 있다.

과학이슈 하이라이트 『건강과 과학』의 두 번째 단원은 'Ⅱ. 경고등 켜진 현대인의 건강'이다. 현대인의 건강을 위협하는 요소는 너무 많기 때문에 소단원 또한 많은데, 1. 생명을 위협하는 암, 2. 신종 슈퍼박테리아 출현, 3. 점점 증가하는 A형 간염, 4. 지구촌을 뒤흔든 신종플루, 5. 한국인이 앓기 쉬운 5가지 마음병, 6. 잠을 잃은 당신, 건강한가?까지 총 6개로 구성되어 있다. 여러분은 무슨 질병이 가장 무서운가? 무섭고 끈질긴 질병들이 많지만 아마 '암'처럼 무섭고 끈질기며 다양한 질병도 없을 것이다. 이 단원에서는 먼저 우리 주변에서 쉽게 접하게 되는 여러 가지 발암 물질을 자세히 알아봄으로서 암의 발병을 줄이기 위해 가져야 할 바람직한 습관들을 진지하게 고민해 볼 수도 있다. 이어서 아직 많이 알려지지는 않았지만 치사율이 높고 항생제도 거의 없는 슈퍼 박테리아의 현주소를 살펴보기도 한다. 또한 점점 증가하고 있는 A형 간염의 실태와 매년 맹위를 떨치고 있는 신종 인플루엔자의 증세와 예방에 대한 흥미로운 내용들도 가득 담겨 있다. 마지막으로 화병, 트라우마, 우울증, 중독, 불면증 등 한국인이 많이 갖고 있는 정신건강 이상 증세와 그 원인을 생각해 보고 정신건강의 중요성을 깨닫는 의미 있는 내용들로 구성되어 있다.

세 번째 단원은 'Ⅲ. 미래 건강 책임지는 과학자의 꿈'이다. 1. 팬데믹 막는 역학 조사의 세계, 2. 이제 줄기세포로 치료한다, 3. 풍선과 파스의 변신, 4. 미래의 의학 기술, 5. 불치병의 희망이라는 5개의 소단원으로 구성되어 있으며 질병을 치료할 수 있는 다양한 치료법을 소개하고 있다. 논리학, 의생물학, 모델링 기법으로 질병 유행 초기에 진압할 수 있는 역학 조사, 그리고 우리나라가 주도권을 잡을 수 있었지만 윤리적인 문제로 아쉬움만 가져야 했던 줄기세포 치료의 현주소를 알아보고 그에 따른 효능과 적용 범위는 물론 문제점도 함께 생각해 볼 수 있도록 구성되어 있다. 그리고 파스, 주사와 같이 우리 생활과 아주 가까이 있는 여러 가지 치료제에서 부터 현재 연구되고 있는 첨단 치료 기술까지 꼼꼼히 다루고 있어 관련 자료를 접하기 어려운 교사와 학생들에게 흥미로운 보조 자료가 될 것으로 생각한다.

네 번째 단원인 'Ⅳ. 아름다운 건강'은 1. 다이어트 2. 성형 3. 부정적인 허물 벗어 버리는 마음 웰빙으로 구성되어 있다. 여성뿐 아니라 남성들에게도 중요한 숙제가 되어버린 비만과 다이어트는 물론 성형, 보톡스 등 교과서에서 다루기 민감한 내용들을 과학적 측면에서와 우리가 추구해야 할 가치 측면에서 최신 내용을 토대로 다루고 있다. 또한 웰빙과 웰다잉이라는 상반되면서도 동일한 두 측면에서 바라보는 '건강'은 우리가 삶 속에서 건강을 어떻게 생각하고 어떤 관점에서 관리해야 하는지에 대한 실마리를 안겨줄 수 있을 것이라 생각한다.

위와 같이 개략적으로 살펴본 융합형 과학 교과서의 '인류의 건강과 과학 기술'과 본 책 과학이슈 하이라이트 『건강과 과학』은 제목처럼 많은 부분이 적절하게 대응될 뿐만 아니라 그 내용에 있어서도 교과서의 부족한 부분을 충실히 담고 있기 때문에 건강과 과학에 대해 학습하고자 하는 학생과 알찬 수업자료를 찾고 있는 교사에게 귀중한 자료가 될 것이라 생각한다. 뿐만 아니라 건강의 중요한 요소로 자리 잡은 다이어트, 성형과 같은 미적인 측면까지 다룸으로서 이런 것들이 단순한 호기심과 미적인 측면만 생각해야 하는 것이 아님은 물론, 음식을 섭취하고 질병을 치료하는 것과 같이 건강의 중요한 한 축으로써 깊이 생각하고 중요하게 다루어져야 한다는 것을 알리는 역할을 할 수 있을 것이라 생각한다. 교과서에서 미처 하지 못한 많은 얘기와 정보를 양질의 그래픽과 함께 제공하여 교과서를 이해하는데 충분한 도움을 줄 수 있는 훌륭한 융합형 과학 보조 자료가 될 것으로 기대한다.

외부 필진 (가나다 순)

김병동
서울대학교 식물생산과학부 교수
1부 다시 쓰는 농사직설

박건형
과학칼럼니스트
1부 논란 속 유전자 재조합 작물(GMO)

박정규
서울대학교 의과대학 교수
3부 불치병의 희망

박효근
서울대학교 농업생명과학대학 명예교수
1부 육종 기술

류미라
한국식품연구원 책임연구원
3부 짠맛 조절물질 개발

심호섭
단국대학교 의과대학 교수
3부 불치병의 희망

정준호
서울대학교 의과대학 교수
3부 불치병의 희망

천병철
고려대학교 의과대학 예방의학교실 및 보건대학원 교수
3부 팬데믹 막는 역학조사의 세계

홍종원
연세대학교 의과대학 성형외과 교수
4부 성형

사진 및 일러스트 출처

1부 식량 자원
10쪽 사진 – GAMMA
12쪽 왼쪽 사진 – REX, 오른쪽 사진 – 미국 농업연구청
13~17쪽 일러스트 – 허라미
14쪽 왼쪽 사진 – 미국 농업연구청, 오른쪽 사진 – GAMMA
30~39쪽 일러스트 – 김상민

2부 현대인의 건강
42~51쪽 일러스트 – 김효미
42~51쪽, 56~58쪽 사진 – istockphoto, REX
55쪽 아래 사진 – istockphoto, JAMA
61쪽 도표 – 란셋 전염병
62~63쪽 사진 – istock photo
64~65쪽 사진 – 미국질병통제예방센터, 위키미디어, 중외제약
65, 67쪽 일러스트 – 강지연
70쪽 사진 – 한국생명공학연구원
71쪽 사진 – REX
72쪽 자료 – 가톨릭대학교 서울성모병원
73쪽 일러스트 및 도표 – 세계보건기구, 미국 질병통제센터
74쪽 사진 – 미국의회도서관
76~79쪽 일러스트 – 강선욱
77, 83~84, 86, 88쪽 사진 – CDC
80~81쪽 사진 – REX
87쪽 사진 – GAMMA
85, 89쪽 일러스트 – 정효숙
90~97쪽 일러스트 – 김효미
100쪽 사진 – shutterstock

3부 미래 건강 책임지는 과학자의 꿈
109쪽 사진 – 사이언스, 차바이오앤디오스텍,
111~113쪽 사진 – 셀, 스템셀스, 네이처
114~115 일러스트 – 이지희
115쪽 사진 – 차바이오&디오스텍
117쪽 위 사진 – 블러드, 아래 사진 – 뉴캐슬대학교
118~119쪽 사진 – 메디포스트
115쪽 사진 – 스템셀스
121쪽 사진 – istockphoto, FCB파마셀
122쪽 사진 – 한국 노바티스
123쪽 사진 – 신신제약
127쪽 사진 – 로케트전기
128쪽 사진 – 디즈니픽사
131, 133, 137, 139쪽 일러스트 – 정효숙
134~135쪽 사진 – 녹십자, 현진
138쪽 사진 – 박주철
140쪽 사진 – 정선주
138쪽 사진 – REX
145쪽 일러스트 – 박현정
148쪽 그래프 – 국립장기이식센터(KONOS), 미국장기이식센터(UNOS)
150쪽 사진 – 한국식품연구원

4부 아름다운 건강
156~159쪽 사진 – REX, istockphoto
159쪽 도표 – www.pubmed.gov
162~165 사진 – REX
172쪽 일러스트 – 박장규
174쪽 사진 – REX, GAMMA
175쪽 사진 – istockphoto, REX
177쪽 일러스트 – 이지희
178쪽 일러스트 – 김효미
180~182쪽 사진 – istockphoto, REX